聊聊卒中那些事儿

——卒中防治知识手册

主　编　张福青　刘怀翔

副主编　赵秀圆　王栋梁　尚　超　董桂君

天津出版传媒集团

天津科学技术出版社

脑卒中、脑梗死、脑出血、偏瘫、脑血管畸形，这些令中老年人闻之色变的疾病和我们的生活近在咫尺，越来越多的中老年人正深受其害，或者即将踏入"危险区域"。脑卒中到底是个什么病？和高血压、高血脂、糖尿病等疾病之间有什么关系？能不能预防？本书的专业医生作者团队将带您一起进入大脑的世界，将艰深的医学知识变为通俗易懂的大众语言，为您一一解答这些疑惑。

　　本书明显区别于枯燥的专业读物，极大地体现了趣味性和科普性，融知识性、通俗性、科学性、实用性于一体，既可用于卒中知识自学，又可作为闲暇阅读读本。本书通过引用大量临床实例，由浅入深地介绍了卒中知识并将枯燥难懂的专业术语巧妙地转化为通俗语言，并融入日常可及的场景中，力求把深奥的卒中专业知识变为通俗易懂的医学科普记忆点，从而收到预期的促进公众健康的效果。

　　本书的作者团队来自天津市三级甲等综合医院——天津医科大学第二医院神经内科和天津市三级甲等脑系专科医院——天津市环湖医院（天津市脑系科中心医院）神经外科，作者均在脑卒中相关疾病内外科的防治诊疗方面拥有卓越的医学知识和多年丰富的临床经验。相信广大读者能够通过医学专家团队对卒中的科学普及，及早地认识卒中、发现卒中、应对卒中，为自己的健康保驾护航。

图书在版编目（CIP）数据

　　聊聊卒中那些事儿：卒中防治知识手册 / 张福青，刘怀翔主编. -- 天津：天津科学技术出版社，2025. 4.

　　ISBN 978-7-5742-2289-2

　　Ⅰ. R743-62

　　中国国家版本馆CIP数据核字第2024FR2039号

聊聊卒中那些事儿：卒中防治知识手册

LIAOLIAO CUZHONG NAXIE SHIER: CUZHONG FANGZHI ZHISHI SHOUCE

责任编辑：张　跃

责任印制：刘　彤

出　　版：天津出版传媒集团
　　　　　天津科学技术出版社

地　　址：天津市西康路 35 号

邮　　编：300051

电　　话：（022）23332399

网　　址：www.tjkjcbs.com.cn

发　　行：新华书店经销

印　　刷：廊坊市瑞德印刷有限公司

开本 710×1000　1/16　印张18.75　字数 350 000

2025年4月第1版第1次印刷

定价：88.00元

前言

随着社会的发展和人们生活水平的提高，越来越多的人开始关注健康，尤其是心脑血管健康，医疗知识科普读物是普及健康知识的重要途径之一。响应国家"人人享有保健、全民健康行动"的号召，针对大众认知水平不一和医学知识本身难懂的特点，我们编制了《聊聊卒中那些事儿——卒中防治知识手册》这本科普读物。

本书分为认识卒中、应对卒中、卒中并发症、卒中危险因素、卒中康复保健及罕见卒中6章，通过分析脑卒中疾病的发病基础、常见症状、诊疗方案及可能结局来宣传正确的日常预防方式、院前识别及妥当处置方法，提高人们的健康素养，提醒大家养成正确的饮食、运动以及生活习惯，并注意身体变化，及早就医。同时，本书还与其他医疗领域相关知识交叉联动，用流畅、文学、大众化的语言生动地向大众普及了脑卒中后期合理护理、有效康复的最新医疗手段，以减少卒中残疾率，减轻大众对该疾病的过度恐慌。对于罕见类型卒中的涉及是本书发掘出的脑卒中疾病防治知识普及的新角度，这也是本书的另一大特色。

本书明显区别于枯燥的专业读物，极大地体现了趣味性和科普性，融知识性、通俗性、科学性、实用性于一体，既可用于卒中知识自学，又可作为闲暇时的阅读读本。本书通过引用临床实例，由浅入深地介绍了卒中知识并将枯燥难懂的专业术语巧妙地转化为通俗语言，并融入日常可及的场景中，力求把深奥的卒中专业知识变为通俗易懂的医学科普记忆点，从而收到预期的促进公众健康的效果。

本书由天津医科大学第二医院神经内科张福青、刘怀翔担任主编，天津医科大学第二医院神经内科赵秀圆、王栋梁，天津市环湖医院神经外科尚超，天津医科大学第二医院神经内科董桂君担任副主编。在本书编写过程中，天津市中医药研究院附属医院董萌做了大量的资料搜集和整理工作，在此一并表示感谢。由于时间仓促，疏漏之处在所难免，敬请广大专家学者和读者不吝批评指正。

编者

2024年1月

目录

第一章　认识卒中

一个风和日丽的上午，老刘头、老李头、老郑头等退休艺术演奏队队员又在公园进行日常排练，过了一会儿老刘头突然说："今天都过去大半天了，怎么还不见老贾头来呀？"老李头闻言答道："你还不知道吧，老贾头得脑卒中了，就是中风，就前两天的事，现在还在住院呢。"大家听后唏嘘不已，都说老贾头以后怕是不能再与大家共同演奏了。

这就是脑卒中，一种突然出现却影响深远的疾病。下面我们就带大家了解一起了解这个病——

什么是脑卒中？

脑卒中是指急性起病的脑血管事件，迅速出现局限性或弥散性脑功能缺失症状和体征。脑座中包括缺血性脑卒中及出血性脑卒中，诸如血栓形成和心脏、大血管栓子脱落导致的脑梗死，高血压及脑部小动脉硬化引起的脑血管破裂导致的脑出血，动脉瘤或脑血管畸形破裂导致的蛛网膜下腔出血等。其中缺血性脑卒中约占80％，由脑血管闭塞导致的脑梗死是目前最常见的脑卒中类型。

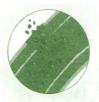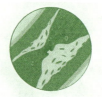

出血性
(脑血管破了)

缺血性
(脑血管堵了)

脑卒中是目前导致认知功能障碍及残疾的主要原因，具有高发病率、高复发率、高致残率和高死亡率的特点，占全世界死亡病例的5.2%。2016年脑卒中成为全球第二位的主要死亡及致残原因，共导致550万人死亡，导致11 640万人残疾；成为我国第一位的主要死亡及致残原因，导致179万人死亡，3 860万人致残。我国脑卒中的发病率是冠心病发病率的3倍，每年新发脑卒中病例数大致为200万例。据相关研究估计，2030年我国脑卒中的发病率将比2010年增加约50%。所以认识脑卒中、发现脑卒中、治疗脑卒中、预防脑卒中成为我国当务之急。

脑卒中离我们近在咫尺

据全球疾病负担研究数据显示，2019年我国新发卒中394万例，卒中患者达到2 876万例，卒中死亡人数为219万例。自2005年至2019这15年间，我国缺血性脑卒中发病率由117/10万上升至145/10万，出血性脑卒中发病率虽然由93/10万下降至45/10万，但均持续高于全球平均水平和英美日等发达国家同期水平；我国缺血性脑卒中的患病率呈现上升趋势，由1 044/10万上升至1 256/10万，出血性脑卒中的患病率虽呈下降趋势，由253/10万下降至215/10万，但仍远远高于英国同期基本水平；全球的脑卒中死亡率整体处于下降趋势，虽然我国脑卒中死亡率也呈现下降趋势，其中缺血性脑卒中的死亡率由71/10万下降至62/10万，出血性脑卒中死亡率自111/10万下降至60/10万，但仍远远高于英美日等发达国家的同期水平。

2005年至2019年间脑卒中出院人数及人均医疗费用均呈持续增长趋势。2019年我国脑梗死出院人数为4 335 072人，脑出血出院人数为611 709人，相比2005年分别增长了57 倍和18倍，2019年我国脑梗死的人均住院费用为9 809

元，相比2005年增长1.5倍；脑出血患者的人均住院费用为20 106元，相比2005年增长60%。

"脑卒中是一种老年病"这种印象不正确

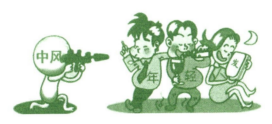

虽然我国脑卒中患者的平均发病年龄为65岁，但《中国脑卒中防治报告2019》显示，脑卒中高危人群中40~64岁个体占比 73.88%。当然，不可否认，衰老是脑卒中发生的不可干预的重要危险因素，55岁以上的人群脑卒中发病率每10年增加1倍的风险。大约3/4的脑卒中人群年龄超过65岁。我国作为人口大国，面临着沉重的人口老龄化压力。我国65岁以上人口占比从2000年的9.9%增加至2018年的16.8%。这都源于20世纪50年代到20世纪70年代我国的人口增长高峰，这段时间出生的人口目前均步入了老年阶段，而老年阶段是脑卒中发病的高危时期。脑卒中的发病率在我国呈现逐年上升的趋势，这给我国的医疗健康体系、社会以及家庭均带来了沉重的负担。

除了年龄我国脑卒中的发病还与哪些有关？呈现怎样的特点？

（一）我国脑卒中与性别的关系

我国脑卒中患者的整体死亡率表现为男性高于女性。其中在60~69岁及70~79岁这2个年龄阶段，我国脑卒中粗死亡率男性高于女性；而在80岁以上年龄段，我国脑卒中的女性死亡率高于男性。《中国卫生健康统计年鉴》数据显示2005年—2019年我国农村及城市地区的居民脑卒中粗死亡率均表现为男性高于女性，这可能与男性患者中吸烟和饮酒等脑卒中的危险因素比例高于女性有密切关系。

（二）我国脑卒中与地域的关系

我国脑卒中的发病存在明显"北高南低"的地域特点。2019年医院质量监测系统数据显示：在三级公立医院中，黑龙江省的卒中患者比例最高（7.8%），其次为辽宁省（7.6%）和广东省（7.5%），宁夏回族自治区、青海省和西藏自治区比例最低（<1%）。在二级公立医院/民营医院数据中，河南省的卒中患者比例最高（16.0%），其次是山东省（10.9%）和河北省（6.8%），北京市、海南省、宁夏回族自治区、青海省、天津市和西藏自治区比例最低（<1%）。《国家卫生服务调查》数据显示：在1993—2013年，我国脑卒中患病率农村地区显著低于城市地区；自2013年起，农村地区脑卒中患病率迅速增长并反超城市水平，且该差异在2018年更为明显。2010—2019年，我国城市居民脑卒中粗死亡率总体无明显变化，而农村居民粗死亡率呈现上升趋势，均远高于城市居民同期水平。

（三）我国脑卒中与气候的关系

目前有研究表明，寒潮可以通过诱发血管收缩及血液凝固从而增加脑卒中的发病风险。流行病学数据显示，大的气温波动和脑血管事件发生率以及脑卒中的住院率具有显著相关性。与暴露于高温和低温环境下相比，被定义为温度迅速下降的寒潮对脑卒中造成的影响更大，在65岁以上的人群中，24小时内气温每下降2.9℃，缺血性脑卒中的发病率增加11%；气温每下降5℃，出血性脑卒中的发病率增加16.5%。有研究认为，寒潮发生频率的增加和人体体温的降低，造成人体对抗气候变化的防御能力减弱，从而导致脑卒中的发生率增加。因此关于寒潮的预测对预防脑卒中的发生至关重要。寒潮对于我国脑卒中的影响呈现为南部地区（如广州）明显大于北部地区（如北京），这可能与亚热带人群普遍对冷空气的适应能力低有关系。目前在中国，并没有针对气温迅速下降的持续有效的保护措施。天气预报常常提示环境温度大的变化，我国南部地区短期使用便携式加热器(如毯子和手热器)，北部地区使用清洁燃料取暖是目前我国常用的对抗寒潮、减少脑卒中发生的主要措施。所以研究出应对气候变化维持人体温度稳定的方法将对脑卒中发生率的降低起到关键性作用。

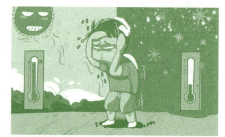

同时，临床研究表明，夏季容易诱发缺血性脑卒中，冬季容易诱发出血性

脑卒中。夏季天气炎热，高温之下人体通过排汗调节体温。出汗多，血液黏稠度增加，输往大脑的血液受阻变缓，此时如果机体活动量大，需氧量增加，会强迫心脏泵血供氧，导致人体呼吸急促，心跳加快，动脉血管承受不了负荷，易诱发缺血性脑卒中。冬季，寒冷刺激机体，一方面交感神经兴奋性增高，血中去甲肾上腺素水平升高，血管收缩，血压升高。另一方面机体肾素—血管紧张素系统被激活，机体心肌收缩力增强，周围血管收缩，血压升高，血压升高到一定程度，超越了人体的适应能力时最容易诱发出血性脑卒中。

为什么很多脑梗死的病人都是早晨睡醒后发现，而脑出血多发生在上午？

有临床统计数据显示，在一天当中，0:00—6:00机体一般处于睡眠状态，迷走神经兴奋，血流缓慢，血细胞易聚集形成血栓，血栓阻塞血管，致血流不畅，易诱发缺血性脑卒中。6:00—12:00易发生出血性脑卒中，可能与机体血压的峰值位于10:00有关。同时这段时间是一天活动的开始，节奏快，变化多，交感神经兴奋性增高，从而易导致出血性脑卒中的发生。

缺血性脑卒中

又是一个风和日丽的上午，老刘头、老李头、老郑头等退休艺术演奏队队员又到公园进行日常排练，不同的是今天大家惊喜地发现老贾头回归了，不仅如此，老贾头的手风琴弹奏得与得病之前并无二致。老刘头忍不住上前询问："老贾呀，听说你不是得了脑梗死了吗？一点都看不出来呀。"老贾头笑着说："是缺血性卒中，还不是脑梗死，大夫说这两个还不完全一样。"他说完老刘头反而更不明白了，老贾头就接着解释了解释："我呀，前一阵子隔三岔五就犯一阵右手右腿没劲不听使唤，闺女听说了死活非拉着我上医院，幸亏我们去医院了，大夫一看就让我住院了，还说我们去得早，现在只是短暂的脑缺血发作，再晚可能就发展成脑梗死啦。"大家听完都夸老贾头幸运。

这是不是说之前传言老贾头得了脑卒中的消息有误了？当然不是。缺血性脑卒中是我国脑卒中占比最多的疾病类型，其又被分为短暂性脑缺血发作和脑梗死。而老贾头患的刚好是缺血性脑卒中当中的短暂性脑缺血发作。

什么是短暂性脑缺血发作?

短暂性脑缺血发作又被称为TIA，是由视网膜或大脑的可逆性缺血引起的急性、局灶性神经功能缺失的短暂发作。症状突然出现，发作后可完全缓解，典型症状一般持续不超过60分钟，并且不伴有急性脑梗死的明确证据。通俗地说，就是患者有类似脑梗死的症状，但是能够很快恢复正常，这才是真正意义上的脑梗死先兆。该病具有发作性、刻板性、短暂性及可逆性的特点。由于患者症状发作后不会遗留任何神经功能缺失症状或体征，所以患者及家属经常存在低估该病的危险性的情况。但在临床医生眼中，短暂性脑缺血发作病情的复杂性和风险性极大，是脑梗死最重要的危险因素，同时，近期频繁发作的短暂性脑缺血发作是强烈的脑梗死预警信号，需要及时、有效地进行早期干预治疗，以避免疾病的进展。

短暂性脑缺血发作与脑梗死之间是什么关系

短暂性脑缺血发作后90天内发生脑梗死具有很高的风险，其中大多发生在最初的2天内，除此以外，短暂性脑缺血发作后发生心肌梗死或猝死的概率也很高。目前许多临床专家认为，如果短暂性脑缺血发作治疗不及时，约1/3的患者最终会发展为脑梗死。

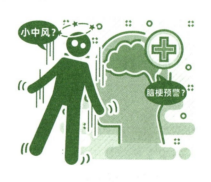

如有关荟萃分析指出，15%~30%的脑梗死患者发病前出现过短暂性脑缺血发作，而短暂性脑缺血发作后第2天、第7天、第30天内发生脑梗死的风险分别为3.5%、5.2%、8.0%。一项社区医院的调查发现，首次短暂性脑缺血发作发生后5年内脑梗死的发生率约在25%~40%，脑梗死的发生率随着时间的延长，逐年降低。

2019年张雪等发表的《短暂性脑缺血发作7年卒中风险分析》中指出：短暂性脑缺血发作的患者7年内脑梗死的发生率与年龄、高血压及冠心病相关，其中年龄和高血压是发生脑梗死的独立危险因素。短暂性脑缺血发作后7年内复发率逐渐升高，并且3个月内增长较快；短暂性脑缺血发作后7年内脑梗死发生率随着时间的延长呈现直线上升趋势。2天，7天，30天，90天，1年内，七年内的发病率分为1.25％，1.25％，6.25％，7.50％，8.75％，22.50％，该数据提示脑梗死的发生率在1个月内增高最快。

短暂性脑缺血发作的临床症状

短暂性脑缺血发作的临床表现多种多样。根据受累血管的不同，分为颈内动脉系统短暂性脑缺血发作和椎基底动脉系统短暂性脑缺血发作（表1-1）；根据临床症状，分为运动症状，如单肢肢体瘫痪、偏侧肢体瘫痪、交叉性肢体瘫痪；感觉障碍，如单侧肢体或面部感觉障碍、交叉性感觉障碍；失语；视野缺损、复视；眩晕、共济失调；吞咽困难、构音障碍等等[6]。

表1-1 颈内动脉系统及椎基底动脉系统短暂性脑缺血发作的特征性临床表现

症状类型	颈内动脉系统 TIA	椎基底动脉系统 TIA
常见症状	偏侧肢体瘫痪或单肢无力，可伴有面瘫	眩晕，平衡失调，偶尔伴有耳鸣
特征性症状	①一过性黑蒙或暂时性单眼失明 ②言语表达不能或（和）言语理解不能	①跌倒发作：转头或仰头时下肢突然无力而跌倒，无意识丧失，很快自行站起 ②短暂性全面遗忘：短时间记忆丧失，持续约数分钟至数十分钟 ③双眼同向性视野缺损
可能出现的症状	①偏侧肢体或单肢麻木或感觉异常 ②偏侧视野缺损	①吞咽困难，饮水呛咳，构音障碍 ②意识障碍 ③交叉性肢体瘫痪：一侧面部及对侧肢体瘫痪 ④交叉性感觉障碍：一侧面部及对侧肢体感觉异常 ⑤视物成双

为什么会发生短暂性脑缺血发作

短暂性脑缺血发作的发病机制尚不明确，目前存在微栓子学说、血流动力学改变学说、炎症学说、盗血综合征学说等，其中微栓子学说与血流动力学改变学说被认为是短暂性脑缺血发作的主要发病机制。

①微栓子学说，动脉粥样硬化斑块脱落形成栓子堵塞小动脉，导致脑缺血症状的出现，继而出现短暂性脑缺血发作，但栓子很快被激发的自身纤溶系统分解或向血管远端移动，局部血流恢复，脑缺血症状消失。此机制型短暂性脑缺血发作，每次发作的临床表现多种多样，可能与每次发作时血栓的大小、栓塞的部位、侧支循环的代偿情况不同有关。

②血流动力学改变学说。脑动脉狭窄、痉挛时，患者血压降低或不稳定，病变血管灌注不足而引起神经功能缺损症状，当血压恢复正常后，病变血管灌注得到恢复，神经功能缺损症状随之消失。此机制型短暂性脑缺血发作，每次发作的临床症状基本一致，与同一动脉供血区缺血有关。

如何对短暂性脑缺血发作患者的卒中风险进行评估？如何判断短暂性脑缺血患者是否进展为脑梗死患者？

2007年 *Lancet*（《柳叶刀》）杂志发表的一篇文章认为 ABCD2（表 1–2）对预测 90 天内短暂性脑缺血发作的患者再发卒中风险的效能最高，该评分有助于短暂性脑缺血发作患者的卒中风险分层，如：0~3 分判定为低危人群，4~5 分为中危人群，6~7 分为高危人群。

表 12　ABCD2 评分表

TIA 的临床特征	评分
A：年龄 ≥ 60 岁	1
B：血压 ≥ 140/90 mmHg	1
C：临床综合征	
一侧肢体无力伴言语障碍	2
仅言语障碍不伴无力	1
D：持续时间	
≥ 60 分钟	2
< 60 分钟	1
D：糖尿病	1

ABCD2 评价方法：各项评分符合条件的即为加分项，不符合条件不加分，各加分项相加得分就是该患者的 ABCD2 评分，根据评分评定该患者的危险分层，比如，患者年龄 65 岁，血压 160/80 mmHg，症状发作时言语不清伴右肢无力，右肢抬起困难，症状持续 20 分钟

缓解，既往糖尿病史，患者评分方法为：A项年龄≥60岁，加1分，B项血压≥140/90 mmHg，加1分，C项一侧肢体无力伴言语障碍，加2分，D1项持续时间 <60分钟，加1分，D2项有糖尿病史，加1分，患者总的评分各项相加等于6分，根据前边的评定标准，6~7分为高危人群，该TIA患者是脑梗死高危患者。

发生短暂性脑缺血发作怎么办？

①立即拨打"120"就医，不要拖延。

②2018年《脑卒中及短暂性脑缺血发作的二级预防指南》指出，对于短暂性脑缺血发作的患者要进行预防性治疗，包括：生活方式的调整，如限制盐摄入、减重、合理膳食、坚持规律的有氧运动等；规律监测及合理控制血压；对患者使用抗血小板聚集药物的同时积极识别是否存在颈动脉狭窄、优化降脂。积极做好二级防护。

短暂性脑缺血发作的特例：短暂性脑缺血发作"近亲"——可逆性缺血性神经功能缺损

该病与短暂性脑缺血发作十分相似。该病患者神经功能缺失的症状持续超过24小时，数日内完全或接近完全消失，无明显后遗症状。临床上也被称为小卒中。

临床上卒中是多种脑血管疾病的总称，但日常生活百姓口中所指的卒中基本上特指为脑梗死。这也是我们下面要介绍的内容。

什么是脑梗死？

脑梗死是指因脑部血液循环障碍、缺血、缺氧所致的局限性脑组织的缺血性坏死或软化。有关的研究显示，在我国，大约每12秒便有一个人出现脑梗死，而每21秒便有一个人因为脑梗死而死亡，全球疾病负担2019年的研究数据显示：2019年我国新发脑梗死287万例，共有脑梗死患者2 418万例，死于脑梗死的患者人数为103

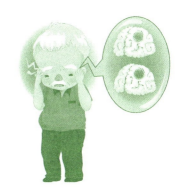

万。脑梗死已经成为威胁我国居民生命健康的重大疾病之一。

人为什么会出现脑梗死?

脑梗死基本的发病原因是血管内血栓形成,从而导致脑组织坏死及局灶性的神经损伤。目前普遍认为50%的脑梗死由脑血管动脉粥样硬化斑块形成或动脉粥样硬化斑块的脱落导致,20%由心源性疾病导致,25%由小血管病变引起的腔隙性梗死导致,剩下的5%常常由一些罕见的病因导致,例如:血管炎及颅外动脉夹层等。脑梗死的面积大小以及神经功能缺损的严重程度取决于脑梗死发生的时间、脑缺血的严重程度、患者的血压情况以及脑梗死的发生位置等。近些年来,越来越多的专家致力于脑梗死发病机制的研究,认为由脑梗死导致的神经功能缺损的发病机制大致分为以下三个方面:其中脑梗死导致的神经元细胞减少被认为是最直接的发病机制,基于此许多专家对神经元细胞保护、神经元细胞再生、生物标志物以及相关分子学通路等方面进行研究;其次,由于脑血管闭塞诱发的氧化应激反应以及脑梗死导致的炎症反应也被列为重要的发病机制研究;再次,由脑梗死诱发的免疫相关表现也引起越来越多的研究者的重视。

王大爷最近一直提心吊胆、坐立难安,因为他被医生诊断为脑梗死,王大爷每天都在担心自己转天醒来发现自己动不了了,只能瘫痪在床靠子女照顾,因为老同事孙大爷就是这样得了脑梗死后一蹶不振,郁郁而终的。然而过了很长一段时间王大爷发现他担心的事情并没有发生,他不禁生出了疑问:"同样是脑梗死,他跟孙大爷的结局为什么完全不一样呢?"

各种脑梗死的区别

脑梗死的分类。脑梗死是脑卒中重要的组成部分,脑梗死又被分为动脉粥样硬化性血栓性脑梗死(脑血栓)、脑栓塞、腔隙性脑梗死、出血性脑梗死、无症状性脑梗死、其他以及原因未明型脑梗死。

脑梗死的TOAST病因分型。脑梗死的TOAST病因分型对脑梗死的治疗、判断结局及二级预防具有很高的指导价值。该分型将脑梗死分为:大动脉粥样硬化型、心源性栓塞型、小动脉闭塞型、其他明确病因型及不明原因型等。

脑梗死的分期。脑神经元对缺血、缺氧损害非常敏感。脑血流阻断约30秒,脑代谢即发生改变。脑血流阻断1分钟后脑神经元将停止功能活动。脑组织缺血、缺氧超过5分钟可发生脑神经元死亡。轻度脑组织缺血、缺氧时仅有某些神经元损伤；完全持久性缺血、缺氧时缺血区各种神经元、胶质细胞及内皮细胞均发生坏死。脑梗死根据临床病理改变共分为5期。

①超早期：1~6小时，此期病变脑组织变化不明显。

②急性期：6~24小时，此期缺血的脑组织苍白和轻度肿胀，神经细胞胶质细胞及内皮细胞呈现明显缺血改变。

③坏死期：24~48小时，此期脑组织出现明显水肿。

④软化期：3日~3周，此期病变区液化变软。

⑤恢复期：3~4周后，液化坏死的脑组织被吞噬清除，同时伴有脑组织萎缩。小病灶形成胶质瘢痕、大病灶形成卒中囊，此期持续数月至2年。

脑梗死的病因

①动脉粥样硬化。是脑血栓形成的主要病因，多发生在中老年人群，可出现在脑动脉系统的任何部位，以动脉分叉处多见。动脉粥样硬化性病变与遗传因素及脑卒中危险因素密切相关，如：高密度脂蛋白的降低及低密度脂蛋白的升高等。临床患者常常合并高血压、糖尿病、高脂血症等基础疾病。

②动脉炎。以中青年多见，是由于动脉炎性改变刺激血小板在损伤的血管表面黏附及聚集，导致血管血栓的形成和血管远端的闭塞。常见的导致脑血栓的动脉炎包括：钩端螺旋体动脉炎、大动脉炎、梅毒性脑动脉炎、结节性多动脉炎、血栓闭塞性脉管炎、结核性脑动脉炎、巨细胞动脉炎、红斑狼疮、胶原系统疾病等等。

③药物源性。某些药物如可卡因、安非他明会导致脑血栓形成。

④血液系统疾病。红细胞增多症、血小板增多症、血栓栓塞性血小板减少性紫癜、弥散性血管内凝血、镰状细胞贫血等。

⑤遗传性高凝状态。抗凝血酶缺乏症、蛋白C缺乏及蛋白S缺乏等。

⑥脑淀粉样血管病、烟雾病、肌纤维发育不良和颅内外夹层动脉瘤等。此外，尚有极少数不明原因者。

脑梗死的临床表现

脑血栓形成一般多见于中老年人群，60岁以上有高血压、高脂血症和糖尿病的患者最易发生。部分患者发病前有前驱症状，如头晕或一过性肢体麻木无力等短暂性脑缺血发作的症状，数小时或数天内出现不可恢复的头晕、饮水呛咳、吞咽困难、声音嘶哑、意识障碍、视野缺损、视物成双、言语不能、肢体麻木、肢体瘫痪、肢体抖动、共济失调等症状。脑血栓形成的临床表现，常与病变血管的位置直接相关。

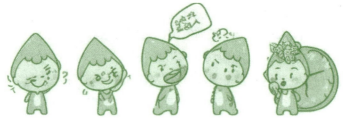

脑梗死患者的最终结局

脑血栓的结局受导致神经功能缺失的病变性质及严重程度、患者年龄、发病原因及并发症等多种因素的影响。脑血栓与脑出血相比，病死率低而致残率高。脑血栓形成的病死率为10%，致残率达50%，存活者中40%可复发，且复发次数越多，病死率和致残率越高。因此，该疾病需要早期发现，早期治疗，终生服药，预防复发。

最常见的脑梗死——脑血栓形成

动脉粥样硬化性血栓性脑梗死通常被简称为脑血栓形成。脑血栓形成是由于脑动脉粥样硬化，同时合并血流缓慢、血液成分改变或血液黏度增高而形成的脑部血管血栓，引起脑动脉管腔明显狭窄或闭塞，引起脑局部血流减少或供血中断，造成脑组织缺血、缺氧从而出现相应的神经功能缺失症状或体征的一种缺血性脑卒中。是脑梗死最常见的类型，约占全部脑梗死的60%。

最急的脑梗死——脑栓塞

脑栓塞是指血液中的各种栓子（如：某些异常的固体、液体或气体等）随血流进入脑动脉造成血管堵塞，同时该堵塞的血管侧支循环不能代偿，从而引起该动脉供血区脑组织的缺血性坏死，出现急性局灶性神经功能缺损症状。脑栓塞约占脑梗死的15%~20%。

脑栓塞的栓子是从哪来的?

脑栓塞的栓子来源种类很多,结局均是引起远端血管的闭塞从而导致脑组织的缺血、缺氧甚至软化及坏死。根据栓子的来源,脑栓塞分为心源性、动脉源性及其他三类。

①来源于心脏的栓子脑质量仅占人体质量的2%,但静息状态下的脑血流量在心脏总供血量中的占比却达到了20%,因而心源性栓子是造成脑栓塞的最常见原因。心源性脑栓塞又被分为已知栓塞来源的脑栓塞,以及根据经胸和/或经食道超声心动图结果显示为可能的心源性或升主动脉源性脑栓塞。常见的病因包括以下方面。

心房颤动、阵发性心房颤动及持续性心房扑动的患者左心房丧失了收缩功能。房颤患者多伴有心脏结构和功能的异常,同时还可在主动脉瓣处形成复杂的斑块。房颤患者中复杂主动脉瓣斑块检出率高达57%,其中约25%为不稳定性斑块(即斑块>4 mm,伴有溃疡、蒂肿或活动成分),不稳定性斑块使脑栓塞的风险显著增加。心脏结构及功能的异常导致血流速度减慢、停滞,推进了房颤患者血栓形成和血液高凝状态的进程,加速了栓子的脱落,从而引起脑栓塞发生。据统计,非瓣膜性心脏病合并房颤患者的脑卒中的发生率较无房颤者高5~7倍,而二尖瓣狭窄或二尖瓣脱垂患者合并房颤时,脑卒中的发病概率更高。

心肌病、心肌梗死及室壁瘤的左心室收缩功能下降。心肌病(尤其是扩张型心肌病、肥厚型心脏病)、心肌梗死以及室壁瘤时心室扩张、室壁变薄,心肌收缩力减弱,常常引起心室腔内血流淤滞和炎症相关的内皮损伤,继而形成心室内附壁血栓。附壁血栓脱落入血即形成血栓性栓子,随血流流动堵塞脑血管引起相应供血区的脑梗死。

心脏瓣膜病。包括风湿性二尖瓣和主动脉瓣疾病等,引起心脏血流动力学的紊乱从而导致瓣膜受损,形成疣状赘生物。病变累及心房或心室内膜导致附壁血栓形成,附壁血栓的脱落造成脑栓塞。

心内膜炎。包括非感染性心内膜炎附壁血栓的脱落造成脑栓塞,如:系统性狼疮(即疣状心内膜炎)、抗磷脂综合征和恶性肿瘤(消耗性心内膜炎)等。以及约占1/3的感染性心内膜炎脓毒性栓子脱落栓塞动脉造成脑栓塞。同时该脓毒性栓子还可以诱发脑炎、脑脓肿以及脑动脉内膜炎等疾病。

心脏结构异常。如卵圆孔未闭、房室间隔缺损等，静脉系统的栓子不经肺循环直接到达脑动脉引起脑栓塞，尤其在合并左心衰或肺动脉高压时引起右心压力大于左心时表现更明显。这类栓子被称为反常栓子或逆向性栓子。

其他。乳头状弹力纤维瘤、左心房黏液瘤等疾病导致的脑栓塞。

②来源于供血动脉的栓子。动脉–动脉的栓塞是脑栓塞的常见病因。动脉–动脉栓塞栓子的主要成分是血栓，少数为胆固醇结晶等粥样硬化斑块的碎屑。栓子的形成主要是动脉粥样硬化性斑块的破裂脱落。动脉粥样硬化主要发生在管径＞400 μm的大、中动脉，常见部位为颈内动脉起始部、椎–基底动脉和Wills环主干及其分支近端。动脉粥样硬化性斑块不稳定，容易发生破裂。动脉粥样硬化性斑块破溃后，斑块外附着的血栓和斑块内的钙盐沉积、胆固醇结晶等成分随血液流动形成栓子，阻塞管径较小的血管，导致相应血管供血区域的脑组织缺血、缺氧，甚至液化坏死，从而造成脑栓塞。

③其他。如潜水员或飞行员的减压病或体外循环故障可导致气泡溢出，形成空气栓子；严重的外伤骨折形成的脂肪栓子；某些手术操作可导致医源性异物进入血管形成的医源性栓子；部分孕龄期妇女生产时产生的羊水栓子等等。还有部分栓子来源不明，临床中并不能明确栓子的来源。

*潜水员减压病：指潜水员在水下（高气压）停留一定的时间后，回到水面（常压）过程中，因上升（减压）幅度太大、速度过快，溶解于体内的惰性气体（氮气）不能及时通过循环、呼吸排出体外，在组织和血液中形成气泡引起的一系列病理性损害。

脑栓塞与脑血栓有什么区别？

脑栓塞与脑血栓所引起的临床症状大致相同，主要与病变血管的供血区对应的神经功能有关。与脑血栓相比，脑栓塞存在以下特点。

①脑栓塞是最急的脑梗死，在活动中突然发病，意识障碍症状出现频率较高，神经功能缺损症状、体征瞬间达到高峰，通常无先兆，多为完全性脑梗死。

②脑栓塞发作后期表现为皮质缺损症状，较发作初期症状轻。这与栓子发病初期堵塞大血管，随着疾病的进展，栓子向远端血管移动，导致该血管的皮质分支受累有关。

③脑栓塞病灶多发，这与栓子多发、移动性强，造成多支血管受累有关，

从而同时出现多支血管受累的神经功能缺损症状，受累血管的分布可毗邻，也可较远。

④脑栓塞易复发和出血，患者病情波动较大。当血管再通时患者神经功能缺损体征消失；当血管栓塞时，患者临床症状再次出现。同脑血栓相比，脑栓塞易并发出血，患者可表现为临床症状的突然加重。

⑤同脑血栓患者相比，脑栓塞患者大多伴有心房颤动、二尖瓣狭窄、风湿性心脏病等病史。脑栓塞发病同时常并发其他部位的栓塞，如皮肤栓塞、肾栓塞、肠系膜栓塞等。

脑栓塞死亡风险高吗？

脑栓塞与其他类型脑梗死相比结局差，致残率、致死率高。患者急性期多死于严重脑水肿、脑疝、肺部感染和心力衰竭。如果脑栓塞栓子来源未及时去除，患者可在发病后1~2周再发脑栓塞，脑栓塞再发的病死率更高。

*脑疝：指部分脑组织因颅内压力差而移位，并超过了一定的解剖界限。当移位的脑组织影响到生命中枢时，将导致不良的结局，甚至死亡。脑疝是颅内压增高最严重的后果，主要为小脑幕裂孔疝和枕骨大孔疝。在后续章节中我们将对其进行进一步的介绍。

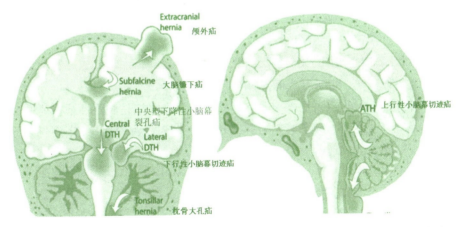

在门诊中经常会出现这样的场景，患者主要是因为头晕、头痛就诊，或者就是单纯体检，查头CT或者头核磁，结果检查报告显示患者头部有腔隙性脑梗死，一下子就把患者吓坏了，觉得患上脑梗死了，这可是不得了的事呀，急急忙忙来医院看病，其实患者本身并没有任何症状，这种情况根本不需要过度紧

张，这种就是报告单上最常见的脑梗死——腔隙性脑梗死，由于没有症状，也称为无症状性脑梗死，或者静息性脑梗死，另外还有一种腔隙性脑梗死，是有相应症状的，这才是真正有临床意义的脑梗死，需要我们的重视，需要紧急来医院进行进一步诊治的。下边我们就介绍一下什么是腔隙性脑梗死。

报告单上最常见的脑梗死——腔隙性脑梗死

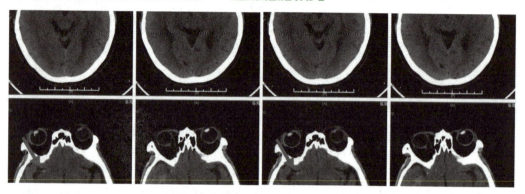

腔隙性脑梗死是指大脑半球或脑干深部小穿通动脉闭塞导致的微梗死，病灶局限，病灶直径多在2~15 mm之间，当直径>15 mm时，被称为大腔隙。受累的脑组织出现坏死、液化，最终被吞噬细胞吞噬形成腔隙。此类型脑梗死约占脑梗死的25%，脑卒中的20%。腔隙性脑梗死在老年人中具有高发性，症状无特异性，常常容易忽略或误诊。约20%的健康老年人存在无症状性腔隙性脑梗死，该病灶位于脑的相对静区，无明显的神经缺损症状，通过影像学检查或尸检才得以证实，也被称为静息性脑梗死。

腔隙性脑梗死患者男性多于女性，高血压和吸烟是腔隙性脑梗死的高发危险因素。发病部位主要为基底节区，其次为半卵圆中心区。临床症状多以头痛头晕、肢体麻木等特点为主，不具特异性。

哪些人群易患腔隙性脑梗死？

①高血压患者。腔隙性脑梗死中高血压患者的发病率为47%~78%，长期的高血压导致小动脉或微动脉管壁脂质透明变性，加速动脉血管管腔的闭塞，导致相应供血区脑组织缺血、坏死或软化，坏死的组织被吞噬细胞吞噬后形成腔隙。

②糖尿病患者。目前有研究表明糖尿病是造成腔隙性脑梗死的第二大危险因素。主要是由于糖尿病患者存在糖、脂肪和蛋白质的代谢紊乱，促使血脂增高，使血液呈高凝状态，加速了微小血管的狭窄及闭塞，从而导致了腔隙性脑梗死的发生。

③低血压患者。长期脑部供血不足，易诱发脑小动脉及微动脉管腔的闭塞，导致腔隙性脑梗死的发生。

④脑动脉粥样硬化患者。此类患者血管壁平滑肌增生，动脉弹性减低、管腔变窄，心源性或非心源性栓子易于沉积阻塞脑深部髓质穿支动脉而形成腔隙性脑梗死。

⑤血液系统疾病患者。如红细胞增多症、血小板增多症等患者。此类患者体内处于高凝状态，容易在小血管及微血管处形成血栓，加速动脉血管管腔的闭塞，引起腔隙性脑梗死。

⑥高脂血症患者。此类患者血液黏稠度升高，使血管血流阻力增高，促进血管内膜动脉粥样硬化性斑块的形成及沉积，从而容易诱发腔隙性脑梗死。

⑦此外，冠心病、短暂性脑缺血发作和高龄的患者，既往有吸烟和饮酒史的患者也是腔隙性脑梗死的高发人群。

腔隙性脑梗死的症状表现

腔隙性脑梗死的临床表现和严重程度取决于其病变部位和大小。常见的类型有：纯运动性轻偏瘫、纯感觉性卒中、感觉运动性卒中、共济失调性轻偏瘫和构音障碍–手笨拙综合征等。

①纯运动性轻偏瘫。最常见的腔隙性脑梗死，表现为病灶对侧面部及肢体的瘫痪，不伴感觉障碍、视野改变及语言障碍。

②纯感觉性卒中。表现为病灶对侧感觉障碍或感觉异常。

③共济失调性轻偏瘫：表现为病灶对侧肢体轻度瘫痪，合并有瘫痪侧肢体共济失调。

④构音障碍–手笨拙综合征：表现为构音障碍、吞咽困难，病变对侧面瘫、手轻度无力及精细运动障碍。

⑤共济失调。指主动肌与拮抗肌收缩的同步性受损，导致躯体运动的速度、范围、力度及流畅性障碍，引起运动的不协调或平衡受损。

⑥构音障碍。清晰的语言是呼吸器官以及舌、唇、咽喉、鼻、腭、声带等肌肉高度协调与配合的结果，支配这些肌肉的正常运动需要锥体系、锥体外系以及小脑等神经系统的协同合作。任一环节出错都会影响正常的构音与发声，引起构音障碍。

腔隙性脑梗死患者更容易患认知功能障碍吗？

答案是：是的。近来越来越多的研究表明腔隙性脑梗死能引起认知功能障碍，并导致血管性痴呆的发生。有数据显示，腔隙性脑梗死发生后2~3年，认知功能障碍的发病率为11%；9年后认知功能障碍的发病率为15%。陈湛愔等研究认为，腔隙性脑梗死病灶位置不同，患者智能损害程度也不同。左侧大脑半球尤其是左侧基底节及颞叶病变以及单发的皮质下病变更容易引发认知功能障碍。多发病灶者其智能受损程度较单发病灶者重。患者的性别、年龄、职业与腔隙性脑梗死后引发的认知功能障碍无相关性，但其受教育程度的高低与认知功能障碍的程度呈负相关。

*血管性痴呆。指缺血性或出血性脑血管病、心脏或循环障碍引起的低血流灌注所致的各种临床痴呆，是痴呆的常见类型之一。在后续章节中我们将对其进行进一步的介绍。

腔隙性脑梗死可怕吗？

过去认为腔隙性脑梗死的结局相对良好，对患者长期存活无或仅有小的影响，是一个良性的疾病类型。尤其是初发的、梗死灶较小的患者，一般结局良好；丘脑、枕叶、脑干的腔隙灶或多发的腔隙性脑梗死等患者结局较差。目前越来越多的研究证明，腔隙性脑梗死的卒中复发率与其他大部分类型的卒中已没有显著差别。如腔隙性脑梗死5年死亡率为25%，平均每年的病死率为2.8%，4年后该指标升高至5.1%。也有研究数据表明，腔隙性脑梗死的1年再发率为7.7%，4~5年为22.4%，发病1年后每年的复发率为4.6%。

故腔隙性脑梗死的结局并非先前所认识到的是一个良性的过程，因此我们要重视腔隙性脑梗死的存在，但不必过于恐慌。遵从医嘱，规律服药，积极做好疾病的预防与治疗。

一些其他类型脑梗死

①出血性脑梗死。出血性脑梗死常由脑栓塞和静脉阻塞导致，如风湿性心脏病激发脑栓塞和接近皮质的脑梗死，常见于大面积脑梗死。

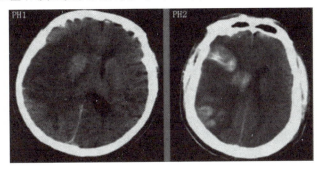

②分水岭脑梗死。由于血流动力学障碍导致的相邻血管供血区之间的分水岭区的脑梗死。多发生于颈内动脉严重狭窄或闭塞同时伴全身血压降低的患者，也可能存在于心源性或动脉源性栓塞的患者中。

③多发性脑梗死。多发性脑梗死指2个或2个以上不同供血系统的脑血管闭塞导致多个部位的脑梗死，大部分为反复发生的脑梗死所致。（见下图）

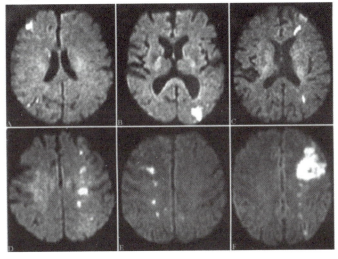

④无症状脑梗死。无症状性脑梗死指脑梗死病灶位于脑的相对静区，无明显的神经缺损症状，通过影像学检查或尸检才得以证实的脑梗死，也被称为静息性脑梗死，该类患者是患认知功能障碍的高风险人群。统计数据显示，阿尔茨海默病和痴呆人群中有30%的人患有无症状性脑梗死，重度抑郁症人群中有48.6%~55%的人患有无症状性脑梗死。

无症状性脑梗死的发病率是有症状脑梗死的10倍，易发生在老年人群，其患病率为8%~28%，年龄每增长1岁，发病率增加0.3%~3%，并且在伴有高血压、糖尿病、高脂血症、慢性肾脏衰竭、血液系统疾病或心房颤动的人群中发病率更高。对于无症状性脑梗死，我们不要过度紧张，不必立刻使用阿司匹林、氯吡格雷等药物进行抗血小板聚集治疗，毕竟，抗血小板聚集治疗会增加出血风险，所以我们要综合评价患者具体情况，权衡利弊，再决定是否需要进行抗血小板聚集治疗，一般情况下，严格控制患者血压、血糖、血脂，改善生活、饮食习惯，加强锻炼，定期体检，以避免腔隙性脑梗死进展。

完全性脑梗死与进展性脑梗死的区别

完全性脑梗死是指发病后神经功能缺失症状较完整，常于起病6小时内达病情高峰，完全性脑梗死与病情的严重程度并无关系。进展性脑梗死指发病后神经功能缺失症状在48小时或更长时间仍逐渐进展或阶梯式加重，有些患者治疗后病情仍继续恶化，死亡率及致残率远远高于完全性脑梗死。

什么样的患者容易发展为进展性脑梗死?

①脑灌注差的患者；②分水岭脑梗死的患者；③脑梗死早期血压偏低的患者；④脑动脉粥样硬化并狭窄尤其是中重度狭窄的患者；⑤动脉血管中存在溃疡性斑块的患者。

一种特殊类型的脑梗死——静脉性脑梗死

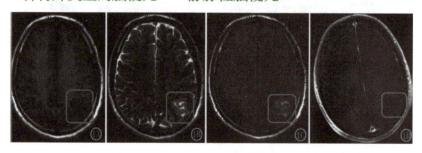

静脉性脑梗死是一种特殊类型的脑梗死，该病的发生率<1%，致死率高，约为20%~78%。其中60%由颅内静脉和静脉窦血栓（CVST）所致。静脉性脑梗死是指由各种原因引起的静脉回流受阻、静脉压力增高、脑灌注压降低，从而导致的脑组织缺血坏死甚至出血。若伴有小血管的破裂可同时出现脑出血或血肿。

患者的临床表现多种多样，缺乏特异性，与病灶部位、病变的范围、颅内压升高水平以及患者的耐受性有关。头痛为最常见的临床症状，静脉性脑梗死的病灶多位于皮层、皮层下、双侧基底节区及双侧丘脑区，多表现为血管源性水肿。一旦脑内出现跨越动脉供血区域分布的出血性脑梗死时多提示为静脉性脑梗死。

　　与动脉性脑梗死相比，静脉性脑梗死各年龄段均可发病，且以青年为主，其发病速度较动脉性脑梗死缓慢。从发病机制上看，静脉性脑梗死多由静脉窦及皮层静脉血管的扩张和血栓形成引起。常伴有脑表面静脉周围的蛛网膜下腔出血，有可能与静脉性脑梗死易合并出血并破入蛛网膜下腔所致。严重时伴有大面积的脑出血或硬膜下出血。作为一种特殊类型的脑梗死，因其发病率低，常常被大众忽视；但其致死率高，故近年来引起了越来越多学者的重视。当临床出现出血性脑梗死以及跨越动脉血管供血区的脑梗死时应高度怀疑此病。

近年来卒中发病呈现年轻化趋势，以下让我们来认识青年卒中

　　青年卒中是指18~45岁人群发生的脑血管疾病，此病有逐年增多的趋势，且男性患病率高于女性。据统计全世界每年有200万青年人新发卒中事件，尤其是缺血性脑卒中发病率上升显著。青年人一旦发生脑卒中，给其工作、社会生活及家庭生活都带来严重的负担。所以探讨青年脑卒中的病因及危险因素对及早预防、有效治疗有重要意义。

　　青年缺血性和出血性脑卒中的主要原因也以动脉粥样硬化占多数。其中糖尿病、高血压、血脂异常、吸烟、短暂性脑缺血发作、高同型半胱氨酸血症、全身血管病等危险因素是引起动脉粥样硬化的重要原因。心房纤颤是青年脑栓塞的常见原因，起搏器术后、心房黏液瘤、机械人工瓣膜、扩张型心肌病、感染性心内膜炎、卵圆孔未闭也是其高度危险因素。动脉瘤、血管畸形是青年人出血性卒中的常见原因。

　　其他如口服避孕药；感染性疾病如神经梅毒、脑囊虫病、Wegener肉芽肿、巨细胞动脉炎等；凝血机制异常如镰刀状细胞贫血症、血栓性血小板减少性紫癜、真红细胞增多症等；自身免疫性结缔组织病如抗心卵磷脂抗体阳性，系统性红斑狼疮等；遗传性疾病，如Fabry病、伴皮质下梗死和白质脑病的常染色体显性遗传性动脉病、脑淀粉样血管病、线粒体肌病、线粒体脑肌病等均是青

年卒中的病因。

为什么青年卒中发病率男性高于女性？

可能原因如下，①女性体内含有更多量的雌激素，雌激素对心脑血管具有保护作用。②男性不健康的生活方式比女性更严重，如久坐、酗酒、吸烟等。香烟中的尼古丁可以刺激交感神经、促进血管收缩，增高血压。乙醇损伤血管内皮，降低脑血管弹性，增强凝血功能。同时，长期饮酒可提高体内血液中胆固醇含量，引起血小板功能异常，增加血液黏度，减低红细胞柔韧性，导致血液凝固及动脉粥样硬化，促进血栓形成。

与缺血性卒中有关的其他小问题

为什么高密度脂蛋白是缺血性脑血管病的保护性指标？

高密度脂蛋白主要在肝脏和小肠合成，可以维持细胞内胆固醇含量的相对稳定，逆转动脉粥样硬化的发展。刘勇等的一项临床研究结果显示，高密度脂蛋白占总胆固醇的比例与脑动脉粥样硬化呈负相关性关系，提示高密度脂蛋白是缺血性脑血管病的保护性指标。

机制。胆固醇沉积在血管壁是一个动态的过程，低密度脂蛋白促进胆固醇的沉积，高密度脂蛋白促进胆固醇离开血管壁，高密度脂蛋白具有明显的抗动脉粥样硬化作用，促进胆固醇向肝脏逆向转移，减小动脉粥样硬化斑块。同时高密度脂蛋白能降低内皮细胞的黏性、抑制单核细胞的黏附、刺激前列腺素的分泌（前列腺素能促进血管舒张，抑制血小板聚集）、干扰纤维蛋白溶解、减少动脉炎性细胞和体液反应，同时增加胆固醇在胆汁中的溶解度。

如何提高体内高密度脂蛋白含量。避免吸烟、肥胖、久坐。有研究表明，体质量每减少3千克，血液中高密度脂蛋白的含量会增加0.03 mmol/L；每周进行有氧运动，如快走1万步，高密度脂蛋白的含量会增加0.026 mmol/L。

什么是脑小血管病？

脑小血管病是指由各种病因影响脑内小动脉及其远端分支、微动脉、毛细血管、微静脉和小静脉所导致的一系列临床、影像和病理综合征，是复杂且具有较强异质性的一大类脑血管综合征。脑小血管病的发病率与年龄呈正相关，多发于60岁以上人群，在中老年人群中发病率超过70%，可造成认知障碍、二便障碍、步态不稳等一系列问题，且显著增加卒中、血管性痴呆和阿尔茨海默病的发生风险。

为什么脑血管检查中提示患者存在脑血管狭窄，却没有出现脑梗死？

目前常用的脑血管检查如TCD（经颅多普勒）、颈部血管彩超、MRA（磁共振血管成像）、CTA（CT血管成像）等只能检测到脑部大血管的狭窄及闭塞情况，对脑部小血管及微血管的情况无法进行精确的评估。所以虽然脑血管检查提示脑血管狭窄或闭塞，如果该狭窄或闭塞的脑血管侧支循环供血充分，可不出现临床症状或只出现短暂性脑缺血症状，而不出现脑梗死。

脑梗死静脉溶栓时间窗是什么？

在脑细胞不可逆死亡之前，可能抢救缺血半暗带可逆性损伤神经元的时间即为时间窗。脑梗死的治疗时间窗与脑梗死的严重程度密切相关，脑梗死越严重，脑细胞不可逆损伤的时间越短，相应的治疗时间窗越短。目前普遍认为，急性脑梗死的溶栓时间窗为发病后4.5小时。

什么是缺血半暗带？

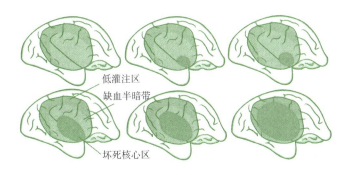

低灌注区
缺血半暗带
坏死核心区

缺血半暗带是指与脑梗死核心相同的血管供血区内梗死灶周围的血流低灌注区。该区域神经细胞因缺血缺氧发生生理生化的异常并导致功能障碍，但尚未死亡，及时改善低灌注可恢复正常，否则可恶化进展为梗死灶而加重脑损害。所以拯救缺血半暗带，保护可逆性损伤的神经元是急性脑梗死的治疗关键。

再灌注损伤又是什么?

脑动脉闭塞后若及时出现血流再通,恢复脑组织氧与血糖的供应,脑组织的缺血损伤则得到恢复,该有效的再灌注时间被称为再灌注窗。如果脑血流的再通超过了再灌注窗的时限,脑损伤则继续加剧,导致死亡率的增加,则被称为再灌注损伤。

出血性脑卒中

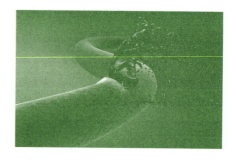

出血性脑卒中是指脑血管破裂出血引起的脑组织不同程度的损伤,主要由非创伤性脑出血及蛛网膜下腔出血两大类疾病构成。以下我们将详细介绍出血性脑卒中的相关知识。

脑出血是指原发性非创伤性脑实质出血,血液在脑实质内积聚,产生一系列的神经功能缺损症状。脑出血好发于 50~65 岁的老年人,患者多有高血压病史,发病数十分钟至数小时达到疾病高峰,主要临床表现为头痛、恶心、呕吐等颅内压增高征象及偏瘫、偏身感觉障碍、失语等神经功能缺失症状。虽然发病率低于缺血性脑卒中,但其致死率却高于后者,是导致卒中患者残疾及死亡的主要原因。其早期病程凶险,病情极不稳定,可快速进展和变化,出现早期神经功能恶化,增加患者死亡风险。

全球疾病负担研究数据显示:我国总体卒中终生发病风险为39.9%,位居全球首位。其中缺血性卒中占62.4%,出血性卒中占37.6%,脑出血占所有卒中类型的27.9%。2019年我国新发脑出血患者85万例,共有脑出血患者436万例,死于脑出血的患者107万例。根据医院质量监测系统的数据,分析1 672家三级公立医院的统计数据,数据显示2019年我国收治脑出血患者485 474例,其中儿童患者(年龄<18岁)有2 604例,平均住院时间为14天。同时分

析2019年1 672家三级公立医院和2 847家二级公立医院/民营医院上报的入院卒中患者的数据，数据显示：在三级公立医院中西藏自治区的脑出血患者比例最高（49.5%），其次是青海省（27.1%）和贵州省（23.1%）。在二级公立医院/民营医院中，脑出血患者比例最高的地区仍然是西藏自治区，比例达到了42.9%，其次是江西省（19.0%）和重庆市（17.1%）。

脑出血的种类

脑出血的种类多种多样，根据病因可分为：高血压性脑出血、继发于脑梗死的脑出血、肿瘤性脑出血、血液病引起的脑出血、淀粉样脑血管疾病引发的脑出血、动脉炎性脑出血、药物（抗凝药物或抗血小板药物等）引起的脑出血、脑动静脉血管畸形或动脉瘤引起的脑出血以及其他原因导致的脑出血等。

最常见的脑出血——高血压性脑出血

为什么高血压会引起脑出血？

人体的血管由内膜、中膜及外膜组成。内膜由内皮、结缔组织、内弹力膜组成，中膜由成纤维细胞、平滑肌、弹力纤维及胶原纤维组成，外膜由外弹力膜及结缔组织组成。脑动脉壁薄弱，中膜平滑肌细胞及外膜结缔组织较少，无外弹力层，故与人体其他部位血管相比更易破裂。

长期的高血压使脑细小动脉发生透明样变性及纤维素性坏死，促使血管管壁的弹性减弱，当血压骤然升高时血管易破裂出血。此外，长期的血流冲击使血管管壁病变，促进微小动脉瘤的形成，当血压剧烈波动时，微小动脉瘤破裂出血引起脑出血。

脑子中哪些地方容易受高血压性脑出血影响？

欧洲卒中协会制定的原发性脑出血指南中指出，40%的首次脑出血发生于基底节，30%在丘脑，20%在脑叶，10%在小脑和脑桥。壳核（基底节区）是高血压性脑出血最常见的部位，多由大脑中动脉的外侧豆纹动脉破裂引起。豆纹动脉自大脑中动脉近端呈直角分出，受高压血流的冲击易发生粟粒状动脉瘤，从而破裂形成脑出血。由此，外侧豆纹动脉也被称为出血动脉。

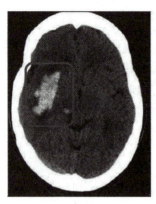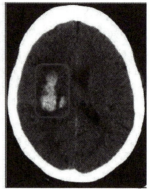

高血压性脑出血容易在一天中哪个时间段发病?

李傲等的一项693例高血压性脑出血的研究数据表明,上午(6:00—10:00)、中午(10:00—14:00)、下午(14:00—18:00)、晚上(18:00—22:00)这四个时段是脑出血的发生高峰时段。正常人夜间(22:00—次日06:00)迷走神经张力升高,心率、血压下降,故该时段高血压性脑出血发病率低。所以高血压性脑出血高危人群在6:00—22:00时间段内需积极控制血压、保持情绪稳定,预防脑出血的出现。

脑出血的发病也具有季节性吗?

答案:是的,脑出血具有冬季高发的季节性特征。Wang S J等通过分析438 811例中国成年人血压与气温的相关性研究后得出,血压与气温存在反比关系,即气温越低,人体血压越高,这或许可以解释冬季寒冷地区脑出血发病率增高的原因。同时Turin T C等的临床研究也提出低气温可增加脑出血的发病风险。原因可能为:低气温影响自主神经系统,抑制交感神经的活性,引起儿茶酚胺类物质分泌异常,诱发心脏排出量增加及脑血管的痉挛,血压及血管的同时变化可诱导脑出血的发生。所以脑出血具有冬季高发的特征。

但我国很多地区如广西等脑出血的发病率无明显季节差异,其原因考虑为我国某些地域全年气温相对平稳,无明显夏冬差异。

高血压性脑出血也与性别有关吗?

国内一项收集421例脑卒中患者的病例研究数据显示,男性脑出血的发生率明显高于女性。李傲等的一项693例高血压性脑出血的研究数据也表明，男性高血压脑出血发病率明显高于女性。国内有大样本研究数据显示收集的4 057例高血压患者中男性吸烟率为34％，远远高于女性吸烟率（3.3％）。众所周知，吸烟是心脑血管疾病的一个独立危险因素，由此可见吸烟率的差异有可能是导致男女患者高血压脑出血发病率不同的原因之一。

高血压性脑出血患者可能出现的结局？

高血压性脑出血的病死率和致残率很高，30天的病死率高达35％~52％，6个月后生活自理能力能恢复者仅占约20％。黄煌等的一项共计2 308例高血压性脑出血患者结局相关危险因素的Meta分析结果显示：年龄小、出血量少、瞳孔对光反射存在、入院时血糖及血压趋于正常、手术时机>7小时、出血未破入脑室、格拉斯哥评分较高、未发生梗阻性脑积水及脑疝等相关并发症的患者结局较好。

高血压的患者如何预防脑出血？

①积极控制血压。高血压的患者不能自行增加、减少药量或暂停用药，以免使血压发生急剧波动。如果出现血压控制不佳或血压偏低等情况，应积极就医，遵医嘱调整降压药物的使用。

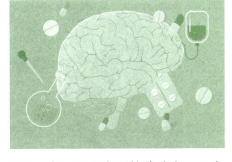

②调节情志。情绪不稳、精神压力过大会使得体内的儿茶酚胺分泌量增加，进而引起血管收缩，导致血压升高。因此，高血压患者要情绪稳定，心态平和，避免大喜与盛怒，尽量减少或消除引起血压波动的因素。

③科学饮食。饮食应该做到"三低一高"，即低脂、低糖、低盐、高纤维。

④规律生活，注意休息，进行适当的户外活动。

⑤保持大便通畅。用力排便时，腹部压力增高，会进一步导致血压升高，极易引发脑出血等问题。

⑥做好防寒保暖。冬季是脑出血的高发季节，因为人体血管受冷发生收缩，会进一步加剧血压的上升，诱发脑出血的发生。因此高血压患者在冬季要

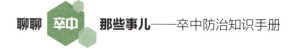

做好防寒保暖工作。

脑出血第二常见病因——脑淀粉样血管病

什么是脑淀粉样血管病相关性脑出血?

脑淀粉样血管病相关性脑出血是导致脑出血的第二常见病因,仅次于高血压性脑出血,在所有类型脑出血中占比为15%~40%。脑淀粉样血管病相关性脑出血多见于老年人,以反复多发的脑叶出血(以顶枕叶多见)、认知功能减退等为主要的临床表现。目前研究认为,β淀粉样蛋白沉积于软脑膜和皮质的动脉、微动脉以及毛细血管壁内,损害血管壁的完整性,并增加受累血管的脆性是导致脑出血的重要机制。与高血压性脑出血不同,此病常累及大脑皮质、皮质下、软脑膜,因此其出血部位通常较为表浅。此病最常见的临床表现为头痛、局灶性的神经功能缺损、癫痫(以部分性癫痫发作多见)以及进行性认知功能障碍。所以当患者存在高龄、多发脑叶出血、反复发作的脑叶出血、认知障碍,并且没有高血压病史及大脑血管硬化征象,应高度怀疑脑淀粉样血管病相关性脑出血的可能。

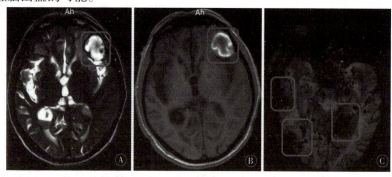

脑淀粉样血管病相关性脑出血的结局

脑淀粉样血管病相关性脑出血的结局与脑出血所在的部位及出血量相关,有研究认为若存在认知障碍、高龄(年龄＞75岁)、格拉斯哥昏迷评分法(GCS)≤8、急性梗阻性脑积水、短时间内出血量大以及多次出血,均提示结局差。目前,尽管针对脑淀粉样血管病相关性脑出血的治疗方法及手段多种多样,但其复发问题并没有得到很理想的解决。希望随着研究的深入,在将来能以预防出血为主,在疾病的早期予以干预,从而降低脑淀粉样血管病相关性脑出血的发病率。

还有什么原因会引起脑出血？

①脑血管异常相关疾病。包括颅内动静脉畸形、烟雾病、海绵状血管畸形、动静脉发育异常等。

②系统性疾病。包括血液病：如血友病、白血病、血小板减少性紫癜、红细胞增多症、镰状细胞病；艾滋病；颅内出血性肿瘤；颅内静脉血栓形成；系统性红斑狼疮等。

③某些药物或毒物。抗凝药物、抗血小板药物、鼠药、农药、海洛因及摇头丸等。

一种特殊人群的脑出血——青年脑出血

青年脑出血是指年龄在45岁以下的成人所发生的非外伤性的脑实质内出血。

青年脑出血的病因

①高血压。流行病学显示，一半以上的青年脑出血病因是高血压病。高血压病不仅仅发生于老年人群，越来越多的中青年人也出现了高血压。一项2018年的统计表明，我国青年高血压患病率为5.2%，41.9%的青年人处于高血压前期状态。同时，青年患者的病情知晓率只有11%，仅6.7%的患者坚持用药治疗。青年人群对高血压的认识及控制不足造成了脑出血的发生。

②颅内血管结构异常。是青年脑出血的重要病因。

脑动静脉畸形。流行病学研究显示，脑动静脉畸形好发于11~35岁青年人。未破裂的脑动静脉畸形患者首次脑出血的概率为1.3%，而破裂的脑动静脉畸形患者复发性脑出血率为4.8%。随着年龄增长，每增长10岁脑出血的风险增高1.34倍。

烟雾病：烟雾病是慢性进行性颅内血管闭塞性疾病，其主要累及Willis环血管，表现为血管的进行性狭窄及颅底侧支小循环代偿性增生，在血管造影上呈现烟雾状形态特征，因此被称为烟雾病。烟雾病的发病高峰呈现性别差异，女性呈现为双峰特点（20~24岁及50~54岁），而男性呈现三高峰特点（10~14岁、30~39岁、55~59岁）。

动脉瘤：长期的颅内血流动力学紊乱及血管异常增生会促进颅内动脉瘤的

形成，此类动脉瘤破裂可诱发脑出血。

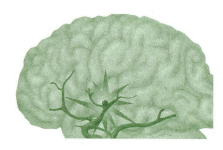

颅内海绵状血管畸形。颅内海绵状血管畸形无论出现在颅内大血管还是小分支上均可发病。异常的海绵状血管团常引发颅内占位效应，在临床上可表现为头痛，严重时诱发癫痫、脑出血的发生。头核磁上的"爆米花征"及按照发病—缓解—复发—缓解顺序变化的病程是颅内海绵状血管畸形的典型临床特征。

③药物使用不当。

抗凝药物使用不当。当抗凝药物使用不当使国际标准化比值(INR)达到2.5以上时，INR每升高1.0脑出血死亡风险便增加一倍。提示在临床使用抗凝药物时要密切监测患者的凝血常规。

误服鼠药：鼠药的主要成分为香豆素类物质，可在人体内竞争性抑制维生素K的活性，从而干扰凝血功能，导致脑出血。

脑出血相关的其他问题

什么样的脑出血患者容易加重？

有数据显示，脑出血患者发病6小时~2周内病情加重的发生率高达20%~45%，是导致脑出血患者转归不良与死亡的重要原因。脑出血患者病情加重的病因复杂，目前有研究认为是侧支循环不良、颅内压增高、再出血、痫性发作等机制综合作用的结果。彭配珠的等一项临床研究提示，若患者存在以下情况，则其病情加重的风险升高：①若入院时意识状态差，病情危重者，很容易进展或出现二次加重，引发死亡；②脑出血血肿面积大；③高血糖。这可能与血糖升高损伤脑血管和细胞有关；④高同型半胱氨酸血症。同型半胱氨酸水平升高会导致血管内皮细胞与平滑肌细胞分泌过量的蛋白酶，降解细胞基底膜成分，从而破坏动脉弹性结构与管壁完整性，诱发脑出血加重或使脑出血再发。同时本研究证实高同型半胱氨酸血症是脑出血患者加重的独立危险因素。因此针对脑出血患者，应尽早发现易病情加重的高危人群并予以有效干预，以促进结局的改善，提高脑出血患者的生活质量。

脑出血会引起心脏问题吗？

答案是：会的。我们称其为叫脑心综合征，根据梅奥诊所的诊断标准，脑心综合征被定义为：在排除心脏疾病及其他系统疾病所致的心肌损伤和功能障碍的基础上，卒中后或卒中时出现左心室壁中段的运动功能减退，可伴或不伴心尖部参与的室壁运动异常，而这些异常在后续的疾病过程中又完全恢复的临床综合征。虽然脑心综合征主要在急性缺血性脑卒中中研究，在急性脑出血中关注较少，但多项研究发现，急性脑出血后也会出现心脏的结构与功能异常，包括心房颤动、心肌损伤标志物异常、左室心功能不全等，并高度提示脑出血的结局不良。

其病因可能为以下方面。①中央自主神经网络和自主神经功能紊乱。急性脑出血发生时，中央自主神经网络和外周交感神经被激活，导致大量儿茶酚胺的释放，从而诱发心脏结构与功能的障碍；同时，急性脑出血期间出现的不良情绪、颅内压力升高刺激下丘脑，激活中枢交感神经系统，使兴奋信号传入心脏神经系统，引起心脏结构的重塑。②氧化应激反应导致。急性脑出血发生后，血肿的机械性压力会刺激周边细胞，使Ca^{2+}超载从而产生过量的活性氧，活性氧损伤血脑屏障后进入循环系统诱导氧化应激反应，从而导致心脏结构与功能异常。③炎症风暴。急性脑出血后通过激活不同的炎症通路释放多种炎症因子，多种炎症因子通过损伤的血脑屏障进入循环系统，从而诱发心脏结构与功能异常。

为什么脑出血的患者会呕吐咖啡色胃内容物？

脑出血的患者入院时至发病2周内多出现呕吐咖啡色的胃内容物的临床表现，尤其多见于丘脑及脑干出血的患者。这是患者出现了应激性溃疡从而诱发了消化道出血。

其主要机制为：脑出血的病灶若累及了丘脑的下部、下丘脑前区的自主神经中枢或脑干的迷走神经核通路。迷走神经兴奋会释放大量的乙酰胆碱，使胃酸及胃蛋白酶升高，同时释放大量肾上腺皮质激素，损害胃黏膜屏障。同时交感神经的张力改变，使血中儿茶酚胺浓度升高，导致胃壁血管收缩，胃黏膜屏障受损加重。从而出现应激性溃疡，导致患者呕吐咖啡色胃内容物。

陈志健等在2023年发表的《高血压性脑出血患者发生上消化道出血的相关影响因素分析》文章中提示：年龄≥60岁、患有脑疝、有病理征、脑出血部位为脑室和脑干、出血量≥30 mL、血糖水平≥11 mmol/L、GCS评分≤8分均为脑出血患者发生上消化道出血的危险因素。所以在临床中需要对上述危险因素进行筛查和有效防治，以避免脑出血患者发生上消化道出血。

为什么有些脑出血的患者会出现高热，且药物并不能退热？

此种类型的发热在临床上被称为中枢性高热，体温可达 39~40 ℃，躯干温度高而肢体温度不高，并且解热镇痛药无效。主要原因是此类患者的下丘脑功能受损，下丘脑是人体产热与散热的中枢。正常情况下人体的产热与散热维持在一种平衡状态，使人体的体温保持在一定范围内，当人体体温调节中枢受损时，可出现中枢性高热或中枢性低温。

长期熬夜的人容易患脑出血吗？

答案：是的。Obayas hiK等研究发现，照明条件是引起高血压的潜在原因，夜间光暴露的增加及白天光暴露的不足都会使人体内褪黑素分泌减少，同时褪黑素的减少会导致血压水平的增高及动脉粥样硬化的发生。而高血压是引起脑出血的危险因素，因此，长期熬夜的人容易患脑出血。可见规律的作息对于预防脑出血的发生十分重要。

为什么脑出血的患者要戒烟限酒？

①戒烟。2015年我国成年吸烟人数已超过3.16亿。长期吸烟可引起血管内壁的损伤及血管的顺应性下降，为心脑血管疾病发生造成隐患。虽然烟草中的尼古丁可调节胆碱能抗炎途径在，一定程度上存在神经保护作用，但长期吸烟对身体有害。一些研究表明，吸烟会造成颅内血管的阵发性痉挛，尤其是减少大脑主干血管的血流量，同时长期的烟草、烟雾暴露会引起人体的氧化应激反应，诱导血管平滑肌细胞的异常调节，最终诱发颅内动脉瘤的产生及破裂，从而造成脑出血。所以戒烟对于脑出血的患者来说十分必要。

②限酒。关于饮酒是否会对脑出血有影响目前很有争议。一些专家认为饮酒可激活人体内的肾素–血管紧张素–醛固酮通路，诱发血压的升高及血管内壁的损伤，从而引起脑出血，降低患者的生存率。长期大量饮酒，脂肪的代谢发生障碍，形成酒精性肝硬化，导致肝脏产生的凝血因子减少，纤维蛋白被过度溶解，凝血发生障碍，容易出现脑出血。同时急性酒精中毒常伴有脑血管的扩张，促进白蛋白漏出血脑屏障，加重脑出血的临床症状。

而有些研究数据显示对于酒精代谢能力正常的人群，每周摄入100 g酒精的男性，其脑出血的风险要低于非饮酒及大量饮酒者。Lu M等的研究也证实了中度以下饮酒可降低青年女性的脑卒中风险。同时也有专家称饮酒存在种族性差异，在亚洲、非洲、西班牙裔人群中，大量饮酒易导致非脑叶部位的脑出血，而白种人中却没有这种特性。所以针对脑出血的患者，我国提倡要限酒。

张女士某天送完孩子上学后突然感觉脑子像要炸开一样疼痛难忍，一下子就把她疼得昏了过去，当她醒来的时候已经是在120救护车上了。当大夫询问她病情的时候她觉得头痛得依旧厉害，但是其

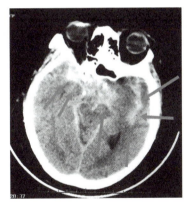

他的好像也没有什么不舒服——她思维清晰，还可以打电话给丈夫嘱托要带着她的医保卡来给她看病；她口齿清晰，四肢活动也麻利。然而张女士病情变化异常突然且严重：她在前往做CT检查的途中突然疼得大喊一声后再次陷入了昏迷，这一次张女士再也没有醒过来。

究竟是什么可怕的疾病夺走了张女士的性命？这就是我们接下来要介绍的蛛网膜下腔出血。

什么是蛛网膜下腔出血

蛛网膜下腔出血是指脑底部或脑表面血管破裂后，血液流入蛛网膜下腔引起相应临床症状的一类脑卒中，是神经科最常见的急症之一。该病多发于青壮年，老年人亦是好发人群。全球疾病负担研究数据显示，我国蛛网膜下腔出血占所有脑卒中类型的9.7%。2019年我国新发蛛网膜下腔出血22万例，共有蛛

网膜下腔出血患者158万例，死于蛛网膜下腔出血9万例。同时医院质量监测系统结合1 672家三级公立医院的统计数据显示，2019年我国收治蛛网膜下腔出血患者106 819例，其中儿童患者（年龄<18岁）有1 250例。蛛网膜下腔出血在中国北方发病率普遍较高，在中南部地区发病率相对较低。

蛛网膜下腔出血的临床表现

蛛网膜下腔出血最突出的临床症状是剧烈的头痛，发病时可伴恶心、呕吐、意识障碍、局灶性神经功能缺损、癫痫发作和脑膜刺激征。重体力活动、情绪激动或正常活动期间均可以发病。瞳孔的大小和瞳孔对光反射是否存在以及病理征是否存在是判断患者脑损害严重程度的重要指征。

蛛网膜下腔出血的病因

颅内动脉瘤是蛛网膜下腔出血最常见的病因，约占85%。其他病因包括非动脉瘤性中脑周围出血、脑动静脉畸形、脑底异常血管网、硬脑膜动静脉瘘、夹层动脉瘤、血管炎、颅内静脉系统血栓形成、结缔组织病、颅内肿瘤、血液病、凝血障碍性疾病及抗凝治疗的并发症等。还有部分蛛网膜下腔出血患者的病因不明。此外，高血压、吸烟、大量饮酒被认为是蛛网膜下腔出血的独立危险因素。滥用药物如可卡因、苯丙醇胺等被认为与蛛网膜下腔出血有关。

蛛网膜下腔出血的特有并发症

①再出血。再出血是指动脉瘤的再次破裂、出血，是影响结局的重要因素。收缩压＞160 mmHg是再出血的危险因素之一，与收缩压≤160 mmHg相比，再出血的风险可增加近3倍。有研究表明，平均动脉压高于80 mmHg、早期癫痫的发作均可使再出血的风险增加。

②脑血管痉挛。脑血管痉挛是指脑动脉瘤破裂后脑内动脉在血液刺激下通过复杂的机制引发平滑肌收缩引起的局部血管径狭窄，导致脑灌注压降低，进而引发一系列临床综合征，严重导致死亡。约2/3的蛛网膜下腔出血患者会出现脑血管痉挛。脑血管痉挛经常在动脉瘤破裂后的3~4天内出现，7~10天达到高峰，14~21天逐渐缓解。脑血管痉挛通常有早期和迟发两个阶段，早期脑血管痉挛主要由急性颅高压、儿茶酚胺反应、出血刺激引起；迟发脑血管痉挛是指

亚急性期（蛛网膜下腔出血后3~21天）发生的脑血管痉挛。

③脑积水。脑积水是蛛网膜下腔出血常见的严重并发症。脑积水由血块阻塞脑室、中脑导水管或脑池以及蛛网膜粒引起脑脊液循环动力学和吸收障碍所致。临床表现为急性颅内压增高、脑干受压、脑疝等。蛛网膜下腔出血患者脑积水的发生率为20%~30%，其早期（蛛网膜下腔出血发病14天内）脑积水发生率为20%，慢性期（蛛网膜下腔出血2周后）脑积水发生率为10%~20%。

④癫痫：动脉瘤性蛛网膜下腔出血后早期癫痫的发病率为6%~26%，迟发性癫痫的发生率为1%~30%，且癫痫持续状态是其临床结局不良的主要预测因子。同时，有研究表明，动脉瘤性蛛网膜下腔出血院前癫痫发作的比例为17.9%，院内发作的比便为4.1%。早期癫痫的发作可能引起急性血压的升高和动脉瘤的再次破裂出血，引起颅内压和脑血流量的改变，从而加重脑水肿和脑血管痉挛，使患者的死亡风险增加。也有研究认为癫痫与动脉瘤性蛛网膜下腔出血的结局不良及引起认知功能障碍等有关。引起患者早期癫痫发作的危险因素有患者存在大脑中动脉瘤、蛛网膜下腔出血积血的厚度、合并颅内血肿、发生再出血、存在急性脑梗死、神经功能分级差及高血压病史等。

⑤迟发性脑缺血。是动脉瘤性蛛网膜下腔出血后常见的并发症之一。多发生在蛛网膜下腔出血3天以后，高峰期为蛛网膜下腔出血后的5~9天。脑血管痉挛可使其供血区域脑血流量减少，引起迟发性脑缺血，若迟发性脑缺血未得到有效的控制或者持续时间较长，最终会导致脑梗死，严重者会出现残疾甚至死亡。有研究表明，平均动脉压低于60 mmHg及高血糖均与迟发性脑缺血的发生相关。

如何评价蛛网膜下腔出血的严重程度

临床使用Hunt-Hess分级评价蛛网膜下腔出血的严重程度：0级：未破裂动脉瘤；Ⅰ级：无症状或轻度头痛；Ⅱ级：中至重度头痛、脑膜刺激征；Ⅲ级：嗜睡、意识混乱，轻度局灶性神经损害；Ⅳ级：昏迷，中或重度偏瘫，早期去大脑强直或自主神经功能紊乱；Ⅴ级：深昏迷，去大脑强直，濒死表现。

Hunt-Hess分级高的患者临床症状较重，患者的系统性并发症多。Hunt-Hess分级Ⅲ级患者占总例数的24%~40%，存在较高的发生意识障碍和继发性脑损害的风险，病死率约为11.5%。评分Ⅲ级及以上的患者被称为重症动脉瘤性蛛网膜下腔出血，需要神经重症监护治疗。

什么因素决定蛛网膜下腔出血患者的结局？

蛛网膜下腔出血的结局差，死亡率高，尤其是60岁以上的患者死亡风险明显增高。有研究表明，蛛网膜下腔出血发病后24小时、48小时、7天和28天的死亡率分别为37%、60%、75%和41.7%。

患者发病后的意识水平状态是决定蛛网膜下腔出血结局的最重要因素。此外，患者年龄、性别、出血量、并发症（是否合并高血压、心房颤动、充血性心力衰竭、冠心病、肾脏疾病、感染等）、动脉瘤的大小形态及位置、癫痫、贫血、高血糖均会影响蛛网膜下腔出血患者的结局。同时多项研究表明，发热与蛛网膜下腔出血的脑水肿、脑血管痉挛、颅内压升高、重症监护治疗病房住院时间和住院总时间延长以及该病的不良结局独立相关。

关于动脉瘤性蛛网膜下腔出血的结局。①王玉婷等的一项临床研究结果显示女性、动脉瘤最大直径是影响动脉瘤性蛛网膜下腔出血患者结局的独立危险因素。②Tai等的研究则指出阿司匹林的使用、饮酒和动脉瘤较大的尺寸比是影响动脉瘤性蛛网膜下腔出血患者结局的独立危险因素。③吴伟东等的临床研究结果提示迟发性脑缺血及脑梗死是老年动脉瘤性蛛网膜下腔出血结局不良的独立危险因素。④有研究表明，动脉血二氧化碳分压超过45 mmHg或低于30 mmHg均与动脉瘤性蛛网膜下腔出血的结局不良相关。可能原因为高碳酸血症可引起脑血管扩张，从而使脑血流量增加，进一步加重了颅内高压；低碳酸血症可引起脑血管收缩，使颅内压降低，导致脑血流下降。最终导致患者病情的加重。

最常见的蛛网膜下腔出血——动脉瘤性蛛网膜下腔出血

首先我们要知道什么是颅内动脉瘤：颅内动脉瘤是指颅内动脉壁局限性、病理性扩张形成的动脉壁瘤状突出。

动脉瘤性蛛网膜下腔出血是由颅内动脉瘤破裂导致的蛛网膜下腔出血。世界范围内动脉瘤性蛛网膜下腔出血的年发病率在（2~16）/10万，占全部脑卒中的8%。同时有研究表明，女性动脉瘤性蛛网膜下腔出血的发病率高于男性，约为男性的1.24倍。50岁及以上人群为好发人群。脑膜刺激征是动脉瘤性蛛网

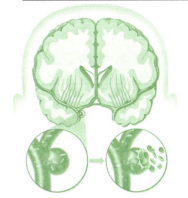

膜下腔出血最常见的体征。局灶性神经系统体征往往可提示破裂动脉瘤的位置，如单侧动眼神经麻痹多见于同侧颈内动脉后交通动脉动脉瘤破裂。

重症动脉瘤性蛛网膜下腔出血的症状表现

重症动脉瘤性蛛网膜下腔出血的主要临床症状是突发雷击样头痛（约70%的患者出现雷击样头痛）、颈后部疼痛，短时间内可出现意识障碍甚至昏迷，严重者可危及生命。约30%的患者有单侧头痛症状，主要发生在动脉瘤的一侧，可同时伴有恶心或呕吐、颈项强直、癫痫发作、局灶性神经功能障碍或意识丧失等症状。部分重症动脉瘤性蛛网膜下腔出血患者在动脉瘤破裂前的2~8周可有少量出血，即先兆性出血或 警示性渗血。

动脉瘤性蛛网膜下腔出血也会诱发心脏病吗？

答案：是的。动脉瘤性蛛网膜下腔出血会引起急性的心肌损伤，其发生率与神经损伤的程度成正比。动脉瘤性蛛网膜下腔出血的急性期可以发生心电图ST-T段的改变，使心肌酶升高，诱发低血压，甚至致死性心律失常。动脉瘤性蛛网膜下腔出血导致的急性心肌损伤患者心率更快，心电图显示QT间期延长。有研究报道，16%的重症动脉瘤性蛛网膜下腔出血患者会发生神经源性应激性心肌病，主要表现为左心室中部伴或不伴心尖部出现一过性运动减低、无运动或矛盾运动，其心室壁运动异常范围超过了单一冠状动脉供血区。急性心肌损伤和应激性心肌病可同时伴肺水肿以及不同程度的心力衰竭，严重者可引起致死性的心律失常或猝死。

一种特殊类型的蛛网膜下腔出血——凸面蛛网膜下腔出血

凸面蛛网膜下腔出血是指出血仅限于大脑皮质表面的凸面沟回内，而脑实质、大脑侧裂、基底池、脑室并无出血征象，是一种罕见类型的蛛网膜下腔出血，临床多表现为短暂性脑缺血发作，其主要病因包括脑淀粉样血管病、可逆性脑血管收缩症、脑静脉血栓形成、可逆性后部脑病综合征、动脉粥样硬化性脑动脉闭塞或狭窄、动静脉瘘、脑血管畸形、血管炎、脑动脉夹层、凝血功能障碍、脑肿瘤、脑脓肿等。60岁以上患者以脑淀粉样血管病为常邮包病因，60岁以下患者以可逆性脑血管收缩症为常见病因。

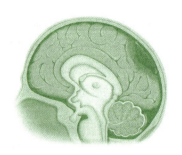

蛛网膜下腔出血相关的其他问题

为什么蛛网膜下腔出血患者会出现认知功能障碍？

有些蛛网膜下腔出血患者在神经功能缺损症状消失后仍会出现认知功能障碍，这是什么原因呢？有研究提示蛛网膜下腔出血发病后，海马、脑血管等组织发生了细胞异常凋亡情况，细胞过度凋亡导致了认知功能障碍的发生。也有研究认为迟发性脑缺血、癫痫是导致动脉瘤性蛛网膜下腔出血患者出现认知功能障碍的独立危险因素。

为什么颅内压增高会加重蛛网膜下腔出血的病情？

①颅内压增高会使脑灌注压降低，加重脑组织的缺血缺氧，从而发生继发性脑缺血损伤。

②高颅内压会导致颅内脑组织结构受到挤压和移位，严重时形成脑疝，损伤脑干，导致深昏迷、呼吸心搏骤停和死亡。

蛛网膜下腔出血的脑温变化

什么是脑温呢？脑温包括脑实质温度、脑皮质温度和脑室温度，脑温稍高于体温0.2℃，并随体温的变化改变，对大脑内环境及许多病理生理学反应起着重要作用。即使在休息的状态下，脑组织仍处在高代谢状态。在正常情况下，大脑内热量的产生和消耗处于平衡状态，动脉流入、大脑代谢活动和静脉流出维持了大脑产热和散热机制之间的平衡。当人体受到刺激或大脑受到损伤时，脑温会出现病理性改变。

脑温主要受大脑代谢局部产生的热量、脑血流量、脑血管内血液温度等因素的影响。

有数据显示，41%~72%的蛛网膜下腔出血患者会出现脑温升高（>

38.3 ℃），并且在重症动脉瘤性蛛网膜下腔出血患者中更为多见。蛛网膜下腔出血发病后，脑温受代谢活动、血液灌注及中枢性发热、吸收热和感染性发热等因素影响而发生改变。在蛛网膜下腔出血患者中，若存在脑温低于体温或脑温先高于体温后降低的温度逆转，则提示该患者结局差，而脑温高于体温的患者结局相对较好。但是，脑温过高也会加重神经细胞毒性作用，导致血脑屏障通透性增加而引起脑水肿，尤其是当脑温 >40.0 ℃时。同时有研究认为蛛网膜下腔出血患者常伴有体温升高和脑温的变化，脑温与体温的温度差与脑代谢活动密切相关并影响着蛛网膜下腔出血患者的转归。

此外，有研究证明发热及脑温升高会引起颅内压的升高，而颅内压升高是导致患者高病死率和高残疾率的重要因素。在颅内高压患者中，退热与颅内压的降低呈正相关。也有部分研究表明脑温与颅内压力 > 40 mmHg时的颅内压呈负相关。这可能与颅内压明显升高后导致的脑灌注不足和脑血流量降低而造成脑代谢功能障碍及产热量减少有关。

由此可见，控制好脑温是改善蛛网膜下腔出血患者结局的重要手段。

蛛网膜下腔出血的一种特殊治疗手段——亚低温治疗

中国神经外科学者江基尧和朱诚于1993年首次提出了"亚低温脑保护"的概念。亚低温治疗是指将患者的体温控制在32~35 ℃，一般时程为3~7天。经过多年的研究和论证，认为亚低温治疗具有显著的脑保护作用。

其作用机制主要包括：①减少脑组织代谢，减轻发热对脑组织的神经毒性作用；②保护血脑屏障，抑制炎症反应，有效减轻脑水肿、降低颅内压、控制脑血流量；③抑制一氧化氮合酶活性，减少神经元死亡；④减少促炎性因子释放，抑制神经元凋亡；⑤减少 Ca^{2+} 内流，进而减轻神经元损害。

为了实现蛛网膜下腔出血患者的亚低温治疗，可通过体表降温毯、冰袋、智能体温调节系统以及药物来严格控制患者的体温。同时，应注意亚低温治疗引起的并发症，例如心律失常、电解质紊乱、免疫抑制、胃肠功能紊乱、寒战、低血压、肺炎和凝血功能障碍等。同时要注意降温深度、时间窗、时程以及对复温速度的控制，以达到最佳的治疗效果。

第二章　卒中应对

引言

中国卒中学会副会长、北京天坛医院副院长王拥军教授曾经列举过这样一串数字："每分钟3人死于卒中，每4名卒中患者中有3人致残，每年用于卒中的医疗费用高达400亿元。这就是中国卒中防治面临的现实。"

随着科技的发展，在人们生活质量不断改善的同时，疾病谱也在悄悄发生改变。20世纪以来，慢性疾病已经取代了传染病，成为世界首位死亡原因。而脑血管病因为其高发病率、高死亡率、高致残率以及高复发率的特点在众多种类的慢性疾病中占据重要地位。卒中作为全球危害居民健康的主要疾病之一，会给个人以及家庭甚至社会带来重大负担。

在这种情况下，近数十年来各国在卒中防治及管理方面进行了大量的探索。"卒中单元"以及"卒中中心"应运而生。

卒中单元是指改善住院卒中病人医疗管理模式、提高疗效的系统，为卒中病人提供药物治疗、肢体康复、语言训练、心理康复和健康教育等全方位的治疗或宣教，通过多学科的合作完成对病人的综合治疗和健康教育。

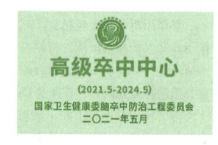

那么什么又是"卒中中心"呢？我们在许多三甲医院经常可以见到"卒中中心"的标志，也有许多患者认为"神经内科或者是脑系科的急诊就是卒中中心"。这种想法并不完全正确，卒中中心是一个非常庞大的概念，是对卒中单元概念的延伸，它不仅包括卒中病人住院期间的管理，也包括院前急救和病人出院后的社区医疗以及家庭医疗。因此，卒中中心是一个多方参与、针对脑卒中患者且具有明确的诊疗规范和治疗目标，由多学科专业人员讨论治疗和护理的医疗综合体。

卒中中心整合了神经内科、神经外科、神经介入、急诊、重症、康复、护理、医技等医疗资源，是对卒中特别是急性期卒中进行高效、规范救治的相对独立的诊疗单元。国内外研究证实，基于多学科合作的卒中中心对于提升脑卒中急性期的救治水平及改善整体预后均具有重要意义，是整个脑血管疾病防控系统中的重要环节。

卒中患者就诊主要包括以下过程：院前自处理——急诊/门诊就医——（必要时）住院治疗——后续康复治疗及预防。本章将据此对卒中患者就诊的院前、院中环节进行逐一讲述及解析，以便提高居民对卒中的基本认知与能力。

第1部分　院前自处理

问题1：就诊选择门诊还是急诊？

大部分人在身体不适的情况下，会选择前往医院就诊，但是准备挂号时问题就出现了：该挂急诊还是门诊呢？我该如何选择呢？

门诊与急诊最主要的区别，在于所诊治的疾病紧急程度不同，一般有以下区别。急诊，顾名思义，诊治的疾病为急危重症，具体来说就是患者所患的疾病，必须在短时间内得到处置，否则就可能有生命危险。而门诊是医院为各专业科室开设的诊治专科疾病的部门，诊治的疾病以不需要紧急处理的专科疾病为主，综合性差，一般适用于单一科室疾病，或趋向于某专业的疑难疾病的诊治。门诊的常规流程所花费的时间，并不会延误患者的救治时机从而造成严重后果。

值得强调的是，急诊科的危急主要体现在病情上，而不在于患者的心情上，因为着急而去急诊就诊没有任何意义。在很多人的心目中急诊就是"快诊"，相比于门诊而言，挂急诊号就能在最短的时间内见到医生，解决自己的问题，所以不管是不是疑难杂症，病情是否紧急，都往急诊科里"挤"。其实，这种认识和做法是十分错误且不可取的。急诊科医护、化验、特检等资源都很有限，24小时急诊科的设立只是为真正的急诊病人开通生命通道，使其能快速得到救治，通俗来讲，急诊是负责"救命"的，而当普通病人占据了急诊资源时，就会影响急诊病人的快速救治。

就神经科来讲，长期存在某些神经系统症状（比如慢性头晕头痛、长期手脚麻木等）需要就诊，或是既往病史遗留症状需要定期取药，又或者是脑血管病的长期复查与随访，如果患者存在以上情况，别犹豫，乖乖去预约门诊号！

但是当你突然出现神经系统症状，包括"5S"症状（即突然无力、突然言语困难、突然视力缺损、突然头晕和突然严重头痛）、突发癫痫、意识障碍等，或通过前文所述"FAST"原则初步判断存在急性脑血管病可能，或是某些后遗症状或慢性症状急性加重突然变化（比如头痛程度加剧、遗留肢体无力程度进一步加重、慢性头晕发作频次增多等情况）的时候别顾虑费用、时间等问题，立刻选择合适的方式，赶紧去急诊就诊，毕竟"生命才是一切的本钱"。

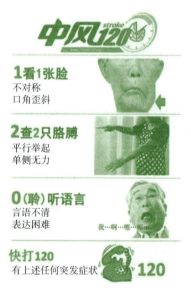

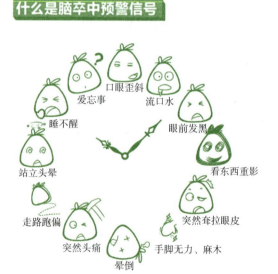

什么是脑卒中预警信号

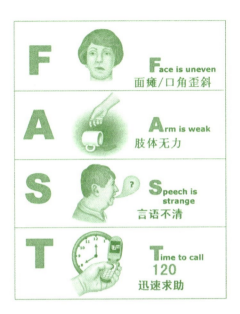

表2–1是国外研究组针对大量脑卒中病例，经过临床实践与统计分析后，设计出的一套脑卒中快速识别工具，表2–2是简化卒中评价方法，这两个表格虽然具有一定的专业性，但对于患者及家属早期识别脑卒中也具有参考意义，可以为急性脑卒中患者赢得抢救时间。

表2–1 急诊脑卒中识别评分量表（ROSIER）

评估时间：	日期：_____	时间：_____
起病时间：	日期：_____	时间：_____
GCS评分（详见附表）：_____	血压：_____	血糖*：_____
*若血糖<3.5 mmol/L立刻诊疗，血糖正常后再次评估		
有无意识障碍或昏厥史？	有（–1）	无（0）
有无惊厥病史？	有（–1）	无（0）
有无下列症状急性发作？		
Ⅰ.颜面不对称	有（+1）	无（0）
Ⅱ.一侧上肢乏力	有（+1）	无（0）
Ⅲ.一侧下肢乏力	有（+1）	无（0）
Ⅳ.言语模糊	有（+1）	无（0）

续表

Ⅴ.视野缺损	有（+1）	无（0）
ROSIER总分 ＿＿＿＿（−2至+5分）		
临时快速评估脑卒中可能	是（　）	否（　）

注：当ROSIER总分＞0分时，定义为阳性，发生脑卒中的可能性＞90%；当总分≤0分时，定义为阴性，发生脑卒中的可能性小，但不能完全排除。

表2-2　CPSS量表

检查项目	正常	异常
面瘫（指令示齿或微笑）	双侧面部运动正常	双侧面部运动不对称
上肢无力（指令闭眼，双上肢举起10 s）	双侧运动一致或双侧都不动	一侧不动或一侧肢体下坠
言语异常（指令说"吃葡萄不吐葡萄皮"）	言语清楚正确	发音含糊、用词错误或不能言语

注：任一项异常，卒中可能性为72%

问题2：急诊就诊前在家预用药靠谱吗？

我们已经强调过许多遍，对于卒中患者来说，"时间就是大脑"。有的患者及家属会想道："那我在家里提前准备一些药品，万一哪天卒中发病后马上服用以抢救脑细胞。"这种说法靠谱吗？

先公布答案——不靠谱！近些年来随着有关于脑血管病的健康宣教力度在不断加强，居民对于这种疾病的认知也有了一定程度的提高，对于一些常见药品也有了一定的认识。但是这并不意味着"久闻能成医"，药品的使用不仅需要对药理有深层次的理解，也需要对疾病的诊断有清晰而确定的判断。退一万步说，就算通过学习，患者或家属能够掌握某种药品的药理作用及机制，或者是有一些所谓的用药的经验，但是缺乏对疾病处理方案的理解会造成非常严重的后果。

第一，疾病诊断不清。脑系科疾病有着自己独特之处。脑系科疾病的诊断分为两大部分——定位诊断与定性诊断。脑系科疾病症状复杂多变，且症状的程度和性质与病变部位关系密切。专业医生可以据此通过常规规范的查体与问诊进行定位诊断，但定性诊断就没有这么简单了，只有通过必要的影像学检查才能精确地判断出疾病的性质，对于脑卒中患者来说，只有通过CT或MRI等影像学检查才能判断出究竟是出血性卒中还是缺血性卒中。在这种情况下，家庭预用药的隐患就显示出来了。不论是没有医学知识的普通人，还是受过专业培训的医务工作者，在没有影像技术的辅助下，根本不可能精确地进行定性诊断。万一给一个急性脑出血的患者应用阿司匹林等抗栓药物，更会加重患者的出血风险，雪上加霜。

第二，缺乏患者整体意识。如果侥幸猜对了疾病的性质，经过了上述第一道坎，就来到了第二道关卡。人体是一个整体，并非只是一个单一疾病的载体。简而言之，药物会对人体整体的所有器官产生影响，在不了解患者各脏器功能的前提下盲目用药十分危险。比如，某种脑系科药品可以在一定程度上降低心率，如果给一个本身就患有严重心率过缓的患者应用了这种药物，可能会造成心率进一步下降，造成更严重的后果。

第三，不了解用药规则与顺序。医生对于疾病的诊疗都是按照专业指南进行的。医生会严格按照指南的内容，逐条对照，从而得出疾病最终的诊断，而后也会按照指南推荐的方案进行治疗。还是举例说明，对于一个发病在时间窗中的急性脑梗死患者，家属给他应用了低分子量肝素用以"抗凝"。先不论低分子量肝素应用于急性脑梗死的疗效尚有争议，关键在于目前世界上较为公认的治疗时间窗内急性脑梗死最有效果的治疗方法——静脉溶栓应用的一个前提就是24小时之内不能应用过低分子量肝素。应用了一个疗效不确定的药品，最后错失了溶栓良机，岂非得不偿失？

总而言之，面对急性脑血管病，虽然要抓紧时间抢救存活的脑细胞，但也不能病急乱投医。谨记专业的事情交给专业的人来做，患者本人或其家属要做的就是不浪费时间，通过各种合理的方式，把病人安稳顺利地送到医生面前。

问题3：如何平稳地转运昏迷病人？

对于脑卒中病人来说，及时有效的救治会影响预后，而安全且顺利地转运病人，使之平稳地到达医院急诊，可以将脑卒中对病人的生命及健康危害降到最低。如果患者已经昏迷，怎样做到平稳地转运病人呢？

首先要让患者调整体位，有学者认为，将患者放在仰卧位时，会增加脑血流和灌注压。将头部抬高30°可以明显降低颅内血流速度，在坐位时闭塞的血

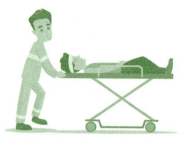

管末梢血流也会明显减慢。此外，通过检测组织氧合指数发现，直立位会降低脑氧含量，而仰卧位则能提高脑氧含量。升高体位可以促进氧供应，降低颅内压，并减少误吸的风险。左侧卧位相较右侧卧位更容易导致低氧血症。目前还没有临床试验结果明确指出患者在转运过程中应采用哪种体位，只能参考一些评估血流的试验或次要证据，并根据具体病情进行分析。

当患者突发疾病，失去意识后，首先帮助患者仰卧位，松解衣领，且让头偏向一侧，并及时清理分泌物，这样有利于患者保持呼吸畅通，同时要马上拨打急救电话，最好与医生保持电话联系，听从指导进行相关处理，在病人出现脑卒中的症状时，要限制进食、进水，如果离医院比较近时，可以用担架平稳地搬动患者，搬运过程中注意动作轻柔、保护颈部与腰部、密切关注患者的心率、血压等生命体征变化，同时要尽量减少患者的头部震动，以免病情加重。

问题4：特殊情况发病家庭如何处理？

突发癫痫发作也可以是急性脑血管病的发病形式之一，部分患者可表现为全面性强直–阵挛发作，也称为癫痫大发作，发作时全身肌肉呈强直性收缩、两眼上翻，一般持续数秒至半分钟，转为阵挛期，此期全身肌肉呈有节律的强烈收缩，随呼吸口中会喷出白沫或血沫，可有大小便失禁。

此时家属需要观察患者的意识情况、周围环境，立刻呼救，并拨打120急救电话。一旦病人癫痫发作，应立即扶住病人，尽量让其慢慢躺下，以免跌倒。移开患者周围可能致伤物品，但不能强行移动患者。若患者在轮椅上，应立即抬至地面将患者放平。马上解开患者的衣扣，腰带，头偏向一侧，有分泌物则清理呼吸道分泌物，有活动假牙取下。如果病人牙齿未咬紧，迅速将手绢、纱布、毛巾、薄衣物等卷成卷，从患者口腔一侧上、下臼齿之间垫入，预防舌咬伤。注意千万不要把自己的手放到患者嘴里以免对自己造成伤害，也不可强行塞入筷子、勺子、笔、牙刷等坚硬物品，这样有可能导致患者牙齿断裂、松动或者咬碎硬物而窒息，如果患者佩戴假牙，强行撬开病人紧闭的嘴还可能导致假牙脱落而误入呼吸道。家属需要做的是使患者平躺，头偏向一侧，清理分泌物，避免误吸，不要试图按住患者抽搐的肢体，需要做的就是原地保护、等待救援，一般情况下肢体抽搐持续2~3分钟可以自行缓解，这个时间段应观察患

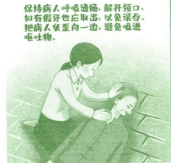

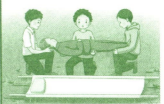

者病情，等待救护车到来。若病人痉挛停止，则进入昏睡期，应将病人的头转向一侧，并抽去其牙间垫塞物，让唾液和呕吐物流出，避免窒息。此时可将其姿势改为侧卧，并注意病人保暖及周围环境的安全。

如果患者发作形式为不典型的失神发作、肌阵挛发作、失张力发作等形式，患者家属需要陪伴患者左右，等待120急救车到达，同时警惕其受伤或发作形式变化。

此外，在患者癫痫发作后，家属如有能力可以进行血压及血糖等简单检测，并记录下患者发作形式以及发作时间、间歇时间等重要资料，条件允许时可以拍照或录像，以便就诊时提供参考。

第2部分　急诊就医过程

问题1：这例病人为什么先做CT而不是直接照核磁？下面我们为您详细解答

问题A：什么是头颅CT检查？

头颅CT是脑系科最为常见的影像学检查技术之一，它是用X线束对人体头颅一定厚度的层面进行扫描，由探测器接收透过该层面的X线，转变为可见光后，通过光电转换变为电信号，再经模拟/数字转换器转为数字，输入计算机处理。处理后再次经数字/模拟转换器，把数字矩阵中的每个数字转为由黑到白不等灰度的小方块，即为像素，并按矩阵排列，即构成CT图像。TIA患者

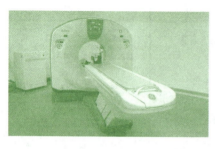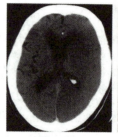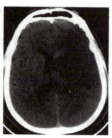

头部CT检查多正常。脑梗死超早期（发病3小时内），头部CT检查可无异常，也可有一些轻微改变；发病2周左右，由于"模糊效应期"，CT上难以分辨梗死病灶；陈旧性脑梗死显示为低密度灶。头颅CT对于急性期的小梗死灶不敏感，特别是脑干与小脑的小梗死灶更难检出。而脑出血早期血肿表现为圆形或椭圆形高密度影，蛛网膜下腔出血则表现为基底池弥散性高密度影。

问题B：什么是头颅MRI检查？

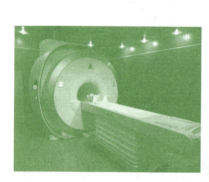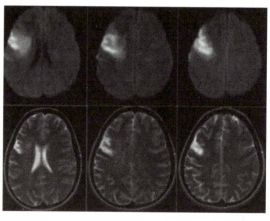

头颅MRI检查即头颅核磁共振检查，也是脑系科最为常见的影像学检查技术之一，它是通过磁场发出特定频率的射频脉冲，使人体内的氢原子核发生共振，当射频脉冲去除后，氢原子核恢复到原来的状态并释放能量，通过接收器接收这种信号，经过复杂的数据处理，最终获得MRI图像。TIA患者头部MRI检查多正常。脑梗死发病数小时后，头颅MRI上即可显示T1低信号、T2高信号的病变区域。而对于脑出血这类出血性卒中，随着时间推移，血液中的成分会发生改变，从而导致MRI信号变化。

问题C：头颅CT检查有何优缺点？

头颅CT是筛查神经系统疾病最常用的方法之一，自此项技术问世以来，一直处于无法被完全替代的地位，其优点十分明显。

头颅CT检查具有操作简单、方便、快速、价格低廉、禁忌证少等特点，尤其适用于急危重症的初步检查。但CT检查诊断容易受到多因素影响，且与临床医师诊断水平有密切关系，从而影响其诊断效能。此外，头部骨骼较多，部分重点组织（如脑干等）被骨骼包绕，CT检查上容易形成伪影，干扰阅片及诊断。CT扫描检查病灶的检出率受病灶位置、脑组织水肿程度、头颅运动伪影、扫描角度等因素的影响较大，限制了其临床应用。总之，CT检查虽然优点众多，但在准确率方面并非完美的选择，从而无法满足所有医师以及患者的要求。

问题D：头颅MRI检查有何优缺点？

1978年年底，世界上第一套磁共振系统于德国的西门子研究基地中诞生。此后经过几十年的不断发展，磁共振技术在不断完善。现在，头颅MRI检查在所有头颅相关影像学检查中具有重要地位，甚至在某些疾病的诊断方面，其优点较头颅CT更为突出。

头颅MRI具有无创、图像质量高等特点。因为其独特的成像原理，头颅MRI可以不受骨组织的影响，清晰显示颅内组织结构，对微小病灶的敏感性也较高，可提高早期病灶的检出率。但是头颅MRI当真完美无缺吗？当然不是。头颅核磁检查在应用过程中的缺点也不容忽视，其易受多种禁忌证影响，且所需设备特殊、操作复杂、时间长，加之检查费用较高，从而导致其在筛查中存在一定的局限性。

问题E：急诊对于CT和MR的取舍？

言之至此，相信许多患者心中都有一个疑问，头颅CT与头颅MRI检查各有利弊，那么急诊就诊患者该如何选择呢？

目前接诊疑似急性脑卒中患者后，急诊医师一般会选择优先进行头颅CT检查，而后视情况安排完善头颅MRI检查。原因如下。

1. 对于出血性卒中的及时诊断，头颅CT优势十分明显

研究表明，CT检查可以在脑血管意外破裂当时明确诊断急性期脑出血，可迅速显示脑出血部位、出血量及占位效应，以及显示是否破入脑室或蛛网膜下腔及周围脑组织损伤，显影清晰、观察准确且价格较低，为脑出血检查中的首选方式。根据CT检查可将脑出血分为急性期(发病期7天内)、血肿吸收期(发病第2周至2个月)、囊肿形成期(发病2个月后)，脑出血各期在CT上均有特征性影像表现。而MRI扫描在不同场合条件下，MRI信号有不同的特征，能够体现血肿和脑积水的演变过程及演变规律。因此对于出血性卒中，头颅MRI检查结果会随着疾病发展过程而呈现复杂多变的变化趋势，不利于快速判别。

2. 对于缺血性卒中来讲，头颅检查最重要的意义在于尽快排除出血性疾病以及排除新发病灶

MRI扫描主要是准确记录脑细胞的氢元素与脑细胞共振成像，获得脑细胞的实际运动轨迹，利用其诊断急性期脑梗死，在脑梗死后30 min即可发现病变。但其受诸多因素制约，很多患者无法申请急诊MRI，或是为保证溶栓时间窗治疗机会需要节约时间完成检查，所以CT检查对于急性期脑梗死患者的定位定性诊断有着重要意义。

总而言之，急诊救治的核心在于"急"，任何检查的进行都是为了最终的治疗行为服务的。因此，在急诊有限的时间以及条件下，尽管头颅CT的精度某些情况下劣于头颅MRI，但优先选择完善头颅CT依然是值得推荐的。而后完成了必要的治疗措施后，再根据患者的个体情况，酌情完善头MRI检查以用于进一步诊断及治疗。

现在大家应该可以理解前文病例中急诊医生的选择了吧。对了，想必大家还有诸多疑问：既然脑卒中是通过影像检查明确诊断的，那宋奶奶为什么还要被抽血？静脉溶栓是种什么治疗？……不要着急，这些疑问我们都将在下文为大家一一解答。

问题2：急诊患者都要验化哪些项目？

患者进入绿色通道后，会进行必要的血液化验检查，主要包括血常规、血生化(肝肾功能、电解质、血糖)、心肌酶+肌钙蛋白、凝血功能几项指标。这

些血液化验检查对于判断患者基本情况以及把握溶栓/取栓适应证是十分必要的。

血常规化验的目的主要在于了解患者是否存在急性出血倾向（血小板减少等），也有助于判断患者是否存在贫血、感染等情况，为进一步治疗提供依据。

凝血功能检查也是绿色通道中最重要的化验指标之一，用于急性脑梗死溶栓治疗的药物会对人体内的凝血过程造成影响，因此提前了解患者凝血功能是否正常十分必要。指南指出，凝血指标不符合标准的不宜进行静脉溶栓以及机械取栓治疗。

但有关是否必须等待血常规及凝血功能指标回报再行溶栓治疗的决定存在不同的声音。

来自美国麻省总医院的一项研究表明，符合静脉溶栓指征的 470 例患者中，仅有 2 例（0.4%）患者存在未曾预料到的异常（INR＞1.7 或血小板＜100）。《2018 年美国 ASA/AHA 急性缺血性脑卒中患者早期管理指南》指出：所有患者只需在阿替普酶静脉溶栓前测定血糖。其他指标例如国际标准化比值、凝血酶原时间以及血小板计数只有在怀疑患者存在凝血功能异常的情况下才需要测定。由于人群中未知的异常血小板计数或者凝血功能异常的患者比例极小，因此，若没有理由怀疑患者存在异常情况，阿替普酶静脉溶栓就不应因等待血液学或凝血检查而被延误。与此同时，《2018 年中国急性缺血性脑卒中诊治指南》指出：由于人群中出现血小板异常和凝血功能异常的概率低，在征得患者知情同意后，在血液化验结果回报之前，开始静脉溶栓治疗，可以显著缩短急性脑卒中患者进入医院到静脉溶栓开始给药时间（DNT），且未降低安全性。

快速血糖测定可以在短时间内得到结果，不会延误静脉溶栓时机。但血常规和凝血功能检查结果短则 20 分钟左右，长则甚至 1 小时，这样的等待时间会显著延误静脉溶栓。有研究认为，DNT时间与静脉溶栓疗效高度相关，因此目前观点认为，不应刻板等待部分血液化验结果回报而延误溶栓。

心肌酶及肌钙蛋白反映了患者心肌损伤的程度，可初步识别心肌梗死，近期心肌梗死史是静脉溶栓的相对禁忌证，需要谨慎考虑和权衡溶栓的风险与获益。

肾功能、电解质等血液生化指标，可以反映人体内环境情况以及重要脏器功能。严重的脏器功能障碍患者不适宜接受溶栓/取栓操作。血糖检测也有助于了解患者血糖水平，排除患者因血糖水平过高或过低而引起的类卒中症状，及时控制血糖也有利于改善预后，防止血糖水平异常加重对脑细胞的进一步损伤。

问题4.何为静脉溶栓治疗?

静脉溶栓治疗目前被认为是对脑梗死最有效的药物治疗方式。

相关研究报道，早期急性脑梗死患者进行静脉溶栓治疗，可以改善神经功能。相关研究显示，早期应用静脉溶栓治疗老年急性脑梗死，可及时重建脑缺血区域的血液循环功能，使部分神经元细胞恢复活力，降低急性脑梗死致死率及致残率，提高治疗效果，改善患者预后，提高远期生存质量。

那么，究竟什么是静脉溶栓治疗呢?

静脉溶栓是指，通过静脉输注溶栓药物的方式，使药物溶解血栓，从而达到血管再通的目的。静脉溶栓治疗往往和"时间窗"这个名词同时出现。既往研究认为缺血半暗带仅存在于发病3小时内，发病3小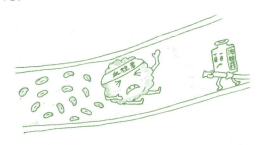时内给予静脉溶栓治疗可显著改善患者神经功能缺损症状，2008年欧洲协作急性脑卒中研究将静脉溶栓时间窗扩展为4.5小时。近年研究提示，阿替普酶静脉溶栓治疗的时机（时间窗）与急性脑梗死合并房颤患者的预后具有较强关联性，一般认为发病后4.5小时为临界值，在发病后4.5小时内进行阿替普酶静脉溶栓的短期疗效和安全性要优于4.5小时后进行阿替普酶溶栓。因此目前多数学者认为急性脑梗死发病后4.5小时可提高治疗有效性。因此选择4.5小时作为溶栓时间窗（若选用尿激酶溶栓，时间窗可放宽至6小时）。国内一项研究也显示，发病4.5小时内，阿替普酶活性更强、对于血栓的溶解能力更强、更有利于血管早期的疏通和重塑。

时间窗内溶栓是为更多患者争取溶栓时间，时间窗内溶栓仍需要"越早越好"，越早溶栓患者获益越大，应严格控制人为延迟溶栓时间的因素。文献报道，时间窗内（发病4.5小时内）溶栓预后比时间窗外（发病超过4.5小时）溶栓预后明显提高，因此认为溶栓具有时间依赖性，越早期介入溶栓效果越好。

但静脉溶栓治疗有着严格的禁忌证，换言之并非所有急性脑梗死患者均适合静脉溶栓治疗。头CT已显示出梗死病灶、血液化验指标不合格、既往病史……这些都是无法进行静脉溶栓操作的理由。把握患者的适应证与禁忌证，是急诊溶栓小组的责任之一。溶栓药物中阿替

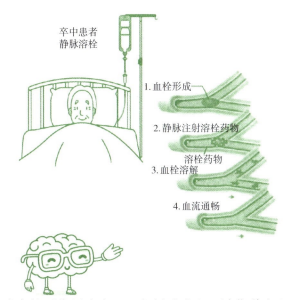

卒中患者
静脉溶栓

1.血栓形成

2.静脉注射溶栓药物

溶栓药物

3.血栓溶解

4.血流通畅

普酶最常见，溶栓治疗最可能致命的副作用为出血，包括脑出血、消化道出血等多系统出血表现。

患者静脉溶栓后需收入重症监护病房或卒中单元进行监护；定期进行血压和神经功能检查，静脉溶栓治疗中及结束后2小时内，每15分钟进行1次血压测量和神经功能评估；然后每30分钟1次，持续6小时；以后每小时1次直至治疗后24小时；如出现严重头痛、高血压、恶心或呕吐，或神经症状体征恶化，应立即停用溶栓药物并行脑CT检查；如收缩压≥180 mmHg或舒张压≥100 mmHg，应增加血压监测次数，并给予抗高血压药物；鼻饲管、导尿管及动脉内测压管在病情许可的情况下应延迟安置；溶栓24小时后，给予抗凝药或抗血小板药物前应复查颅脑CT/MRI。

临床上，常见的静脉溶栓药物都有哪些呢？临床常用的溶栓药物包括尿激酶、阿替普酶等，其中尿激酶是第一代溶栓药物，阿替普酶为第二代溶栓药物，而目前多数医院大多选择阿替普酶进行静脉溶栓。

下面我们就来了解一下阿替普酶这种药物。

阿替普酶，即重组组织型纤溶酶原激活物（简称rt-PA），是由526个氨基酸组成的糖蛋白，是一种纤维蛋白溶酶激活剂，一般是利用其分子结构中的赖氨酸残基去结合血栓中的纤维蛋白，进而激活血栓中的纤维蛋白溶酶原，破坏

纤维蛋白，最终可发挥抑制血小板黏附聚集的作用，降低血小板的活性，从而溶解血栓，改善血液循环。其常见的静脉溶栓剂量与给药方法为：rt-PA 0.9 mg/kg（最大剂量为90 mg）静脉滴注，其中10%在最初1 min内静脉推注，其余90%药物持续静脉滴注1 h，用药期间及用药24 h内应严密监护患者。对于出血风险较高的急性脑梗死患者，可以酌情选用低剂量用法：rt-PA 0.6 mg/kg（最大剂量为60 mg），其中总量的15%在最初1 min内静脉推注，剩余的85%以输液泵入，持续滴注1 h。目前对于部分地区或部分患者，尿激酶静脉溶栓也依旧存在，而尿激酶静脉溶栓剂量与给药方法为：尿激酶100万IU~150万IU，溶于生理盐水100~200 mL，持续静滴30分钟。

第3部分　住院治疗过程

急性脑血管病患者无论其是否接受急诊静脉溶栓/机械取栓治疗，都需要收住脑系科专科病房进行进一步治疗，以应对急性期可能会出现的病情变化。住院期间，患者不仅可以接受系统的治疗，还将进一步完善脑血管病相关化验及检查，明确脑血管情况或危险因素，指导出院后长期康复与预防工作。

问题1：脑血管病影像学检查都包括哪些？

长期临床研究已经证实，大脑中动脉、颈动脉及椎动脉等脑血管的病理状态与缺血和脑卒中的发生发展存在密切关系，而颈动脉粥样硬化、颈动脉斑块形成、颈动脉及颅内血管闭塞为导致缺血性脑卒中的主要危险因素。但诸如颈部血管斑块等情况常常不被患者重视，特别是疾病早期，症状不明显，常常被患者忽视。近年来随着科学技术的发展，颈动脉彩超、经颅多普勒等影像学检查逐渐发展及应用，这些检查能清楚认识到病人颈动脉内膜的粗糙程度、内膜厚度及是否出现斑块、位置、血管是否存在狭窄或闭塞等具体情况，此类检查可提供具体数据供临床参考，是防治缺血性脑卒中的重要依据，对病人的后续干预、治疗方案以及康复具有较重要的指导意义。

目前，超声诊断（包括颈动脉彩超、经颅多普勒、心脏超声）、CT血管造影（CTA）、磁共振血管造影（MRA）、数字减影血管造影(DSA)几项检查是临床上较为常见且常规的影像学检查方法。此外，随着影像技术的进一步发展，CT灌注成像（CTP）和磁共振灌注成像（PWI）等也逐渐进入临床视野。

问题A. 什么是颈部血管彩超?

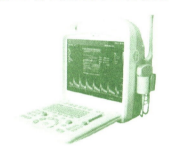
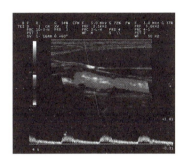

颈部血管彩超也被称为"非创伤性血管造影"，是临床中最常见的颈部血管检查，它是使用超声的检查方式探测颈部动脉或静脉形态及血流动力学的方法。它对于颅外段血管的检查更加直观形象。

颈部血管彩超主要是观察患者的血管内部管腔和结构情况，通过对其动脉形态等情况的观察，可以判断患者是否存在斑块显像，且应用血管内部的彩超图像进一步分析患者的斑块性质和部位，临床上作为大动脉狭窄的初步筛查方法，可以为缺血性脑血管病的预防以及治疗提供依据。

其检测具有以下优点：①能显示血管内径，判断有无动脉狭窄；②显示管壁动脉粥样硬化情况，管壁弹性、内壁厚度，有无斑块或钙化；③血管内血流情况；④检查费用较低，操作方便；⑤设备便携，可以在充分监护下为危重症患者提供帮助。

问题B. 什么是经颅多普勒（TCD）?

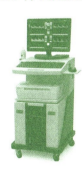
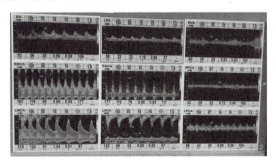

随着经颅多普勒（TCD）技术的飞跃性进步和发展，其安全性和简便性亦有了很大程度的提升，并且更为经济实惠。除了能够对患者进行早期颅内筛查和判断有无外血管狭窄或闭塞之外，该项技术还能够提高临床判断颈动脉狭窄或闭塞后颅内侧支循环情况的准确性和效率性，目前已得到广大患者的认可与信赖，并在临床中得以广泛运用。

经颅多普勒（TCD）是用超声多普勒效应检测颅内脑底主要动脉的血流动力学及血流生理参数的一项无创性脑血管疾病检查方法。TCD主要以血流速度的高低评定血流状况。由于大脑动脉在同等情况下脑血管的内径相对固定不变，根据脑血流速度的降低或升高就可以推测局部脑血流量的相应改变。

TCD是一种简便有效、费用低廉、无创的检查技术，主要针对颅内动脉进行评价，可以客观反映脑血流动力学变化。目前，社区及基层医疗机构患者老龄化严重，慢性合并病多，血管结构及功能差，且社区缺乏磁共振及DSA检查等高级检查设备，但却容易掌握超声技术，可以此为临床工作提供依据，也有助于及时转诊上级医院进一步处理。因此，社区及基层医院通过临床症状及体征筛查出脑血管病可疑患者，并及时通过TCD检查确定患者颅内血管情况异常，可以极大地帮助社区医院对患者进行早期诊断、早期干预，对患者预后影响巨大。

问题C. 什么是心脏彩超?

在缺血性脑卒中的诸多病因中，心源性因素占据重要地位。心源性栓塞性脑梗死主要是心脏瓣膜病、心力衰竭、心脏黏液瘤等因素所致，此类病症主要是因患者心脏功能出现问题，进而影响其脑部血液循环状态，因此面对此类病症患者除需对其脑部血液循环问题进行改善救治外，还需对其心脏病症进行深入检查诊断，以达到根治的治疗目的。临床上针对此项的检查以心脏彩超为主。心脏超声检查能动态显示心腔内结构、心脏的搏动和血液流动、瓣膜的结构与功能，对人体没有任何损伤。探头就像摄像机的镜头，随着探头的转动，心脏的各个结构清晰地显示在屏幕上。除了大家常见的经胸壁的心脏彩超之外，近年来，经食道心脏超声也逐步应用于临床。通过经食道和经胸壁心脏超声检查的对比可知，接受经食道心脏超声检查的患者，其左室血栓、左房血栓、房间隔膨出瘤、左房自发超声显影、二尖瓣脱垂、心脏瓣膜赘生物、卵圆孔未闭、心脏黏液瘤等征象的检出人数更多，确诊率更高，更利于医师对患者心脏病情进行有效诊断。即同经胸壁心脏超声检查方式相比，经食道心脏超声检查方式能达到更好的检查诊断效果，医师可根据其心脏病变情况，针对其心脏疾病制定有针对性的诊疗方案，最终达到改善患者脑部血液循环状态，控制脑梗死病情发展进程的治疗目的。但由于经食道心脏超声操作复杂，其临床应用率要远远低于经胸壁心脏彩超。

问题D. 什么是CT血管造影（CTA）?

由于时间窗、设备和技术原因限制，目前对发生在超早期脑梗死的静脉溶栓治疗，多数是根据头颅CT检查，排除脑出血后进行治疗。但当脑部血管狭窄率＜50%时脑血管自身代偿能力仍足以保证充足的血供；狭窄率≥50%时会影响脑组织血供并造成狭窄局部形成湍流，粥样斑块受到冲击后容易发生脱落而造成脑梗死。因此及时评估脑血管情况是急诊医生的又一重要挑战。

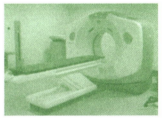

针对脑血管的检查，超声检查血管狭窄简便易行，但准确性较差。数字减影血管造影检查（DSA）是血管检查的"金标准"，但其不能显示血管壁的结构及其毗邻关系，且操作技术复杂，是有创性检查，不能作为临床常规检查。近年开展的多层螺旋CTA技术兼具二者的优点，开创了检查头颈部血管的新方法。

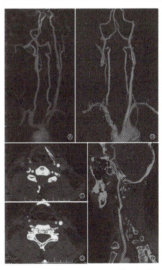

CTA是将CT增强技术与薄层、大范围、快速扫描技术相结合，通过合理的后处理，清晰显示全身各部位血管细节。具有无创和操作简便的特点，对于血管变异、血管疾病以及显示病变和血管关系有重要价值。

相比于同样无创的MRA检查，CTA对血管的敏感度和特异度均偏高。有研究显示，CTA诊断椎动脉狭窄的灵敏度为96.3%，特异度为96.6%。而64层螺旋CTA诊断脑血管狭窄性病变的敏感度、特异度、准确性分别为100%、

98.5%、98.8%，其可取代或部分取代DSA检查。

当脑动脉血管内造影剂浓度最高时，行CTA扫描可以得到全脑动脉血管图像。通过CTA可以清晰地观察到各脑动脉血管的管腔及管壁情况，对局限性狭窄的部位、数量、程度及管壁钙化的显示都有很好的效果。

问题E. 什么是磁共振血管造影 (MRA) ？

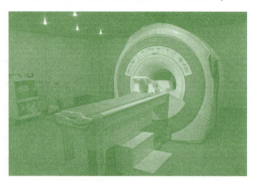
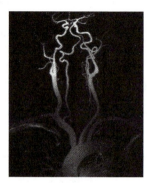

MRA是利用电磁波产生身体二维或三维结构的图像的一种检查方法，是断层成像的一种，它利用磁共振现象从人体中获得电磁信号，并重建出人体信息。

随着磁共振技术的发展，MRA可以完整清晰地显示血管，由于其无创性、扫描时间短、无辐射等优点越来越被广大医生与患者接受。

颈部彩超虽然在显示动脉硬化、动脉钙化、斑块形成等动脉壁结构的变化上占优势，但整体形态学远不如MRA。由于椎骨对超声波的阻挡，彩超检查可能有盲区，以致遗失部分病灶。而MRA无骨性伪影，能完整显示椎动脉的整体形态，MRA可以任意角度、任意方位显示头颈部血管及其分支、走行显示清晰，对颈部血管的显示质量高，几乎可以得到与DSA相当的高质量图像。

临床较常用的头颅MRA有三维时间飞跃法MRA（3D-TOF MRA）和注射对比剂的增强MRA（CE-MRA）。CE-MRA较3D-TOF MRA扫描时间短、范围广、可同时评估颅内外血管。

问题F. CTA/MRA与头颅CT/MR有何区别?

值得强调的是，CTA/MRA与普通的头颅CT/MR观察目标完全不同，简单来说，头颅CT/MR是看"麦田"的，其可以帮助明确病变部位及性质，而CTA/MRA是看"水管"的，它可以帮助医生判断哪里的血管狭窄了或是闭塞了，或是哪里的血管形成了不正常的血管团……因此，以后如果遇到医生让你同时去检查头MR+MRA或是头CT+CTA，千万别再埋怨医生重复检查、过度医疗了哦！

问题G. 什么是数字减影血管造影（DSA）？

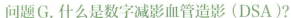

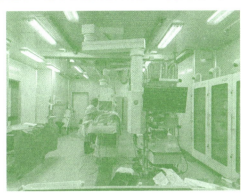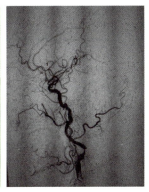

DSA的基本原理是将注入造影剂前后拍摄的两帧X线图像经数字化输入图像计算机，通过减影、增强和再成像过程来获得清晰的纯血管影像，同时实时地显现血管影。DSA具有对比度分辨率高，检查时间短，造影剂用量少、浓度低，患者X线吸收量明显降低以及节省胶片等优点，在血管疾患的临床诊断中，具有十分重要的意义。

临床脑血管造影，多使用数字减影X光机，经股动脉穿刺插管进行全脑血管造影，并采用多角度投照来获取正、侧位和斜位图像。

DSA被认为是检查脑血管病诊断的金标准，因为其能够客观地观察血管血流、血管病变结构，显示血管的功能代偿。

DSA虽然是诊断头颈部血管病变的"金标准"，但由于其具有创性，有辐射、有并发症、检查时间长、费用高的特点，不能作为常规筛查性检查手段。

问题H. 什么是CT灌注成像（CTPI）？

CTPI是一种临床上较为新颖的检查方式，其对脑梗死早期具有重要的诊断价值，可显示脑细胞功能及脑血流灌注状态，及时发现潜在缺血区域。

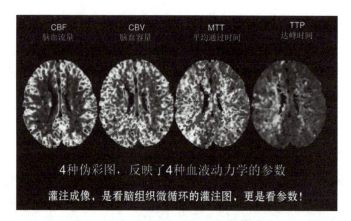

CTPI对早期脑梗死十分敏感，通过外周静脉团注含碘造影剂后，CTPI扫描能得到扫描范围内脑组织的灌注图像，通过后处理可以生成其时间-密度曲线，并可以测量出每一个区域的血流动力学参数。通过对上述图像和数据的分析，CTPI能从病理生理学角度分析梗死、缺血脑组织的功能变化。

前文已经提到，在急性梗死的脑组织与正常脑组织间存在低灌注区，即缺血半暗带区，该区内神经细胞虽然发生不同程度的缺血、缺氧，存在功能障碍，但其细胞器尚存活，无严重细胞水肿及细胞膜内外离子分布异常，经及时治疗其生理功能还可以恢复。而CTPI恰好能够较清晰地显示该部分脑组织，对指导临床治疗具有重要的意义。

CTPI能在发病半小时内显示脑梗死脑组织的灌注异常，其敏感性高达93%。通过薄层图像及后处理，CTPI能综合评价梗死及缺血脑组织的大小、部位、数量、形态、边缘、密度、与邻近组织结构关系及其功能改变等，不但可以从形态学上分析，还能够从功能上进行量化评价。

CTPI扫描速度快、图像清晰，且射线剂量低，可同时对整个脑部进行灌注及血管检查，扫描、数据整理、分析仅15分钟即可完成。对于CTPI成像有缺血半暗带的患者，结合CT血管成像检查、临床症状及体征及其他溶栓适应证，对患者选择动脉或静脉溶栓治疗，减少并发症及后遗症的发生，使溶栓治疗更科学，效果更好。

由于患者发病时间可能存在不确定性，近年来开始逐渐强调在影像学指导下，以脑组织缺血后病理生理改变的组织时间窗来替代旧有的时间观念，目前最广泛被用来判断缺血半暗带的影像学手段是MRI的弥散加权成像(DWI)/灌注加权成像(PWI)不匹配原则，但由于价格贵，检查耗时，在我国大部分基层医院的急诊开展相对困难，故采用CTPI来评估脑血流灌注，其在缺血半暗带评价中的应用价值已经逐渐得到国内外学者的认可。但由于其需要注射含碘造影剂，对于碘过敏或是肾功能严重障碍的患者不宜使用。

问题1：脑血管病患者都需要完善哪些化验？

众所周知，脑血管病危险因素包括诸多方面，因此，患者住院治疗期间将会完善一系列血液化验检查，明确患者脑卒中相关危险因素，对后期治疗及预防提供指导。同时，定期复查重要指标，有助于监测用药疗效及预防不良反应发生。现对脑血管病常见化验指标及异常值意义做一简要总结，详见表2-3。

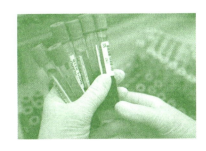

表2-3 常见化验项目及意义

项目名称		正常值		异常值意义
血常规	白细胞计数（WBC）	$3.5\sim9.5*10^9/L$	增高	主要见于各种感染
			降低	主要见于再生障碍性贫血、白血病，也可见于伤寒等特殊感染
	中性粒细胞分类及计数	分类：40%~75% 计数：$1.8\sim6.3*10^9/L$	增高	主要见于急性感染或化脓性感染，细菌感染可能性大
			降低	主要提示细菌感染可能性较小
	嗜酸性粒细胞分类及计数	分类：0.40%~8.00% 计数：$0.02\sim0.52*10^9/L$	增高	主要见于过敏性疾病或寄生虫感染或皮肤病
			降低	主要见于大手术后、严重烧伤等严重创伤，也可见于长期应用肾上腺皮质激素或促肾上腺皮质激素等
	嗜碱性粒细胞分类及计数	分类：0.00%~1.00% 计数：$0.00\sim0.06*10^9/L$	增高	主要见于白血病等血液系统疾病
			降低	主要见于速发性过敏反应如荨麻疹、过敏性休克
	淋巴细胞分类及计数	分类：20%~50% 计数：$1.1\sim3.2*10^9/L$	增高	主要见于急性感染，病毒感染可能性大
			降低	主要提示病毒感染可能性较小

项目名称	正常值		异常值意义
血常规 单核细胞分类及计数	分类：3.00%~10.00% 计数：0.1~0.6*10⁹/L	增高	主要见于传染病或寄生虫病，也可见于亚急性细菌性心内膜炎
红细胞计数（RBC）	（3.80~5.10）*10¹²/L	增高	主要见于真性红细胞增多症或血液浓缩
		降低	主要见于贫血
血红蛋白（Hb）	115~150 g/L	增高	主要见于真性红细胞增多症或血液浓缩
		降低	主要见于贫血
血小板计数（PLT）	（100~300）*10⁹/L	增高	提示血栓风险增高
		降低	提示出血风险增高
凝血功能 活化部分凝血活酶时间（APTT）	22~32秒		延长：提示出血风险 缩短：见于血液高凝或血栓性疾病
凝血酶原时间（PT）	9~15秒		
凝血酶时间（TT）	14.2~20.2秒		
血浆纤维蛋白原定量（Fbg）	2~4 g/L		
国际标准化比值（INR）	0.8~1.5		抗凝治疗需定期监测
D-二聚体检测（D-D）	0~500 ng/mL	增高	可见于原发性或继发性纤溶、溶栓治疗、尿毒症等
肝功能 丙氨酸氨基转移酶（ALT）	7~40 U/L	增高	提示肝细胞损伤，常见于各种急慢性肝炎、药物性肝损害、脂肪肝、肝硬化、心肌梗死、心肌炎及胆道疾病等
天门冬氨酸氨基转移酶（AST）	13~35 U/L	增高	常见于心肌梗死发病期、急慢性肝炎、中毒性肝炎、心功能不全、皮肌炎等
碱性磷酸酶（ALP）	50~135 U/L	增高	常见于癌症引起的梗阻性黄疸、肝硬化胆管结石、急慢性黄疸型肝炎
γ-谷氨酰转肽酶（γ-GGT）	7~45 U/L	增高	可见于原发或继发性肝癌、酒精性肝病、胆汁性肝硬化、胆管炎等

项目名称		正常值	异常值意义	
肝功能	胆红素，包括总胆红素（TBIL）、直接胆红素（DBIL）和间接胆红素（IBIL）	总胆红素：0~20 μmol/L 直接胆红素：0~19 μmol/L 间接胆红素：0~15 μmol/L	增高	见于各种肝细胞受损所致的肝细胞性黄疸，也可见于梗阻性或溶血性黄疸
	总蛋白（TP）	65~85 g/L	增高：见于血液浓缩 降低：可见于营养不足或肾脏疾病等	
	白蛋白（ALB）	40~55 g/L		
心肌酶	乳酸脱氢酶（LDH）	135~220 U/L	增高	见于心肌梗死、肝炎、肝硬化、溶血性贫血、肾功能衰竭等
	肌酸激酶（CK）或肌酸激酶同工酶（CKMB）	肌酸激酶：0~190 U/L 肌酸激酶同工酶：0~16 U/L	增高	可见于急性心肌梗死的早期，也可见于各种肌肉疾病
	α-羟丁酸脱氢酶（HBDH）	74~140 U/L	增高	见于急性心肌梗死、恶性贫血等
血脂	高密度脂蛋白胆固醇（HDL-C）	1.07~1.9 mmol/L	降低	提示动脉粥样硬化风险高
	总胆固醇（TC）	3.36~5.7 mmol/L	增高	提示动脉粥样硬化风险高
	甘油三酯（TG）	0.38~1.61 mmol/L		
	低密度脂蛋白胆固醇（LDL-C）	1.5~3.36 mmol/L		
	脂蛋白a（LPa）	0~300 mg/L		
血糖情况	葡萄糖（GLU）	空腹血糖 3.9~6.1 mmol/L	增高：多见于糖尿病 降低：提示低血糖状态，提示能量供给不足	
	糖化血红蛋白（HBA1C）	4.5%~6.3%		

项目名称		正常值	异常值意义	
肾功能	尿素（Urea）	1.7~8.3 mmol/L	增高：提示肾功能障碍 降低：提示营养不良	
	肌酐（Cr）	46~92 μmol/L		
	尿酸（UA）	142~340 μmol/L	增高	多见于痛风
			降低	常见于恶性贫血等
电解质	钙（CA）	2.25~2.58 mmol/L	增高	常见于原发性甲状旁腺功能亢进症、急性骨萎缩等
			降低	常见于钙摄入不足、阳光照射不足、老年骨质疏松低钙饮食及吸收不良
	磷（Phos）	0.97~1.61 mmol/L	增高	常见于甲状旁腺机能减退、急慢性肾功能不全、尿毒症
			降低	常见于甲亢、代谢性酸中毒、佝偻病、肾衰竭、长期腹泻及吸收不良
	镁（Mg）	0.7~1.2 mmol/L	增高	常见于急慢性肾功能不全、甲状腺功能减退等
			降低	常见于吸收不良综合征
	钾（K）	3.5~5.3 mmol/L	增高	常见于肾功能不全
			降低	常见于摄入不足或严重呕吐腹泻等
	钠（Na）	137~147 mmol/L	增高	常见于血液浓缩或醛固酮增多症
			降低	可见于肾皮质功能不全、肝硬化腹水等
	氯（Cl）	99~110 mmol/L	增高	常见于高钠血症、高氯性代谢性酸中毒、过量注射生理盐水等。
			降低	常见于严重呕吐、腹泻或肾功能减退等
血小板聚集率	ADP诱导（ADP）	55%~90%	增高：提示血栓风险升高 降低：提示出血风险升高	
	花生四烯酸（AA）	55%~90%		

　　注：此表格内所示正常值范围仅供参考，不同实验室不同化验仪器得到的正常参考值略有不同，具体情况需结合临床。

接前文例子，患者出院，有带药，患者纳闷脑梗死的血栓是如何形成的？阿司匹林这些药到底起什么样的作用，不是说长期吃阿司匹林对胃肠不好吗？

相信大家也都有这样的困惑，下面我们为大家一一解答。

问题3：造成脑梗死的血栓是如何形成的？

急性脑梗死血栓形成主要有两种途径，第一种途径是动脉斑块破裂，内皮损伤后激活组织因子，诱发凝血瀑布，进而激活凝血酶原Ⅱ生成凝血酶原Ⅱa，诱发纤维蛋白原转化为纤维蛋白，纤维蛋白和血小板聚集后形成新鲜血栓。第二条途径是动脉斑块破裂内皮损伤后出现胶原暴露，激活了血小板，导致血小板黏附、聚集、释放，进而刺激动脉痉挛、血流缓慢，出现血凝块收缩，血凝块和纤维蛋白结合形成坚固血栓（详见图2-3）。

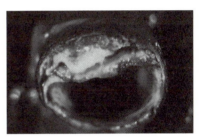

动脉粥样硬化斑块是一种在动脉内堆积的脂肪物质，由胆固醇、蛋白质和血液中循环的其他物质组成。随着时间的推移，动脉粥样硬化斑块也会逐渐增大。而动脉粥样硬化斑块可大致分为稳定斑块和易损板块两类。易损斑块特征表现为含有大量胆固醇结晶的巨大坏死核心，但是覆盖的纤维帽很薄，富含炎症细胞、巨噬细胞、T淋巴细胞及少量的平滑肌细胞，总体来讲易损斑块"皮薄馅大"，由薄而不稳定的纤维帽覆盖巨大的脂质核心，因此易于破裂，破裂后可能随血流堵塞远端血管，也可能形成原位血栓，堵塞血管。而稳定斑块纤维帽较厚，不容易破裂。而这种易损斑块，是他汀类药物发挥作用的重要靶点。

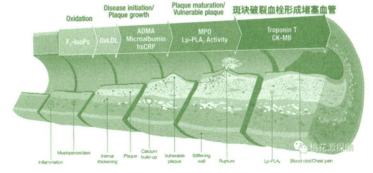

图3-3 血栓形成过程

依据《中国急性缺血性脑卒中诊治指南2014》推荐意见，目前临床中，脑梗死药物治疗措施包括溶栓、抗血小板聚集、抗凝、降纤、扩容等。溶栓治疗药物已经在前文介绍过，下面就给大家重点介绍一下其他几种类型的药物。

1. 抗血小板药物

抗血小板聚集药物又称血小板功能抑制药，随着对血栓性疾病发生机制认识的加深，血小板在血栓形成中的作用越来越受重视，抗血小板聚集药物在预防和治疗缺血性卒中方面的作用也愈来愈引起人们重视。

基础研究表明，缺血性脑血管病与血小板功能异常密切相关。而血小板的活性和聚集在其发生和发展以及斑块破裂后的血栓形成过程中起重要作用。抗血小板治疗可抑制血小板功能，从而缩小梗死体积和预防复发性卒中。

卒中发病前服用抗血小板药物，能降低无卒中发生率或短暂性脑缺血发作患者的缺血性卒中严重程度，而无论发病前是否有脑血管事件，都能增加出院转归良好的可能性。那么，抗血小板药物都包括哪些呢？

A. 阿司匹林

最经典的药物就是阿司匹林了，想必大家十分熟悉。阿司匹林最早诞生于1899年3月，属于解热镇痛类药物，多用于治疗头痛、牙痛、感冒发热、关节风湿疾病等。后来发现阿司匹林也是良好的抗血栓药物，能够有效抑制血小板聚集，在心绞痛、心肺梗死、心脏病、脑血栓等疾病治疗中，效果显著。

阿司匹林抗血小板的作用机制为不可逆地抑制血小板环氧化酶（COX-1），导致TXA2生成减少，从而抑制血小板的聚集。

在对脑梗死患者实施治疗的过程中，给予阿司匹林，能够对血小板聚集进行有效的抑制，在客观上能够对血栓的产生进行预防，对急性脑梗死的预防也具有显著的效果。

研究证实，长期服用阿司匹林，能降低25%左右的卒中危险。中国急性卒中试验（CAST）通过随机双盲对照试验发现，应用阿司匹林后，急性脑梗死患者的早期病死率和复发率均降低。

中国卒中指南建议：①多数无禁忌证的未溶栓患者，应在卒中后尽早(最好<48小时)开始使用阿司匹林；②溶栓患者应在溶栓24小时后使用阿司匹林，或使用阿司匹林与双嘧达莫缓释剂的复合制剂；③阿司匹林推荐剂量为

150~300毫克/天，分2次服用，4周后改为预防剂量（50~300毫克/天）。

大剂量阿司匹林可导致上腹痛、恶心、呕吐，甚至上消化道出血的出现。但是随着肠溶阿司匹林的逐渐应用，这些不良反应明显减少。

肠溶阿司匹林，大家耳熟能详的有"拜阿司匹灵"，其主要在药物外层包裹上一层肠溶膜，这种外膜的主要是由纤维素、硅或是一些其他的不活跃的材料所构成的，这种活跃力不强甚至是不活跃的材料，可以有效地对抗胃内酸性的环境，并且只有在十二指肠内的碱性环境下才会分解，这样可以避免患者因服用阿司匹林导致胃黏膜出现损伤的情况。阿司匹林传统的服用方法是餐后服用，在食物起到缓冲作用后减少药物对胃肠道黏膜的直接损伤。但这种情况下，肠溶片的优势将不能发挥到最大化，这是由于服用者在进餐后胃内环境发生变化，主要有：①胃内的酸性环境稀释；②胃液中的酸碱度升高；③药物比较容易溶解；④药片和食物混合，导致在胃内停留的时间比较长，会对胃黏膜很轻易地产生破坏；⑤药物在胃内溶解的机会有所增加。而餐前服用，服用者处于空腹的情况下胃内的酸性环境强，对药物起到溶解作用小，并且空腹服用阿司匹林，排空的速度也会加快，在服用者胃内停留的时间短暂，对患者胃黏膜产生的伤害概率会大大降低。

除了胃肠道黏膜损伤甚至消化道出血等情况发生，过敏反应、水杨酸反应、肝损害、可能致心律不齐等，也是阿司匹林不容忽视的不良反应。现在研究者正在着重于阿司匹林衍生物的开发，期望能减少这些不良反应。

现代医学研究发现阿司匹林还具有预防结肠癌、防治糖尿病及其并发症、防治老年痴呆、预防老年性白内障、防治中风及心肌梗死等多种药理活性，是老药新用的典型药物之一。

B. 氯吡格雷

氯吡格雷，大家经常听说的有"泰嘉"或是"波立维"，它的抗血小板的作用机制为经过CYP450酶代谢后，生成的活性代谢产物不可逆地抑制ADP与血小板P2Y12受体结合，从而抑制血小板聚集。

氯吡格雷和阿司匹林均可作为治疗缺血性脑卒中的一线药物，多项研究证明氯吡格雷的效果明显优于阿司匹林。氯吡格雷与阿司匹林合用防治缺血性卒中比单用效果好。氯吡格雷可用于预防颈动脉粥样硬化高危患者急性缺血事件。

氯吡格雷使用剂量为每次50~75毫克，每日一次，一般单剂量口服75毫克/天，即可抑制血小板聚集，达到稳定的抗栓活性。随着剂量增大，出现出血时间的稳定延长。

其不良反应与阿司匹林比较，发生胃肠道出血的风险明显降低，发生腹泻和皮疹的风险略有增加。主要不良反应有头晕、头胀、腹泻、眼结膜出血等。

虽然氯吡格雷相对于阿司匹林略有优势，但研究发现，大约有11%~44%的患者对氯吡格雷表现为低反应甚至无反应，定义为氯吡格雷抵抗。而导致此种抵抗现象的可能原因是氯吡格雷给药剂量不足，个体的基因多态性和药物之间的相互作用等。氯吡格雷需经过肝脏氧化、水解后才能发挥抗血小板作用，而只有不到15%给药剂量的氯吡格雷由CYP3A4、CYP3A5、CYP2C19基因编码的CYP450酶介导的代谢途径转化为有效的活性代谢物。许多他汀类药物在体内主要通过CYP3A4途径代谢，如阿托伐他汀、辛伐他汀、洛伐他汀、西立伐他汀等，因此，经CYP3A4代谢的他汀类药物可能会竞争性抑制氯吡格雷的活化，从而影响氯吡格雷抗血小板作用。其他药物如红霉素、胺碘酮、地拉夫定、地尔硫卓、印地那韦、依曲康唑、萘法唑酮、诺氟沙星、维拉帕米等CYP3A4酶的拮抗剂，会直接作用于CYP3A4酶，减弱其活性，导致氯吡格雷抗血小板聚集作用降低，造成氯吡格雷抵抗。研究发现经CYP2C19代谢质子泵抑制剂如奥美拉唑、兰索拉唑、雷贝拉唑(除泮托拉唑外)等，与氯吡格雷联用时都会对其抗血小板聚集的效果产生影响。另有CYP2C19酶的抑制剂，如氯霉素、西咪替丁、氟西汀、吲哚美辛、酮康唑、莫达非尼、奥卡西平、丙磺舒等，则会直接减弱CYP2C19酶的活性，影响氯吡格雷的抗血小板作用。除了影响CYP3A4和CYP2C19活性的药物以外，地西泮、抗分枝杆菌药和选择性5-羟色胺再吸收抑制剂的使用对氯吡格雷抵抗的发生也存在影响。

为预防服用氯吡格雷后发生胃肠道出血的情况的发生，临床上可能选择质子泵抑制剂（PPIs）等用以保护胃黏膜。但质子泵抑制剂与氯吡格雷之间的相互作用十分复杂。目前上市的PPIs包括：奥美拉唑、兰索拉唑、泮托拉唑、雷贝拉唑、埃索美拉唑，均为前药，均激活于胃壁细胞，不可逆地抑制完成胃酸分泌的最后步骤的$H+/K+-ATP$酶（质子泵）。奥美拉唑是目前应用最广泛的PPIs，主要通过CYP2C19和CYP3A4代谢，奥美拉唑对CYP2C19的亲和力比CYP3A4高10倍。数据证明兰索拉唑可能是CYP2C19的最强抑制者，但在体内抑制作用并没有那么明显，而泮托拉唑对CYP2C19的亲和力最弱。尽管药物交互作用可能由多种机制造成，但通过细胞色素P450的肝脏代谢占了大多数。对CYP2C19的竞争作用是目前解释PPIs和氯吡格雷的交互作用的最常见假设。

因此，人类药物应用管理委员会于2010年提出：服用氯吡格雷的患者，联用奥美拉唑或者埃索美拉唑是不鼓励的，同时鉴于目前没有肯定的证据，对其他类的质子泵抑制剂没有提出警告。

C. 西洛他唑

目前认为脑卒中的发病机制主要是血管狭窄及在动脉粥样硬化的基础上出现血栓形成等。血小板聚集被认为是该病理过程中的重要步骤，抗血小板聚集及调脂是脑卒中治疗重要的基本法则。西洛他唑作为新兴的抗血小板聚集药，受到越来越多的重视。动物实验发现，在小鼠缺血动物模型中，早期使用西洛他唑对于减轻缺血后神经症状、减小脑梗死范围和缓解脑水肿有意义。提示其对于急性脑缺血损伤有保护作用。

西洛他唑是一种环核苷酸磷酸二酯酶3（PDE3）选择性抑制剂，通过抑制PDE3活性和抑制cAMP降解，使cAMP水平升高，从而抑制血小板聚集，与阿司匹林等其他抗血小板药物相比，其还有扩张血管平滑肌、抗细胞增殖和保护血管内皮细胞的作用。

阿司匹林对血小板抑制途径较单一，对急性缺血性脑卒中血小板的活化抑制较弱。有研究发现，单独口服阿司匹林并不能抑制动脉粥样硬化血栓形成中的血小板活化或聚集，这是因为血小板活化可能由其他途径增强，如炎症反应、自由基形成、氧化修饰低密度脂蛋白等。但西洛他唑在体内抗栓过程中可以通过较多的途径起作用，它不仅具有抗血小板聚集、保护内皮细胞、促进血管增生等药理学作用，还可预防动脉粥样硬化形成以及血管闭塞。

在大鼠模犁中，口服西洛他唑对神经元具有阿司匹林及氯吡格雷缺乏的抗凋亡和组织保护作用。西洛他唑临床试验的结果较为乐观。多发性脑梗死患者口服西洛他唑6个月后，MMSE评分（认知功能评分）提高，P300潜伏期（认知功能参考指标）缩短，表明该药长期口服可改善多发性脑梗死患者的认知功能。此外，还有学者认为，西洛他唑可以逆转动脉弹性下降、管腔变细、血流阻力减低、脑组织供血不足等动脉粥样硬化的病理改变。关于这方面，TCD、颈部血管彩超、SPECT检查等均提供了有力证据。

此外，大鼠实验提示：西洛他唑对脑低灌注诱导的认知功能障碍有改善作用。抗氧化应激、炎症损伤和细胞凋亡的神经保护作用对减少脑白质损伤、防止认知障碍很重要。

2010年，西洛他唑预防卒中的研究(CSPS2)证实其在脑卒中二级预防中比阿司匹林更有效、更安全。此外，脑梗死患者服用西洛他唑有显著降低血浆总胆固醇、三酰甘油和载脂蛋白水平，稳定斑块，扩张脑血管，增加脑血流的作用，还可降低复发性脑梗死的发病率和肺炎风险。关于不良反应方面，有研究发现西洛他唑与阿司匹林和氯吡格雷等主流抗血小板药物相比，西洛他唑具有较短的出血时间和较小的出血不良反应。

西洛他唑作为一种新型抗血小板抑制剂，有抗动脉血栓形成、预防动脉粥样硬化改善血管内皮功能，还可以调节血脂及扩张动脉血管，起到稳定斑块作用。不良反应有皮疹、头晕、头痛、心悸、恶心、呕吐，偶有消化道出血、尿路出血等。

D. 替罗非班

替罗非班作为非肽类血小板糖蛋白Ⅱb/Ⅲa拮抗剂，可以通过可逆性阻断血小板的交联而发挥抗血小板聚集的作用。

临床实践证明，在急性脑梗死治疗中应用替罗非班，对疾病具有非常良好的治疗效果。替罗非班可以有效防止血栓形成。急性脑梗死患者使用替罗非班则可以有效控制疾病的发展速度，防止血栓形成，恢复患者的神经功能，同时能够降低致残率和死亡风险，在极大程度上保障患者的生命安全。

急性脑梗死患者使用替罗非班进行治疗可以在短时间对病情起到控制效果，且具有半衰期短的优势，对血栓的形成具有较好的预防作用。替罗非班可提高急性脑梗死患者预后，分析原因可能在于：①该药物有稳定血小板功能或凝血功能的效果，促进改善局部脑血管痉挛与缺血，加速受损脑组织的修复；②该药物可降低脑组织缺血与缺氧症状，避免神经元的过度裂解所致的炎性因子聚集，且减轻血小板聚集，减轻脑血管病情的进一步发展，抑制炎性反应发生；③该药物可分解新鲜血栓，对一部分纤维化的血栓也有分解效果；④该药物可改善新鲜梗死组织的微循环，从而抑制血栓，增强微循环灌注，对神经功能也有不错的保护作用。在急性脑梗死的治疗中，替罗非班的安全性和效果均较为理想，在单独使用或联合静脉溶栓使用时，均可对血管再通有促进作用，对神经功能的改善也比较明显。部分研究证实，替罗非班与静脉溶栓或是机械取栓联合应用可以改善患者神经功能缺损及预后。

此外，目前理论认为替罗非班尤其适用于进展性卒中或是发病机制为小动脉闭塞型的患者。

由于替罗非班中分子量非常小，急性脑梗死患者使用该药物的过程中，患者一般在停止滴注后的数小时，血小板功能就可以得到恢复。

2015年《中国急性缺血性卒中早期血管内介入诊疗指南》中指出，对于缺血性卒中采用溶栓、取栓治疗，或血管再通后闭塞以及急性支架内血栓形成的患者，可选择动脉或静脉途径使用糖蛋白 II b/ III a 受体拮抗剂。但在实际应用中仍需谨慎使用，做好相应的风险预防措施。

E. 替格瑞洛

替格瑞洛是一种新型的环戊基三唑嘧啶类口服 P2Y12 受体拮抗药。替格瑞洛为非前体药物，不需要肝内转换即可激活，且不受肝 CYP2C19 基因多态性影响，具有广泛的生物活性，因而起效快，可迅速抑制二磷酸腺苷（ADP）诱导的血小板聚集，发挥抗血小板聚集、扩血管作用。替格瑞洛起效时会影响腺苷水平，其机制主要与促进三磷酸腺苷（ATP）释放和抑制细胞摄取有关，从而导致细胞外腺苷浓度升高，腺苷浓度的变化会引发机体生物学效应及不良反应。主要不良反应包括呼吸困难、出血、缓慢性心律失常等。替格瑞洛的药代动力学特点可能是老年患者更易发生药物不良反应的原因，应更加重视对老年人服用该药物时的观察和监测。

除抗血小板作用之外，替格瑞洛还被发现有凝血活性。研究发现，替格瑞洛各剂量均可延长 APTT、PT 时间，表明替格瑞洛对凝血酶 – 纤维蛋白原反应有直接抑制作用，即替格瑞洛有凝血活性。

替格瑞洛作为一种新兴抗血小板药物具有明显优势，META 分析提示替格瑞洛甚至具有替代氯吡格雷的潜力，特别是对于不能耐受氯吡格雷或对氯吡格雷抵抗的患者。阿司匹林联合替格瑞洛治疗氯吡格雷抵抗的急性脑梗死患者的整体效果更佳。分析其原因在于替格瑞洛经口服后，可迅速被吸收，且药效不受肝 CYP2C19 基因的多态性影响，可快速稳定血药浓度，阻止血小板活化并抑制炎症因子释放，其与阿司匹林联用后，可有效保护受损细胞、血管，且替格瑞洛可迅速发挥抗血小板作用，12 小时内均可抑制超出 90% 的血小板聚集，具有较长作用时间，预防慢血流发生的特点，其与阿司匹林联用后，可快速阻断因血小板聚集所致脑组织细胞、血管内皮细胞损伤，调节内皮细胞功能与脑部血供，改善脑神经功能，此外，替格瑞洛能特异性作用至血小板聚集最后环节，缓解血栓负荷，可逆性结合P2Y12，不会出现受体构象改变状况，迅速恢复脑内血供。

小样本临床试验也发现，治疗后1个月、3个月、6个月替格瑞洛组患者NIHSS评分优于阿司匹林组，治疗12个月后替格瑞洛组患者复发率低于阿司匹林组，而两组患者病死率间无差异。说明与阿司匹林相比，替格瑞洛能更有效地改善脑梗死患者神经功能，促进患者神经功能恢复，降低复发率，且安全性较高。

F. 吲哚布芬

吲哚布芬是一种较新的抗血小板治疗药物，其作用机制与阿司匹林相似，是环氧化酶1（COX-1）抑制剂，通过可逆性抑制血小板环氧化酶，使血栓素A2（TXA2）生成减少，从而减少血小板凝聚，阻止血栓形成，同时吲哚布芬还可以抑制二磷酸腺苷，抑制肾上腺素和血小板活化因子，抑制由胶原、花生四烯酸等诱导的血小板聚集反应，抑制血小板的黏附、活化以及改善红细胞的变形能力。

即使与经典抗血小板药物相比，吲哚布芬也并不逊色。一项关于吲哚布芬预防心脑血管事件的分析结果表明：吲哚布芬可以作为一线药物阿司匹林和华法林的有效替代用药，而且安全性更高，尤其对于那些不能耐受阿司匹林（如合并消化道溃疡患者）或出血风险高的患者，更具有临床使用价值。与阿替普酶联合阿司匹林治疗相比，阿替普酶联合吲哚布芬治疗脑梗死在改善患者神经、凝血功能方面的临床效果相当，但不良反应较少，具有较高的安全性。且相比于氯吡格雷，吲哚布芬对于急性脑梗死疗效更高、安全性更高。

G. 双嘧达莫

双嘧达莫具有扩张血管和抗血小板聚集双重作用。其主要作用机制是抑制血小板磷酸二酯酶活性，增加腺苷环化酶活性，使血小板内环磷酸腺苷（cAMP）水平增加，另一方面双嘧达莫还能促进血管内皮细胞合成及释放前列环素，加强前列环素的抗血小板聚集的作用，从而抑制血小板聚集。同时抑制细胞对腺苷的摄取和降解，增加腺苷的含量，从而增加 cAMP 的含量，抑制血小板的激活。此外。腺苷还具有扩张血管的作用，可以增加脑血流量，改善供氧。但目前极少单独用于抗血小板聚集预防脑梗死。

2006 年 EPRIT 研究再次评价了双嘧达莫联合阿司匹林治疗的疗效。结果显示，双嘧达莫联合阿司匹林治疗较单用阿司匹林显著降低主要终点事件。2006 年 ASA 指南推荐阿司匹林联合缓释双嘧达莫用于脑梗死或 TIA 二级预防（Ⅱa 级推荐，A 级证据）。

2. 抗凝药物

13%~26% 的急性缺血性卒中与非瓣膜性心房颤动（AF）有关。此类患者何时开始口服抗凝剂治疗是长期以来一直未被解决的挑战性问题。

在临床实践工作中，对不同病因、不同亚型的缺血性卒中患者，依据抗凝治疗能否使之获益、获益程度是否不同，为适合抗凝治疗的卒中患者筛选出合适且合时机的抗凝方案，能够提高医疗成本-效益，在减少高额不可负担的医疗费的同时改善预后。

口服抗凝药物包括维生素 K 拮抗剂华法林和新型口服抗凝药物（NOAcs），包括利伐沙班、阿哌沙班、依度沙班、达比加群酯等。新型口服抗凝药物可特异性阻断凝血瀑布中某一环节，在保证抗凝疗效的同时显著降低出血风险，已成为目前抗凝治疗的主要选择。

A. 低分子量肝素

低分子量肝素是由分子量为 12 000 的普通肝素通过酶学或化学方法降解而产生，和普通肝素相比，低分子量肝素分子量更小，只有 4 000~6 500Da，并且作为由普通肝素通过一系列反应得到的化合物，结构更为简单，在血浆中半衰期较长，能进入血管内膜发挥作用，快速与抗凝血酶Ⅲ（AT-Ⅲ）结合，激活纤维蛋白原，抗血栓效果好。

低分子量肝素钙能够作用于血管内皮细胞，促进纤溶酶原大量释放，并对蛋白溶解过程发挥作用，缩短其溶解时间，进而发挥抗血栓作用，低分子量肝素可改变血液黏度，促进血液流动，增加血细胞表面电荷，从而增强抗凝聚和抗血栓作用。此外研究还指出，低分子量肝素钙对氧自由基生成具有抑制作用，能促使膜结合物质释放，对脑神经元、脑组织起到保护作用，进而改善患者神经功能。

药代动力学研究发现，低分子量肝素的半衰期长，是普通肝素的2倍多，分子量小，容易皮下吸收，因而不需要像使用肝素那样24小时持续给药，由于低分子量肝素生物利用度达98%以上，且不与内皮细胞结合，与血浆蛋白结合很少及在富血小板状态下抑制凝血酶作用极强，所以其抗血栓形成的效果比普通肝素好。

但低分子量肝素应用于急性脑梗死患者的治疗效果仍无统一结论。虽然低分子量肝素抗凝、抗栓效果较好，但研究发现，传统抗凝剂低分子量肝素可导致血小板减少，在脑梗死早期使用低分子量肝素可增加14天内出血的风险。另外随着新型口服抗凝药研究逐渐深入，低分子量肝素目前已不再是脑梗死抗凝治疗的首选。

B. 华法林

华法林是一种香豆素类口服抗凝药物，其化学结构与维生素K类似，能和维生素K竞争肝脏相关酶蛋白，能够对维生素K进行有效拮抗，阻断其还原过程，对肝细胞中凝血因子Ⅱ、Ⅶ、Ⅸ、Ⅹ的合成过程进行抑制，达到抗凝效果，此外，华法林还能使凝血酶诱导的血小板聚集作用降低，起到抗血小板作用。

欧美国家的许多研究均表明，心房颤动和心瓣膜病(包括机械心脏瓣膜置换术后)的心源性脑梗死给予口服华法林抗凝治疗是安全的，对于预防卒中的复发是有效的。研究也表明，心肌梗死后的脑梗死也是口服抗凝药的适应证。

华法林具有良好的抗凝作用，能够有效地降低脑梗死伴非瓣膜性心房颤动患者出现血栓栓塞的概率和次数，但其缺点也十分突出：①华法林治疗时有效血药浓度窗窄，剂量过低时无抗凝效果，剂量过大后极容易出现出血事件；②血药浓度个体差异大，受食物及体重等外界影响因素多；③用药过程中需定期密切监测患者凝血功能（INR值为主），患者需要反复采集静脉血用以化验，患者配合度低，依从性差；④起效时间较慢，需要12~18小时起效，在36~48小时达到高峰。

因此，华法林的使用率及普及率并不高，目前，医学界普遍认为严密监控患者INR并使其保持在参考范围时服用华法林不会增加患者脑出血发生率。在严密监测并控制INR条件下调整剂量，华法林能有效抗凝，且不会增加房颤患者脑出血发生率，且不良反应较少。

C. 阿加曲班

阿加曲班是一种人工合成的抗凝药，它属于左旋精氨酸的小分子衍生物，可以直接与游离的血凝块中的凝血酶相结合，从而抑制凝血酶，发挥较强的抗凝作用。药理研究显示，阿加曲班无须辅助因子的作用，能直接与活性位点结合，促进游离状态或已经结合的凝血酶灭活，从而降低凝血酶的凝血作用，溶解血栓，既可以对急性血栓发挥作用，还能深入血栓内部，对陈旧血栓起到溶解效果，抗栓能力较好。

阿加曲班可对凝血酶产生催化或诱导反应，通过可逆性结合凝血酶活性位点，发挥抗凝作用。此外，阿加曲班还具有抗血小板聚集的作用，它与其他药物联用，可以增强抗栓治疗的效果。由于其抑制凝血酶的机制是可逆的，因此相对安全，不增加出血风险。阿加曲班作用迅速，主要经肝脏代谢，对身体重要器官的功能影响也较小。

阿加曲班可以通过抑制凝血酶，抑制血管收缩，从而扩张血管，进行血流重塑，改善局部微循环，改善供血。此外，阿加曲班可以下调炎症因子的水平，阻碍花生四烯酸与白细胞的代谢过程，减轻脑血管局部炎性损伤。

阿加曲班是48小时内出现缺血性症状的非腔隙性急性脑梗死患者的首要治疗选择，其抗凝效果好，且并不会增强肝素诱导的血小板减少。阿加曲班可显著降低患者NIHSS得分，长期预后及患者的自理能力均较好。近年来国内外多项研究表明，发病48小时内，且NIHSS评分小于10分的急性脑梗死应用足量阿加曲班+阿司匹林+氯吡格雷联合用药均未出现恶性出血风险并有效改善预后。

除普通急性脑梗死之外，阿加曲班对进展性脑梗死也有很好的疗效。急性进展性脑梗死（APCI）是一种严重而难治的脑梗死临床亚型，占急性脑梗死的26%~43%。在我国，APCI是指发病后虽经积极治疗，神经功能仍进展恶化的脑梗死，一般在发病后6小时至1周内进展。有研究显示，APCI总死亡率、总致残率较高，3个月不良预后发生率也较高，预后也较差。临床试验显示，阿加曲班治疗心源性栓塞型APCI更佳，替罗非班则更适宜于小动脉闭塞型的病人，两者治疗大动脉粥样硬化病人的效果相当。

虽然阿加曲班的安全性较好，但由于其并无特效拮抗剂，因此应用过程中应密切监测凝血功能，如出现出血的情况应立即停药。

阿加曲班对于急性脑梗死的治疗十分重要，它填补了超溶栓时间窗治疗的空白。临床研究提示对急性脑梗死患者采用阿加曲班治疗，可有效提高患者的日常生活质量，改善其神经功能，且具有较高临床治疗效果。

D. 利伐沙班

利伐沙班为新型口服抗凝药物，利伐沙班的作用机理为通过有选择性地阻断 Xa 因子活性位点，干扰凝血级联反应而干扰凝血酶，发抑制血栓形成，发挥抗凝作用，利伐沙班可以有效延长 PT、APTT，降低 Fib 水平，该药物已被多项临床研究证实，在降低血栓生成率方面效果较好。

由于利伐沙班在治疗过程中是以凝血因子中的单个因子为靶点，故其能够有效避免与其他相关药物发生作用，且在应用中无须对 INR 进行频繁监测，可充分弥补华法林在治疗方面的不足，有助于在提高患者依从性与配合度的同时保障治疗效果和安全性。

目前临床中，利伐沙班主要应用于脑梗死合并心房颤动患者的治疗。多个临床研究均显示出了积极结果。利伐沙班治疗脑梗死合并房颤患者，既可有效抗血栓，又可有效预防出血，降低患者出血发生率和再次梗死率。此外，利伐沙班对患者年龄限制较小，有研究表明，利伐沙班应用于脑梗死合并心房颤动的超高龄患者也同样安全且有效。

E. 达比加群酯

达比加群酯是新型的合成凝血酶抑制剂，属于一种前体药物，作为一种新型抗凝药能够在口服后被迅速吸收，不具有药理学活性，而且具有较快的起效时间，无初始化过程，被酯酶在血浆及肝脏中催化水解，产生活性达比加群，从而起到抗凝作用，该药物作为一种强效直接凝血酶抑制剂，其可逆性及竞争性极高，可作为血浆的重要活性成分，直接结合凝血酶纤维蛋白特异性位点，抑制凝血酶发挥作用，对纤维蛋白原分解为纤维蛋白进行阻止，对血栓的形成进行有效预防，对游离凝血酶和凝血酶诱导的血小板聚集进行抑制，从而对凝血瀑布及血栓的形成进行阻断，降低出血风险。药代动力学显示，达比加群酯采用口服的方式便于吸收，用药后 1 小时即可发挥药效，2~3 小时达到血浆峰浓度，半衰期为 12~14 小时，药物经肾脏进行代谢，具有较少的药物相互作用，且低维生素K成分无须参与，因此不需监测INR值，无需对用药剂量进行调整。

普遍认为，达比加群酯在预防心房颤动引发的全身性栓塞或出血事件方面比华法林见效快，治疗时间较短，有利于患者治疗期间及时调整用药。

3. 调脂药物

他汀类药物可以通过对HMG-CoA还原酶特异性、竞争性的抑制作用，对于胆固醇的合成起到阻碍作用，实现降低胆固醇水平的目的，通过运用药物可以明显降低总胆固醇、低密度脂蛋白胆固醇，适用于高胆固醇血症患者的治疗。

通过临床中的大量研究证实，药物能够很好地降低血脂水平，并且可以很好地延缓甚至阻碍动脉硬化发展，具有较好的抗炎、抗氧化的应激作用。

他汀类药物具有较强的调节血脂的作用，它可以很好地降低低密度脂蛋白胆固醇LDL-C（即大家公知的"坏胆固醇"）以及血清胆固醇的水平，并升高高密度脂蛋白胆固醇HDL-C（即大家公知的"好胆固醇"），并通过反馈机制，不断增加肝细胞表面低密度脂蛋白（LDL）受体的活性从而使得清除LDL速度加快，不断调整血浆脂蛋白，从而使得动脉硬化的进程延缓，减少血栓素的形成，从而起到预防血栓形成的作用。

此外，他汀类药物还可以发挥抗炎作用。有临床研究显示，这类药物能够有效改善患者血管内皮功能，并有效抑制其斑块内炎性反应；在阻止血栓形成与血小板聚集的条件下，使斑块得到稳定，使易损斑块尽可能转化为稳定斑块，使斑块破裂后产生的生理、病理变化减轻。

A. 阿托伐他汀

研究发现，阿托伐他汀在降低低密度脂蛋白胆固醇（LDL-C）、总胆固醇（TC）和甘油三酯(TG)以及升高高密度脂蛋白胆固醇（HDL-C）上均具有明显优势，且均未出现明显严重的不良反应，显示药物具有较好的调脂肪作用。

患者在口服阿托伐他汀后，吸收迅速，在进入机体1~2小时后药物血浆浓度达到高峰。该药物主要是经肝脏代谢，或在肝外代谢后，经胆汁清除，体内半衰期时间约为4小时，肾功能不全患者体内血药浓度无降低，也不会影响降低LDL-C水平的能力，显示药物安全性较高。

由于阿托伐他汀属于开环羟基酸型他汀类药物，可以通过载体能够直接进入肝脏，因此阿托伐他汀能够更加迅速地发挥降脂作用，药效能够直达有效部位。

B. 氟伐他汀

氟伐他汀是第一个完全经化学合成的亲水性羟甲戊二酰辅酶A(HMG—CoA)还原酶抑制剂，其化学结构与其他他汀类的药物有着明显的不同，在体内无须代谢转化就具有药理活性。其抑制HMG-CoA还原酶的活性是洛伐他汀的30倍。

氟伐他汀可以改善血管内皮的功能。应用氟伐他汀可以在短期内使内皮依赖性血管舒张功能得到明显迅速的改善，恢复内皮功能，使血管免受缺血损害，从而减少缺血事件的发生率。

氟伐他汀可能通过直接的细胞作用介导，减少动脉粥样硬化斑块的体积，诱导动脉粥样硬化斑块逆转，尚可抑制血小板黏附、聚集，调节血液中的凝血-抗凝系统，减少血浆中凝血酶Ⅲ-抗凝血酶Ⅲ复合体含量和纤维多肽A含量，以此发挥抗动脉粥样硬化作用。但有学者认为，氟伐他汀调脂作用可在2个月内取得显著效果，但抗动脉粥样硬化作用一般需2~3年才能达到。

与以往的HMG-COA还原酶抑制剂不同，氟伐他汀并非从真菌代谢产物中提取出来，而是全合成的产品，因此具有以下几个特点：①只作用于肝脏，在血液循环中暴露的时间短，因此对周围组织的不良反应小；②半衰期短，蛋白结合率高，在血浆中不存在代谢产物，生物利用度和药代动力学不受食钫的影响；③亲水性强，不能透过血脑屏障，无神经系统的不良反应。

C. 瑞舒伐他汀

瑞舒伐他汀主要作用于肝，一方面，它通过改变血管内皮中一氧化碳的依赖性，有效抑制血小板聚集，从而发挥抗氧化、抗血栓的作用；另外通过降低低密度脂蛋白胆固醇和减少血管中内部脂质的沉积，进而抑制吞噬细胞内膜的浸润，起到抗炎作用；同时该药物通过影响低密度蛋白质分泌的白细胞介素-18水平，可以有效抑制核转录因子的表达，降低高胆固醇血症发生率；通过提高血清超氧化物歧化酶的活力，可增强机体自由基的清除能力，进而抑制动脉斑块的形成。

4. 神经保护药物

A. 依达拉奉

依达拉奉是一种神经保护剂，也是目前临床上唯一广泛使用的自由基清除剂，具有抑制脂质过氧化、可促使缺血半暗带面积缩小、缩小梗死面积、减轻脑水肿的作用，同时可透过血脑屏障并迅速清除羟基自由基，减轻炎性因子引起的脑血肿，预防血管内皮细胞、脑组织细胞被过氧化损害，进而达到延缓脑神经细胞死亡的目的，促进神经功能障碍的改善或恢复。

对急性脑梗死采用依达拉奉治疗，能够帮助患者改善术后情况，降低神经功能缺损评分，并有效缓解患者负面情绪，提高患者生活质量。急性脑梗死采用依达拉奉治疗相对于常规治疗更好，这主要是因为依达拉奉可以清除自由基，抑制脑组织内脂质的过氧化，缓解脑组织的梗死，促进局部血液供应量增加，达到减缓疾病进展或加重的效果，能够在预防迟发性神经元凋亡的治疗目的上发挥积极作用。研究发现依达拉奉治疗可以有助于病灶同侧半球脑血流量的恢复，改善脑组织的血液及氧气供应。

近年来关于依达拉奉的探索与创新工作也从未停止。2020年，依达拉奉右莰醇正式上市。依达拉奉右莰醇是依达拉奉与右莰醇以4∶1的配比组成的，为新一代治疗脑梗死药物。其中右莰醇是一种结构明确的全新化药，抗炎效果好，可抑制多种炎性细胞因子表达。依达拉奉右莰醇具有正向调节 γ 氨基丁酸和血脑屏障的作用，从而抑制谷氨酸兴奋性毒性，阻断脑缺血后引起的炎性反应与氧化应激反应的循环作用，对恢复神经功能损伤发挥着更好的疗效。

依达拉奉右莰醇在静脉溶栓或介入手术的辅助用药中的作用也不容忽视。研究发现阿替普酶溶栓后联合依达拉奉右莰醇治疗急性后循环脑梗死患者疗效显著，可改善脑血流灌注，缓解氧化应激反应，改善神经功能缺损，提升其日常生活能力。其原因应该是脑缺血再灌注后将会产生大量氧自由基或兴奋性氨基酸等有害物质，进一步对脑组织造成继发性损伤，导致神经元细胞大量并持续凋亡，严重影响患者预后。单纯溶栓治疗虽然可能恢复血流情况，但对后续神经元凋亡改善并无显著效果。而依达拉奉右莰醇可以弥补这方面的缺陷，它能通过血脑屏障，缓解氧自由基对神经细胞的毒性作用，发挥脑保护作用。因此时间窗内阿替普酶静脉溶栓联合依达拉奉右莰醇治疗急性脑梗死的效果显著，可以改善患者的氧化应激水平、凝血功能和内皮功能指标，并且因为其不通过纤溶系统发挥作用，并不增加不良反应。也有研究报道，依达拉奉右茨醇联合血管介入术治疗脑梗死患者疗效确切，其在提高神经功能、认知功能，改善调节血管流速及减轻氧化应激反应有突出优势，有助于提高患者生活质量，且不增加安全风险。

B. 胞磷胆碱

胞磷胆碱是一种内源性核苷酸，由核苷糖、胞嘧啶、焦磷酸盐、胆碱构成，它是一种脑代谢激动剂，对人脑组织中的谷氨酸、腺苷三磷酸和乙酰胆碱神经递质水平产生影响，进而发挥其对神经元，记忆、认知功能的保护或促恢复作用。胞磷胆碱可通过提高脑组织线粒体吸氧活性改善脑细胞、组织的供养能力，同时还可改善脑循环。

胞磷胆碱可从多种机制发挥保护神经作用：①其可通过增强线粒体三磷酸腺苷酶的活性，进而提高去甲肾上腺素与多巴胺水平，并发挥稳定细胞膜、减少自由基释放的作用，最终达到抑制机体炎性反应的目的；②胞磷胆碱可促进去甲肾上腺素的释放，增强脑干网状结构上行激活系统与椎体系统的机能，恢复患者意识；③胞磷胆碱可提供胆碱并加快乙酰胆碱的合成，兴奋胆碱能神经，稳定神经递质系统，刺激大脑能量代谢，从而增强中枢神经功能；④外源性的胞磷胆碱还可增加磷脂的合成速度，构建双脂膜，帮助修复受损神经元细胞膜，进一步促进患者神经细胞的修复与再生；⑤可以降低脑血管阻力，增加脑流量，改善脑部缺血缺氧状态，促进脑部血液循环及代谢；⑥减轻脑血管麻痹及脑水肿，使颅内压降低，促进脑部功能恢复。

一项回顾性研究分析，脑卒中患者坚持使用胞磷胆碱治疗3个月可以增加完全恢复的可能。国内研究中亦发现坚持使用胞磷胆碱钠片足90天疗效更为明显。一项Meta分析（4个试验共1 372例患者）提示：脑卒中后24小时内口服胞磷胆碱的患者3个月全面功能恢复的可能性显著高于安慰剂组，但安全性与安慰剂组相似。

胞磷胆碱口服吸收完全，生物利用度和静脉给药几乎相同。口服胞磷胆碱较静脉给药更为方便且同样有效，有利于患者出院后继续使用。胞磷胆碱钠片对脑梗死恢复期患者神经功能改善有显著疗效。不良反应小，对降低卒中后致残率及提高患者生活质量有重要意义。

目前普遍认为将抗血小板药物联用胞磷胆碱治疗急性脑梗死可提高整体疗效，改善患者神经功能。除此之外，胞磷胆碱还多被应用于部分重症昏迷脑梗死患者，文献报道，急性脑梗死昏迷患者采取胞磷胆碱注射液与抗血小板联合治疗的效果较好，并且能够有效地改善患者神经功能损伤，以及抑制血小板的活性，及时纠正患者的凝血-纤溶系统紊乱，促进患者预后的改善和恢复，值得在临床加以推广运用。

C. 奥拉西坦

奥拉西坦是一类环GABA衍生物，口服吸收迅速，可快速分布于全身体液并透过血脑屏障，具有生物利用度高、见效快等特点。该药物能促进腺苷酸激酶激活及作用于NMDA受体、电脑皮层、海马等，提升大脑对氧气、葡萄糖的吸收能力，改善脑组织代谢及激活神经元，从而改善认知功能及神经功能。此外，该药物能促大脑充分利用氧气、葡萄糖，激活、保护及修复神经元，并对抗氧自由基。

奥拉西坦一方面可通过促进磷脂合成对神经细胞膜的结构和机能起到一定程度的稳定作用，从而促进神经细胞功能恢复；另一方面可通过激活糖酵解增加葡萄糖的利用，在机体脑部发生缺血时，促进脑能量的代谢，增加蛋白质和核酸的合成，发挥较好的抗血小板凝聚作用，增加脑血流量，从而促进认知功能的恢复。此外，还可以促进大脑皮质联络纤维突触的可塑性，调动未受损的脑组织进行功能重建，恢复神经功能。经过小鼠试验证实，奥拉西坦自身药理毒性较小，具有较低的不良反应发生率，偶尔存在皮肤痛、头晕及恶心等症状。

临床研究将其应用在老年脑梗死急性期合并认知功能障碍治疗中，结果表明奥拉西坦可促进该疾病患者缺血性模型脑电波的恢复，改善患者大脑事件相关电位P300。在老年脑梗死急性期认知功能障碍治疗中，奥拉西坦改善患者认知功能障碍的效果更佳，且可保证用药安全性。证明给予脑梗死恢复期患者奥拉西坦药物治疗，有利于改善患者的精神、睡眠状态，不断提高患者的定向能力、计算能力、思维能力、记忆能力，改善患者的痴呆症状，加快患者神经功能恢复速度，提升患者的生存质量。

奥拉西坦是一种新型的促智药，可选择性地作用于人体大脑皮质和海马区域，促进和保护神经功能的恢复，治疗急性脑梗死也具有较好的疗效。

5. 降纤药物

也有研究表明，脑梗死的发生和发展与血浆纤维蛋白原有着密切的关系，而通过降纤治疗可明显改善患者的预后。

A. 巴曲酶

巴曲酶由矛头蛇蛇毒提炼所得，是一种高纯度类凝血酶的丝氨酸蛋白酶，又称纤维蛋白酶，能够分解血纤维蛋白原、降低血黏度，进而达到抗栓功效，其还能直接刺激血管内皮细胞释放组织纤维溶酶原激活物，激活纤维蛋白溶酶原，抑制纤维蛋白溶酶原激活剂抑制因子，增强纤溶系统活性，起到部分溶解血栓的作用，因此在缺血性脑血管病中广泛应用。

入院即刻给予巴曲酶能在血栓形成早期通过促进血小板因子3分泌，刺激血管内皮细胞释放纤溶酶原激活物，促进纤维蛋白原溶解，抑制血小板聚集、黏附，从而改善凝血功能。巴曲酶在溶解血栓的同时还可预防血栓形成，发挥较好的降纤、溶栓、抗凝功能，从而保护脑神经，促进神经功能恢复。此外，巴曲酶能够抑制腺苷活性，降低兴奋性氨基酸释放，有效清除超氧阴离子，从而改善血液循环。临床试验显示，与奥扎格雷钠单药相比，治疗进展性脑梗死联用巴曲酶的效果更加显著，对神经功能改善效果显著，可有效调节凝血功能与血液流变学指标，促进整体疗效增加，同时不会诱发更多不良反应。

另外，巴曲酶对于超静脉溶栓治疗时间窗的患者的治疗也十分重要。研究显示，采用巴曲酶序贯替罗非班可以起到协同作用，抑制血栓形成，改善脑微循环，进而起到更好的抗栓效果，改善患者近期及远期神经功能。

巴曲酶除降纤、抗栓作用外，还具有减轻脑细胞水肿、降低NO毒性、抗自由基损伤、保护缺血神经元的作用。其多方面的药理作用和良好的安全性，使其成为临床应用最多的降纤药物。

B. 降纤酶

降纤酶系尖吻蝮蛇蛇毒经现代生物工程技术提纯，精制而成的单一成份的丝氨酸蛋白酶，它的溶栓机理是选择性地作用于血浆纤维蛋白原Aa链末端的精氨酸、甘氨酸之间的肽键链，使纤维蛋白原分解为纤维蛋白单体，从而有效地降低血浆纤维蛋白原浓度，降低血黏度，阻止血小板血栓的形成，同时具有抑制红细胞聚集，增强红细胞变形能力，降低血管阻力，改善微循环的作用。

其临床远期疗效较好，全国大样本2 244例患者治疗12个月时随访结果已表明降纤酶治疗组脑卒中复发率明显低于对照组，并有统计学意义。临床观察结果表明，降纤酶治疗脑梗死，总有效率高达90%以上，治疗组患者的纤维蛋白原在用药前后有明显的下降，说明国产降纤酶降低血浆FIB效果明显、肯定，同时可以改善血液高凝状态. 增加脑血流量，改善患者预后。

6. 中药

某些中药或中药注射液在急性脑梗死的治疗中也可以发挥积极作用。脑梗死急性期是临床治疗的重要阶段。中医辨证认为脑梗死患者具有标志性证型，治疗可以益气活血，通络补阳为主。多项研究充分说明益气活血中药治疗老年恢复期脑梗死具有显著优势。

A. 灯盏花

灯盏花，系菊科植物短葶飞蓬的干燥全草，有散寒解表、活血舒筋、止痛消积等功效。脑梗死的临床症状属中医"中风"的范畴。多表现为风邪入中，风痰上扰，经络受阻，气滞血瘀的病机。而灯盏花具有活血化瘀的功用，主治因风邪、风痰阻于经络、气滞血瘀所致的中风。

现代研究表明，灯盏花的药理作用机制主要包括：(1)增加脑血流量，降低血管阻力，提高血脑屏障通透性；(2)对抗由二磷酸腺苷引起的血小板聚集及高黏滞血症，抑制血栓形成；(3)有效降低脑梗死患者的血浆黏度、血细胞比容、血小板聚集率和纤维蛋白原，抑制缺血性脑血管病患者的脂蛋白代谢异常；(4)有效地改善缺氧期脑细胞膜的稳定性；(5)在一定程度上保存细胞清除游离基的能力，减轻游离自由基对脑细胞的损伤，提高脑细胞对缺血缺氧的耐受力。其化学成分包括二咖啡酰奎宁酸、原儿茶酸、对羟基苯甲酸、丁香酸及灯盏花素、芹莱素、高黄芩素黄酮等。通过使用5%葡萄糖液或0.9%生理盐水300毫升加灯盏花注射液30毫升（10毫升：45毫克/支）治疗脑梗死，有效率在86%以上。此外，该药尚有显著的降血脂作用，治疗后患者的胆固醇和甘油三酯明显下降，提示其在治疗动脉硬化方面的潜在价值。其不良反应主要是面部潮红、皮肤瘙痒症状。

动物试验显示，通过MRI的检查可以直观地发现灯盏花素对大鼠永久性中动脉梗塞模型所导致的缺血性脑损伤有明显的保护作用。一项小规模Meta分析表明，疗效方面灯盏花组临床有效率明显高于对照组，单用或在常规、对症治疗基础上加用灯盏花可提高临床有效率，也没有因使用灯盏花注射液导致肝、肾功能损害和死亡的报道。

而一项综合1990年至今国内外采用灯盏花注射制剂治疗腔隙性脑梗死的随机对照研究的综合分析证明，采用灯盏花注射制剂能有效改善腔梗发病后神经功能缺损情况。

B. 三七

三七为五加科植物，在我国主要产于云南、广西等地，又名参三七、田七，是临床中治疗心脑血管疾病的重要中药。目前临床上使用的注射液中所含的主要成分是三七总皂苷。临床报道其治疗脑梗死的总有效率在85%以上，高于对照组的西药（曲克芦丁、胞磷胆碱等）以及其他中药（复方丹参注射液等）。

三七总皂苷注射液的作用包括：①增强机体功能，扩张脑血管，增加脑血流量，改善脑灌注；②降低血脂及血液的黏滞度，显著降低全血黏度、血浆黏度，延缓动脉粥样硬化进程；③降低细胞内钙离子、钠离子等含量，抑制钙超载，缓解脑水肿，对缺血再灌注损伤有保护作用；④能提高动脉壁前列环素含量，降低血栓含量，提高超氧化物歧化酶（SOD）活性，增加内源性氧自由基清除系统功能，消除过剩自由基，抑制血小板聚集，发挥抗栓作用；⑤提高红细胞的变形能力；改善血流动力学，可有效改善梗死灶的供血。在治疗中的安全性好，疗效较高，作用平稳，毒副作用轻微，是较理想的中药药物。

一项多中心研究显示：三七总皂苷治疗脑梗死的疗效较高，总有效率达95.2%；其对高黏滞血症有明显的改善；治疗较简便，较传统的多种药物治疗简便，且花费较少，病人易于接受治疗；具有安全性；改善临床症状较快，致残率低。

除注射液之外，三七口服剂型也应用广泛。目前常用三七类口服制剂主要包括血栓通胶囊、血塞通软胶囊、三七通舒胶囊、复方血栓通胶囊等，近年来被广泛应用于急性脑梗死，并有大量临床试验证实其临床疗效及安全性。三七类口服制剂可通过多靶点、多途径治疗急性脑梗死，起到改善脑部供血，修复神经功能，缩小梗死面积，改善临床预后等治疗效果，显示出了中医药的临床优势。

复方三七制剂经常应用于缺血性脑卒中的治疗中。羊藿三七胶囊具有温阳通脉、化瘀止痛功效，可有效治疗脑梗死，用淫羊藿以温肾助阳，以化水湿、痰浊，又可鼓动血液运行，利于活血化瘀。辅以三七活血化瘀、祛瘀生新、止痛温阳。二者配伍，共奏温阳通脉、化瘀止痛的功效。现代药理研究证明：三七总皂苷伍用淫羊藿苷具有一定的清除自由基、抗脂质过氧化、保护血管内皮、抑制血栓形成、调节机体免疫力等作用，可有效降低血液黏度，血流动力学指标得到提高，有助于减少脑梗死后遗症。该药从不同层面达到预防、治疗相结合的功效。临床研究结果显示，在常规西医药物治疗基础上加用羊藿三七胶囊治疗脑梗死实现中西医治疗优势的互补，对脑梗死后遗症的治疗效果好，羊藿三七胶囊有效、安全，服用方便。

C. 疏血通

疏血通注射液是水蛭和地龙经合理组方制成的静脉注射药，其主要化学成分为多肽类、游离单糖类、寡糖类、寡糖肽类和内源性小分子等。《本草纲目》中记载，水蛭味咸性平，为破血逐瘀良药；地龙味咸性寒，功擅活血化瘀通络，二者共用有治风先治血，血行风自灭的作用。

研究显示疏血通注射液具有抗凝、溶栓、抗血小板聚集、调节血脂、细胞保护等作用。现代医学药理学分析认为，水蛭的主要成分水蛭素是较强的凝血酶抑制剂，它能与凝血酶迅速结合，阻止凝血酶作用于纤维蛋白原，从而抑制血液凝固；同时还抑制凝血酶同血小板结合，抑制血小板聚集和释放，分解纤维蛋白原和纤维蛋白，从而抑制微血栓形成，减少脑梗死发生。同时，水蛭素可提高前列环素合成作用，是一种较强的血栓素合成抑制剂，可缓解血管痉挛，抑制血小板聚集，防止血栓形成。而地龙的主要成分蚓激酶则具有抗凝、纤溶作用，含有纤溶酶和纤维蛋白溶酶原激活剂，有对纤维蛋白直接溶解和激活纤溶酶原的间接纤溶作用，可促进血栓的溶解，清除、改善脑梗死的高凝状态，增加脑血流，到恢复半暗带的神经细胞功能，减少后遗症的发生。

疏血通还可能有助于侧支循环的产生与建立。动物实验表明，在脑梗死发生7天内，疏血通可以通过促进血管内皮细胞及基底膜增殖分化，影响血管生成及动脉生成，从而为阻塞动脉供血区的脑组织提供血流代偿。

综上，疏血通注射液是一种较好的治疗急性脑梗死的中药制剂，安全有效，值得在临床上推广应用。

另外，脉血康胶囊与疏血通有相似之处，其也富含水蛭素，多项试验证明其对急性期及恢复期脑梗死均有明显疗效。

D. 丹参

丹参是活血化瘀类中药，其复合制剂在脑梗死的治疗中十分常见，常见药物有丹参川芎嗪和丹参多酚酸盐/丹参多酚酸。

丹参川芎嗪主要是由丹参和川芎嗪提炼形成的一种中药制剂，其提取出的成分包括川芎嗪和丹参素，有阻碍血小板凝聚，减小血液黏滞度，消除自由基以及调节血液流变的状态等作用。丹参素可降低血液黏度，加快纤维蛋白溶解速度，其分子量较小，可通过血–脑脊液屏障作用于病灶区域，发挥改善微循环的作用；川芎嗪具有行气活血和止痛凉血的作用，可有效扩张血管，增加血流量，发挥抗氧化、抗自由基的作用，从而保护受损血管内皮细胞。两者合用可改善微循环和脑部血液供应，最大限度修复患者神经功能。同时，该药具有清除自由基、抗氧化作用，可减轻炎症反应，提高缺血脑组织耐缺血、缺氧能力。

丹参多酚酸由多种酚酸类化合物组成，其中丹酚酸B、D、E，迷迭香酸，紫草酸的含量较高，多种成分可协同发挥作用，临床疗效显著，且安全性高。丹参多酚酸为水溶性有机酸，可通过血–脑脊液屏障，主要通过以下几个途径改善脑缺血：①增加缺血区脑血流量；②抗血小板聚集作用，对凝血系统无影响，无出血风险；③抗氧化、清除自由基作用；④对缺氧引起的线粒体损伤有显著的保护作用；⑤参与调节细胞内钙浓度，抑制细胞凋亡。

丹参多酚酸盐是由中国科学院上海药物研究所开发的创新药物，采用先进工艺从中药丹参中提取出富集有效成分丹参乙酸镁的有效部位，再经先进生产工艺精制成粉针剂注射用丹参多酚酸盐。临床大量文献研究证实，丹参乙酸镁属于中药丹参中最重要的药用活性成分。临床药效学研究显示：丹参多酚酸盐对血小板聚集有较好的拮抗作用，能改善患者的微循环，对抗脑梗死患者因缺血、缺氧产生的自由基对脑组织的损坏，拮抗血栓的形成，同时还能促进血管生成，改善脑梗死患者因动脉粥样硬化导致的血管老化、硬化，恢复血管的功能。这和中药丹参所具有的活血、化瘀、通脉作用相符合。

虽然丹参类药物均有助于提高脑梗死患者的预后，但部分研究表明相对于丹参多酚酸盐治疗方案，丹参川芎嗪注射液治疗脑梗死可能具有更高的有效性和经济性。

E. 银杏叶

银杏叶注射液是纯中药制剂，主要含黄酮类和银杏内酯。银杏内酯预处理能拮抗大鼠皮层神经元因缺氧及缺糖引起的早期凋亡，提高神经元存活率。而从中医角度看，银杏叶具有活血化瘀、通络止痛、敛肺平喘、化浊降脂的功效。

银杏叶提取物具有改善脑部血循环和促进脑细胞代谢作用。有实验研究结果表明，银杏叶提取物静脉注射给药可以降低不完全性脑缺血所造成的脑梗死体积；脑局部缺血后，超氧化歧化酶（SOD）活性明显降低而丙二醛（MDA）含量则明显升高，应用银杏叶提取物后能提高SOD活性，并可明显降低MDA的含量，此外，银杏叶提取物还可降低缺血脑组织的含水量和脑组织的毛细血管的通透性，这些作用均有利于降低脑梗死范围。

一项系统评价提示银杏叶注射液具有改善急性期和恢复期脑梗死患者神经功能缺损的作用，且报道不良反应事件较少，多为皮肤瘙痒、皮炎等过敏反应，极少有头晕乏力症状和偶发的胃肠道不适反应，而且该药物的不良反应未影响治疗，具有一定的自限性。

银杏二萜内酯葡胺注射液是由银杏叶提取物银杏内酯A、银杏内酯B、银杏内酯K等组成的一种新型中药制剂，具有活血化瘀、化痰通络的功效。其药理机制为以下几方面：①通过清除体内自由基，抗脂质过氧化，进而保护脑组织细胞；②通过抑制血小板活性，保护血管内皮功能；③通过扩张局部脑血管，改善局部组织血液循环；④通过降低部分兴奋性氨基酸的毒性作用，保护脑部神经元。

非溶栓轻型卒中、中型卒中患者使用银杏二萜内酯葡胺注射液治疗可降低卒中后早期神经功能恶化。相较于丹红注射液，银杏二萜内酯葡胺注射液在改善脑梗死患者脑血流动力学、神经功能缺损程度及日常生活能力方面的疗效甚至更优。

在常规西药治疗的基础上加用银杏二萜内酯葡胺注射液可有效提高脑梗死治疗的临床效果，并且可以促进患者康复、改善患者预后、提升患者生活质量。

F. 黄芪

近年研究证实，脑梗死在缺血期或再灌流期脑细胞脂酶被激活，细胞膜磷脂降解，细胞内大量积聚游离脂肪酸，代谢产生花生四烯酸，降解形成白三烯、前列腺素类及大量氧自由基等。氧自由基作用于生物膜，攻击膜上磷脂中的不饱和脂肪酸，引发膜脂质过氧化链式反应，形成过氧化物，造成神经细胞的损伤。

黄芪具有抗脂质过氧化和清除自由基的作用，从而减少对梗死后脑细胞的原发和继发损伤。黄芪还能改变血液流变学，特别是能保护红细胞的变形能力，降低血小板黏附率，扩张血管，改善微循环，促进血液流动，抑制脑血栓形成。黄芪注射液治疗脑梗死的疗效机理可能与其上述作用有关。

通过大剂量黄芪注射液治疗脑梗死231例的疗效观察发现，使用5%葡萄糖溶液250毫升加黄芪注射液80毫升静滴，黄芪注射液的总有效率达93.08%，显效率达77.92%，明显高于对照组。说明利用黄芪注射液治疗脑梗死疗效值得肯定。

7. 其他药物

A. 丁苯酞

丁苯酞是临床广泛使用的一种芹菜提取物，近年来在临床中被大量用于脑缺血的治疗。其主要作用包括两个方面：一是保护缺血脑组织细胞中的线粒体，缓解细胞内钙超载的情况的同时，对受损细胞的自由基进行清除，提高脑组织细胞的抗氧化酶活性，上调神经营养因子、生长因子表达，进而达到营养神经细胞的作用；二是建立侧支循环，促进缺血部位微循环重构，缓解局部缺血状态，调节血管再灌注，改善受损区域血供，恢复该区域细胞功能。此外，还有报道认为丁苯酞可以缓解脑水肿症状，阻断神经细胞凋亡过程，促进梗死面积缩小，加速神经功恢复。

多个临床试验均证实丁苯酞对于脑梗死患者的积极作用：丁苯酞氯化钠注射液治疗急性脑梗死可以有效降低全血和血浆黏度，降低红细胞聚集性，显著改善临床疗效。丁苯酞氯化钠注射液治疗急性期脑梗死患者时可降低血清白细胞介素(IL)-6和肿瘤坏死因子(TNF)水平，从而抑制炎症反应，减轻炎症对脑细胞造成的损害，从而起到脑保护作用。丁苯酞序贯治疗能抑制同型半胱氨酸

(Hcy)、神经元特异性烯醇化酶(NsE)表达，进而改善急性进展期脑梗死患者的神经功能。

动物试验证明了丁苯酞的作用机制，发现其可阻断缺血性脑卒中多个病理环节，具有调节脑缺血状态下脑能量代谢、增加缺血区脑血流量、明显减少神经细胞凋亡、改善脑缺血后神经功能缺损症状等作用，从而发挥其独特、明显的抗急性缺血性脑卒中作用。其可能机制为：①保护血管内皮细胞、促进血管生成，加快侧支循环的建立；②可减少线粒体电子传递链细胞色素C的释放，抑制神经细胞凋亡；可阻止氧化酶的激活，防止脂质过氧化，发挥对缺血性神经元损伤的保护作用；③保护线粒体功能，避免线粒体酶的自我损伤，还能明显改善脑缺血再灌引起的线粒体肿胀和功能异常；④抑制谷氨酸释放，解除微血管痉挛，抑制血小板聚集。

丁苯酞可明显改善急性脑梗死患者的神经功能和认知功能障碍，抑制病情进展，降低致残率和致死率。但在急性脑梗死的治疗过程中，不同剂型丁苯酞的临床效果存在差异。丁苯酞主要可分为胶囊和注射液两种剂型，丁苯酞注射液更利于患者吸收，可明显提高药物生物利用度，患者用药后的血药浓度较高，可更为显著地发挥作用，提高改善患者神经功能及日常生活能力的效果，且其疗效优于胶囊制剂，但注射液费用较高。

丁苯酞是我国第一个拥有自主知识产权的化学新药，其通过阻断缺血性脑卒中的多个病理环节而发挥作用，可改善脑能量代谢和缺血区域的微循环，改善患者预后。

B. 尼莫地平

尼莫地平属于短效非二氢吡啶类钙通道滞剂，适用于多种原因引发的脑血管痉挛及脑血管病恢复期血液循环改善，能高度选择性透过血脑屏障，有效阻滞钙离子进入细胞内，避免血管平滑肌收缩。同时该药物还可激发 Na^+–K^+ ATP 酶，促细胞内钙离子排出，扩张血管，增加血流量，从而起到缓解血管痉挛及保护脑部神经元的作用，稳定受损脑部区域神经细胞功能及增进脑血液灌流，提升对脑部缺氧的耐受力，减轻脑组织损伤及缓解认知功能障碍。但尼莫地平见效慢，疗程长。

尼莫地平被美国指南推荐用于治疗颅内小血管病。通过 TCD 的检测，验证了尼莫地平能降低血管阻力，扩张脑血管，增加脑血流量。脑梗死发生后，应用扩张脑血管的药物尼莫地平虽然不能使已闭塞的血管再通，但对于改善病灶侧的缺血情况有良好作用。

C. 前列地尔

前列地尔注射液是在0.2微米直径的脂微球中包裹着前列腺素E1，具备天然前列腺素的药理作用，通过抑制神经末梢释放去甲肾上腺素以及去甲肾上腺素再摄取、降低内皮素的含量、升高降钙素基因相关肽活性等调节血管平滑肌的舒张和收缩功能，发挥扩张血管作用；与血小板表面特异性受体结合，激活血小板膜内腺苷酸环化酶，促进血小板释放环磷酸腺苷的同时，抑制血栓素A2的释放，抑制血小板的活化，从而达到抑制血小板聚集的作用；增加红细胞变形能力，有效改善微循环，还可以保护血管内皮细胞、减少氧自由基生成、抗缺血再灌注损伤。

多项临床以及基础研究均说明前列地尔注射液治疗急性脑梗死疗效较好，且安全可靠，无明显毒副作用。此外，前列地尔还可以应用于阿替普酶静脉溶栓治疗后的序贯治疗。

阿替普酶静脉溶栓后，联合应用前列地尔治疗与单纯静脉溶栓治疗比较，30天后的各项评分结果提示，前列地尔联合静脉溶栓的治疗方案在改善患者的远期预后、减少疾病复发方面有潜力。尽管在疗效观察早期对患者的神经功能改善程度未见明显差异，但随着治疗时间的延长，患者NIHSS评分（表3-4）、BI指数（表3-14）和mRS评分（表3-5）显示，前列地尔联合静脉溶栓较单纯静脉溶栓可进一步改善患者神经功能缺损程度，提高患者日常生活能力，促进神经功能恢复，因此有助于改善患者预后，减少家庭和社会负担。而且，前列地尔联合静脉溶栓并未增加静脉溶栓后牙龈、尿道、皮肤、消化道等部位出血的风险以及症状性和无症状性脑出血的发生率，同时对患者的血小板、肝肾功能等指标均未出现明显影响，未出现严重并发症，因此临床应用安全。

D. 尤瑞克林

尤瑞克林是从人尿液中提取的丝氨酸蛋白水解酶，属于组织激肽释放酶，激活激肽释放酶-激动素系统，能够将激肽原转化为激肽和血管舒张素，对扩张脑细小动脉具有积极的作用；同时，尤瑞克林还可改善缺血脑组织的供氧、供血，有效促进缺血区域生成新生血管，这对于神经功能的恢复亦具有重要意义，此外，尤瑞克林还能够提升人体红细胞的变形能力，可以保护血管内皮细胞，限制脑梗死的范围扩大，对缺血部位起到保护和改善脑血流储备功能。

静脉溶栓后24小时内一般不予抗血小板及抗凝药物，这样可有效预防脑出血情况的发生，但有可能会造成常规用药困难的情况。在这种条件下，尤瑞克林具有自身优势，尤瑞克林联合阿替普酶静脉滴注治疗超急性期内急性脑梗死患者，可以保护神经细胞，改善患者神经功能和脑血管储备功能，安全性控制良好。

一项针对穿支动脉病变型脑梗死的研究显示，此类患者应用尤瑞克林后，14天后和3个月后的NIHSS评分明显低于治疗前，且优于对照组；尤瑞克林组的总有效率高达96%以上；3个月随诊结果表明，尤瑞克林组BI评分较对照组明显改善，这说明尤瑞克林不仅在急性期有较好的治疗作用，显著改善急性脑梗死患者急性期的神经功能缺损症状，而且安全性好，并可以促进其远期神经功能的恢复，降低致残水平。

问题5：脑梗死患者如何搭配这些治疗药物？服药的时机又是怎样的呢？

对于抗血小板聚集治疗：不符合溶栓适应证且无禁忌证的缺血性脑卒中患者应在发病后尽早给予口服阿司匹林。而双重抗血小板的治疗方案经过了漫长的探索，20世纪90年代以来，历经三次大规模国际试验，都说明阿司匹林与氯吡格雷联用，未能减少缺血性卒中复发的风险，相反还增加了严重出血甚至是脑出血的可能。北京王拥军团队经过反复假设建模"轻型卒中""发病24小时内""阿司匹林及氯吡格雷联用21天"的设计方案，并以此设计出了包含5 170名患者的CHANCE试验，结果说明在出现症状24小时内可接受治疗的TIA或轻微卒中患者中，氯吡格雷以及阿司匹林联合用药优于单独使用阿司匹林，可在最初90天内降低卒中风险，也不会增加出血风险。据此，对于发病24小时之内且无禁忌证的非心源性轻型脑梗死患者（NIHSS评分≤3分），可尽早给予阿司匹林联合氯吡格雷的双重抗血小板治疗，双抗治疗持续时间不超过3周。对于存在颅内大动脉粥样硬化性严重狭窄（70%~99%）的非心源性脑梗死患者，如果无出血风险高等禁忌，可考虑给予阿司匹林联合氯吡格雷双重抗血小板治疗，双抗治疗持续时间不超过3个月。溶栓治疗者，抗血小板治疗在溶栓24小时后开始使用。

对于抗凝治疗：不推荐一般急性脑梗死患者立即应用抗凝药物，对于少数特殊情况，谨慎评估风险与获益后慎重选择。溶栓后24小时内禁止使用抗凝药物，抗凝治疗时密切监测凝血功能。但目前对于脑栓塞伴心房颤动患者的抗凝治疗的启动时机，尚无明确结论。美国胸科协会2012年建议对于非大面积脑梗死或不合并有其他出血风险者，建议2周内启动抗凝治疗，否则应推迟到2周之后。2013年欧洲心脏病协会发布的非瓣膜性房颤患者服用新型口服抗凝剂临床实践指南建议"1-3-6-12法"——TIA后1天可启动抗凝治疗，非致残性小面积梗塞（NIHSS评分<8分）抗凝治疗启动应在发病3天后，中度面积梗塞（NIHSS评分8~15分）应在6天后，而大面积脑梗死（NIHSS评分≥16分）应至少在12天后。而2014版中国缺血性脑卒中/TIA二级预防指南建议，对于伴有心房颤动的缺血性脑卒中/TIA病人，出现神经功能症状14天内给予抗凝治疗，出血风险大者应适当延迟抗凝启动时间。

但需要注意的是，发生出血性脑梗死时，立即停用溶栓、抗凝、抗血小板治疗；对于感染性栓塞，应用抗生素，禁用溶栓及抗凝治疗。

此外，还可以辅以降纤、神经保护、扩容等药物治疗。关于此类药物相互作用的研究也是另外一个热点，比如：阿加曲班联用丁苯酞，改善患者缺血脑组织的局部血供效果更好，精准作用于病灶，避免血栓再合成，缓解患者相关症状，为患者良好的预后打下基础；阿加曲班联合尤瑞克林治疗急性脑梗死的效果显著优于单药组，可有效改善患者神经功能缺损程度，提高日常生活活动能力；在大面积脑梗死患者治疗中联用依达拉奉、奥拉西坦的效果理想，可减轻神经功能缺损程度，增强疗效；丁苯酞联合巴曲酶可以降低患者脑损伤程度，改善其血液流变学指标；丁苯酞软胶囊联合奥拉西坦治疗脑梗死效果显著，可改善患者缺血区域血流量、认知功能障碍；大面积脑梗死应用依达拉奉、奥拉西坦干预，具备显著疗效，对患者神经功能障碍改善价值突出，能提高患者自理能力，减轻机体炎症反应，此外在给药安全性上也较高……说明在临床应用中应综合考虑患者的一般情况并给予个性化的药物治疗。

问题6：脑梗死患者有什么手术/介入治疗方法吗？

对于大脑半球的大面积脑梗死，可行开颅减压术、部分脑组织切除术；大面积小脑梗死（尤其是影响脑干功能或脑脊液循环），可行后颅窝开颅减压、部分小脑切除术；伴有脑积水或具有脑积水风险的，可行脑室引流。大量梗死后脑出血可行手术治疗。颈动脉狭窄超过50%的患者酌情考虑颈动脉内膜切除术。介入治疗包括血管内支架置入等。

问题7：短暂性脑缺血发作（TIA）患者没有发生脑梗死也需要服药吗？

需要！对于非心源性TIA患者，建议予抗血小板治疗（阿司匹林50~325毫克每日一次或氯吡格雷75毫克每日一次），对于发病24小时内且ABCD2评分（详见附表）≥4分的非心源性TIA患者，可予阿司匹林联合氯吡格雷双重抗血小板治疗，双抗持续时间不超过3周，对于存在颅内大动脉粥样硬化性严重狭窄（70%~99%）的急性非心源性TIA患者，可予阿司匹林联合氯吡格雷双重抗血小板治疗，双抗持续时间不超过3个月。

对于伴有心房颤动（包括阵发性）、风湿性二尖瓣病变及人工机械瓣膜等的TIA患者（感染性心内膜炎除外），可给予抗凝药物治疗并监测凝血功能。存在抗凝治疗禁忌证或拒绝抗凝治疗的患者应使用抗血小板治疗。

此外，也可应用钙通道阻滞剂（防止血管痉挛），中药、改善循环药物等治疗。

问题8：短暂性脑缺血发作（TIA）患者有需要手术/介入治疗的情况吗？

当然有，对于症状性颅内动脉颅外段粥样硬化性中重度狭窄（50%~99%）的患者，可酌情行颈动脉内膜切除术或颈动脉支架成形术。对于症状性椎动脉颅外段粥样硬化性狭窄的患者，可酌情行血管内支架成形术。对于症状性颅内大动脉粥样硬化性狭窄的患者，狭窄程度小于70%时不推荐性血管内介入治疗，狭窄程度在70%~99%时，酌情选择介入治疗。

问题9：脑出血患者又该如何治疗呢？

脑出血的治疗原则为：脱水降颅压、减轻脑水肿、调整血压、防止继续出血、保护脑组织、促进神经功能恢复、防止并发症。在药物治疗方面，可以应用高渗性脱水药（如甘露醇或甘油果糖等）以降低颅内压；应用降压药以平稳调控血压，改善预后；针对出血原因可给予补充凝血因子、血小板、维生素K1、新鲜冰冻血浆、凝血酶复合物、鱼精蛋白等药物以纠正凝血异常。外科治疗方面目前主要包括去骨瓣减压术、小骨窗开颅血肿清除术、微创血肿清除术、脑室出血穿刺引流术等手术形式。

脑出血治疗的手术适应证包括：①基底节区出血：中等量出血（壳核出血≥30 mL，丘脑出血≥15 mL）；②小脑出血：易形成脑疝（出血量≥10mL，或直径≥3 cm），或合并脑积水，应根据患者具体情况尽快手术治疗；③脑叶出血：高龄患者常为淀粉样血管病出血，除血肿较大危及生命或由血管畸形引起需外科治疗外，宜行内科治疗；④脑室出血：轻型部分脑室出血可行内科治疗，重症全脑室出血（脑室铸型）需脑室穿刺引流加腰穿放液治疗。

问题10：蛛网膜下腔出血患者如何治疗呢？

蛛网膜下腔出血的治疗目的为：防治再出血、血管痉挛及脑积水等并发症，降低死亡率和致残率。药物治疗上：烦躁者可给予安定类药物；痫性发作时可短期应用抗癫痫药物（如卡马西平、丙戊酸钠等）；颅内压增高者可给予脱水药物；可予短效降压药以维持血压平稳；酌情选用抗纤维蛋白溶解剂（如氨甲苯酸、6-氨基己酸等）以防止动脉瘤周围血块溶解引发再出血；给予钙通道阻滞剂（尼莫地平）防治脑血管痉挛。至于手术治疗，伴发体积较大的颅内血肿时，可手术清除血肿；也可行脑室穿刺脑脊液外引流术或脑脊液分流术以防治脑积水；针对病因选择手术夹闭动脉瘤或介入栓塞动脉瘤。

第三章 卒中并发症篇

引言

脑梗死发病后容易出现并发症，何为并发症呢？简单来说就是一种疾病引发的其他疾病。举个例子：赵女士某天晨练后突然倒地，不省人事，120送至医院后被确诊为大面积脑梗死，经过一系列抢救终于保住了生命，但始终卧床不起。住院的第5天，赵女士开始发烧，体温甚至升至38.8℃，并出现呼吸费力的情况。经过一系列的检查最终明确赵女士是得了肺炎。这个例子生动地展示了何为卒中并发症，赵女士最初患的是脑梗死，但是由于意识障碍无法自主排除呼吸道分泌物，进食的食物也会误入气道，最终出现了肺炎。感染就是脑卒中常见的并发症之一。

并发症的出现与预后有密切关系，出现并发症的患者病死率更高。并发症还会增加社会和家庭医疗开支，影响患者康复，因此要加强脑梗死并发症的认识和防治。卒中并发症主要包括神经系统及非神经系统并发症两大类型，以下我们将带您详细了解。

非神经系统并发症

感染

感染是脑梗死最常见和最危险的并发症，其中以肺部和尿路感染多见，肺部感染的发生率远高过泌尿系统感染，且是脑卒中亚急性阶段的主要死因。

肺炎

卒中相关性肺炎的概念由德国的 HILKER 等于 2003 年首次提出，我国于 2010 年成立相关多学科专家团队，并于 2019 年将其定义为非机械通气卒中患者在发病 1 周内新出现的肺炎。卒中相关性肺炎病原菌以细菌最常见，其中 G–杆菌中以肺炎克雷伯菌居首位，其他为大肠埃希菌、铜绿假单胞菌和鲍曼不动杆菌，而 G+球菌中以金黄色葡萄球菌、肺炎链球菌居多。真菌亦为卒中相关性肺炎的常见病原体，尤其在高龄、长期卧床、反复应用抗生素的患者中，其中白假丝酵母菌最常见。部分卒中相关性肺炎患者为混合感染，且大部分为两种病原菌的混合感染。

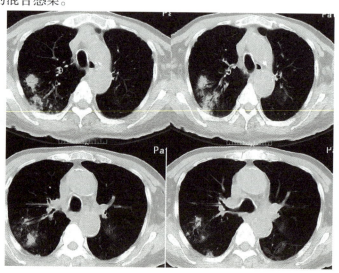

哪些卒中患者容易并发肺炎呢?

目前的研究显示，高龄、卒中病史、卒中类型、卒中发病部位、疾病严重程度、吞咽障碍、存在高血压或糖尿病等慢性基础疾病、吸烟、性别、营养不良、卧床等均为卒中相关性肺炎发病的危险因素。我们可以大致将这些危险因素分为两类，一类为不可调控的危险因素，包括以下方面。①高龄。既往研究发现，急性缺血性卒中相关性肺炎患者以 80 岁以上更为多见。②卒中严重程度。卒中病情愈重，肺炎发生愈早，肺水肿愈重，感染愈不易控制，愈易发生呼吸衰竭，增加患者死亡的风险。③卒中分型。卒中分型也跟疾病的严重程度有关。缺血性卒中，即脑梗死发病1周内发生卒中相关性肺炎的风险更高。这其中又以大动脉动脉粥样硬化或心源性栓塞患者居多。④存在基础疾病。高血压、糖尿病、高同型半胱氨酸血症、高脂血症等均与卒中相关性肺炎相关。⑤存在吸烟史。吸烟本身可造成人体呼吸道微生态中细菌密度、数量及种类发生改变。烟草中的有害物质对呼吸道三大防御机制，即黏液－纤毛转运系统、咳嗽反射和免疫系统均有直接的损害，这可能是既往吸烟会增加卒中患者肺炎风险的原因。

另一类危险因素为可调控的危险因素，包括以下方面。①吞咽障碍。吞咽障碍指吞咽过程的异常，患者不能将食物或液体从口腔安全送至胃内而易发生误吸，包括咀嚼、舌运动异常等。合并吞咽障碍的卒中患者极易发生误吸，吸入物不仅包括患者口咽部的分泌物，还包括鼻腔分泌物、口腔内残留的食物、胃肠道内容物和反流的消化液。重视吞咽功能受损症状，科学筛查评估，早期干预，可有效降低卒中相关性肺炎的发生。②卒中相关的侵入性操作。为了诊疗需要，卒中患者会接受一些医源性操作以维持生命，这些侵入性操作可能会引发肺炎。如支气管镜、气管插管等侵入性操作可使外界环境与气道连通，细菌进入呼吸道并引起感染；留置胃管等可影响胃贲门关闭，造成胃内容物经食管及咽部反流入肺。③长期卧床。长期卧床会导致呼吸肌力不足、气道引流不畅、分泌物滞留等问题，增加卒中相关性肺炎的风险。尤其是老年患者，各器官系统功能衰退，咳嗽反射减弱，痰不易咳出，痰液淤积在肺底，有助于细菌增殖，引发坠积性肺炎。以上高危因素的总结见表3-1。

表3-1 卒中患者呼吸系统感染高危因素

因素	高危人群
不可控因素	
年龄	≥ 65 岁
意识障碍	不能遵嘱完成动作
卒中分型	TACI/大血管/心源性
基础疾病	心功能不全/慢性肺部疾病/OSA病史
吸烟史	发病前一年内吸烟
可控因素	

吞咽障碍	吞咽筛查阳性
长期卧床	气管插管/气管切开/管饲饮食
医源性操作	床上大小便

注：TACI：完全前循环梗死；OSA：阻塞性睡眠呼吸暂停综合征。

如何发现是否发生肺炎呢?

卒中相关性肺炎的临床表现形式多样，最常见的症状包括：①发热，体温 ≥ 38℃；②新出现的呼吸道症状，或原有咳嗽、呼吸困难等呼吸道症状加重；③新出现的脓性痰，或较发病前的痰量及吸痰次数增加；④年龄 ≥ 70 岁的老年患者可表现为意识状态发生改变，且无其他明确诱因；另外高龄和隐性误吸者常表现为隐蔽的无反应肺炎或坠积性肺炎，不易识别，该类患者更应定期复查，若检查发现呼吸音异常、实验室化验提示白细胞水平升高或降低、CRP增加，或有明确的痰培养阳性结果，结合影像学检查结果可明确肺炎诊断。

卒中相关性肺炎的防治

首先，做好卒中患者肺部感染的预防工作。在患者卧床治疗期间，积极鼓励患者在床上进行身体锻炼，全过程密切关注患者血糖、体温以及呼吸情况。尽量让患者自主咳嗽，清除黏性分泌物，防止感染。针对无法自主咳嗽的患者，尽量避免采用侵袭性操作，可以采用雾化治疗，通过药物稀释分泌物。对患者进行吞咽功能训练，防止因吞咽困难导致营养不良、脱水的发生。此外，家属需定期清洁患者口腔、鼻腔，注意环境卫生，防止发生交叉感染。具体一般护理措施可见表3-2。

表3-2 预防卒中相关性肺炎一般护理措施

措施	内容	频次
床头抬高	床头抬高 ≥ 30°	除需平卧位操作，其余时间保持
口腔护理	生理盐水（淡盐水）棉球清洁口腔	2~3次/日
翻身拍背	为卧床患者左右翻身，拍背排痰	每隔2~3 h
导管清洁	保持供氧导管清洁，75% 乙醇擦拭消毒	每周更换鼻氧管

措施	内容	频次
体温监测	测量体温，控制在38 ℃以内	4次/日
环境清洁	病室通风，用含氯消毒剂擦洗环境物品	1~2次/日
离床活动	能够半卧位，不平卧；能够坐，不半卧；能够离开床位，不坐在床上，协助患者移动到床边椅子上	生命体征稳定的基础上，控制时间

一旦怀疑卒中患者发生肺炎，首要措施一定是就医诊治！当然可适当予以对症处理，包括：发热患者给予退热处理；痰多的患者可给予化痰药物，翻身拍背促进痰液排出；存在低氧情况时可给予吸氧等辅助治疗；保证营养支持。建议无论是抗感染药物治疗或是严重者的免疫治疗均由专业医生指导完成。

泌尿道感染

尿路感染是急性脑卒中患者常见的感染之一，多见于脑卒中恢复期及康复期的患者。因为脑卒中患者的机体免疫功能较弱，抵抗力较差，尿路感染会进一步削弱机体免疫反应，容易导致病情恶化，甚至影响生命安全。此外，尿路感染也会增加脑卒中患者的痛苦和不适程度，影响生活质量。

尿路感染是由于细菌等直接侵袭所引起的疾病，由于尿道短且与肛门靠近，女性比男性更容易感染。男性多因其他原因引起的问题，如结石、前列腺肥大和神经性膀胱排空不良等。感染率还与卧床和留置导尿等情况密切相关。

美国疾病控制与预防中心（CDC）对尿路感染有明确的诊断和分类标准，症状性导尿管相关尿路感染标准如下。①患者在事件发生时连续2 d留置导尿管；②患者有发热、耻骨上压痛、肋椎角疼痛/压痛、尿急、尿频增加或排尿困难；③患者尿液中培养的细菌少于3 种，至少有一种细菌的培养量≥105 个菌落形成单位/mL。非导尿管相关尿路感染符合类似的标准，但患者留置导尿管少于2 d或住院期间不用导尿管。

家庭护理如何预防尿路感染的发生？

首先要配合医生积极治疗原发病，确定膀胱功能障碍的类型，结合个体解剖学因素、膀胱特征、运动和认知功能、病人偏好和相关生活质量等因素，个性化选择适当的膀胱引流策略。还可进行恰当的康复训练，包括盆底肌功能训练、膀胱训练、手法辅助排尿、膈肌呼吸肌训练等。改善脑卒中病人盆底肌收缩能力和排尿频率，促进恢复规律排尿，尽早拔除尿管，提高生活质量。

对于留置导尿的老年患者，日常观察是最重要的也是首优护理程序。观察内容应包括：导管固定；导尿管、引流管及其集尿袋有无破损和滑脱；引流液；尿道口及周围皮肤。留置期间导尿管会随着患者体位改变有不同程度移动，病原菌通过暴露在体外导尿管外壁与尿道黏膜间缝隙上行感染；同时导尿管的反复移动导致机械性炎性反应的发生。研究发现将引流管固定于大腿上方可减少尿管与病人皮肤的接触、降低尿道疼痛程度，并且对降低病人尿路感染发生率、漏尿发生率有显著意义。

使用专人专用收集容器及时排空集尿袋内尿液。在清空集尿袋时，应注意避免集尿袋出口与非无菌收集容器接触而被污染。因为排放尿液时引流系统的密闭性被打破，可能导致逆行性感染，频繁清空尿袋会使污染的概率大幅增加。另一方面，如果为了减少清空频次导致袋内尿液过满，可引起引流受阻，也会增加逆行性尿路感染风险。那么何时清空集尿袋内尿液合适呢？英国的相关循证指南给予建议：尿液达到集尿袋容量体积的3/4时及时排除；在转运患者前应排空集尿袋。

对留置导尿管患者，尽管不需要常规使用抗菌溶液清洗尿道口，但需要每天洗澡或使用清水、生理盐水清洁尿道口，并保持导管表面清洁。

此外大便失禁是长期留置导尿管尿路感染的主要危险因素，对于卒中后患者来说，做好大便失禁后的导尿管护理是预防尿路感染的重要措施。大便失禁后及时清洁并消毒尿道口，可降低粪便污染导尿管及尿道口后逆行感染的概率。

已经合并尿路感染要怎么办？

及时就医！

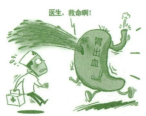
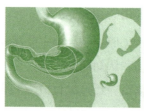
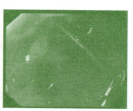

消化道出血

消化道出血是急性脑卒中常见严重并发症之一，也可以说是神经内科大夫最不愿意见到的并发症之一。脑梗死后合并消化道出血会加重器官的缺血缺氧，使原有血管疾病进一步恶化。

其发病机制大体可分为以下几方面：脑部病变刺激迷走神经导致胃酸分泌增加，胃黏膜缺血；应激刺激引起丘脑乙酰胆碱、组胺等物质释放，增加胃黏膜的脆弱性；脑梗死患者长期服用氯吡格雷或阿司匹林刺激消化道，引起出血。消化道出血常常表现为呕吐咖啡样胃内容物和排柏油样粪便，部分患者还会感觉到腹胀。当然，如果出血量仅＞5 mL时，可无任何临床症状，仅表现为大便潜血试验结果阳性。

说消化道出血是神经内科大夫最不愿意见到的并发症之一的另一个原因是消化道出血的治疗与缺血性脑卒中的治疗原则截然相反。脑梗死的治疗主要为抗血栓治疗，即活血化瘀治疗，而消化道出血则以促进血液凝固为首要治疗原则，因为正是血栓的形成起到了止血的作用。可以说二者完全背道而驰，若脑梗死病人并发消化道出血坚持原有治疗策略会加大出血量，严重者甚至会导致休克，危及生命。而为了治疗消化道出血则需要停用抗血栓药物，在脑梗死的急性期内可能会出现原有病情的加重。

消化道出血的有效预防措施有：定期复查血红蛋白、粪便隐血试验等；怀疑有消化道出血时要尽早抽取胃液观察胃内容物颜色及潜血反应；慎用激素；部分重症患者可考虑预防性使用泮托拉唑、奥美拉唑等质子泵抑制剂或H2受体拮抗剂。

下肢深静脉血栓形成

下肢深静脉血栓形成是另一脑卒中患者常见并发症，临床表现为下肢水肿、疼痛、色素沉着等，血栓脱落后容易导致肺栓塞，是造成患者病情恶化甚至死亡的常见原因之一。

脑卒中患者为什么会出现下肢深静脉血栓形成？

原因一：静脉血流淤滞。脑卒中患者由于意识障碍、瘫痪、虚弱等因素需

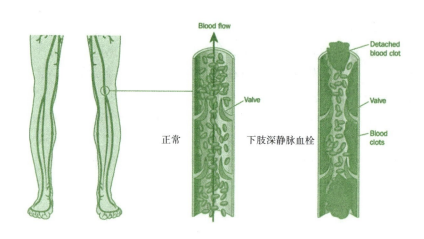

正常　　下肢深静脉血栓

长期卧床，且肢体瘫痪导致患者肢体活动减少，所以下肢血液丧失了肌肉泵的挤压作用，从而导致血流淤滞，形成血栓。另外，脑卒中患者卧床治疗期间由于长期处在同一被动体位，容易导致部分血管持续受压，并直接影响血液回流状态。同时，脑卒中患者治疗期间应激反应较强烈，应激状态会导致儿茶酚胺异常分泌，使血管收缩，血管收缩也是导致静脉血流滞缓的主要因素之一。

原因二：血液高凝状态。脑卒中患者在疾病治疗期间需应用脱水剂、利尿药物，而此类药物会减少人体内的液体量，从而导致血液浓缩以及黏滞度增高，这是下肢静脉血栓的高危因素之一。另外，部分处在昏迷状态、咽喉肌麻痹状态的脑卒中患者进食明显受限，直接导致脑卒中患者血容量不足，出现血液高凝状态。

原因三：静脉壁损伤。脑卒中患者需长期进行静脉输液治疗，有时使用的输液装置容易导致明显的血管损伤。另外，脑卒中患者使用高渗液甘露醇等强烈刺激性药物会损伤血管内膜，增加静脉血栓形成率。

其他原因：脑卒中患者高龄、高血压、糖尿病等情况也是导致血栓的危险因素，这类患者血管壁弹性减弱、血管腔变窄、血液黏稠度增加，所以血栓发生率较高。

脑卒中患者下肢深静脉血栓形成重在预防

（1）常规护理。①加强功能锻炼。脑卒中长期卧床且姿势固定者，需要通过勤翻身来预防静脉血液淤滞，卧床者每2小时翻身1次，每6小时进行1次主、被动锻炼，强化足踝被动运动以及踝部关节屈伸、足内外翻等环转运动10~15次/分钟，每6小时进行1次。脑卒中患者意识清醒情况下指导其进行足踝关节主动运动，侧重主动环转运动以改善股静脉血流，指导患者进行股四头肌收缩练习以促进血液回流。另外，给予患者腓肠肌按摩，一手抬高患者下肢，另一手进行腓肠肌有节律挤压，挤压、放开1秒，并交替进行，持续5分钟，每6小时进行1次。②密切观察下肢动脉搏动、皮温、颜色等变化，高危患者每日进行下肢周径测量，如发现有两侧肢体相差1 cm以上等血栓迹象，立即抬高患肢20°~30°，立即汇报医生采取相应措施。③保护静脉。若家属发现脑卒中患者有局部组织肿胀、疼痛等情况，需更换输液部位并进行硫酸镁湿热敷或金黄散外敷。④饮食护理。昏迷或吞咽功能障碍者可行鼻饲疗法以增加水分摄入，能自主进食者，给予高热量、高蛋白、低脂易消化食物。

（2）物理预防。①应用弹力袜来促进下肢静脉回流，通常白天患者穿戴弹力袜或弹力绷带保护下肢，夜间防止影响睡眠脱掉弹力袜，并抬高下肢20~30 cm促进下肢静脉回流。弹力袜的选择需结合脑卒中患者个体情况，适合患者的腿部周径。②住院的患者有条件的情况下还可使用下肢间歇充气加压装置。该装置通过对下肢的周期性加压、减压的机械作用加速下肢静脉血流速度，促进淤血静脉排空，防止血栓形成。一定注意的是当患者已经确诊下肢深静脉血栓时，应立即停用物理疗法防止栓子脱落。

（3）药物预防。目前临床对高危患者常用药物主要为普通和低分子量肝素、华法林、利伐沙班等抗凝药物。用药期间需密切观察皮肤、胃肠道等部位有无出血倾向，有无失语及意识模糊。

褥疮

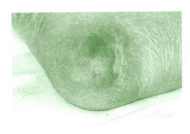
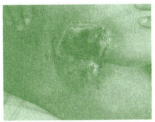

什么是褥疮?

褥疮是指人类机体皮肤表面局部组织受到长期压迫，导致血液循环受到障碍，无法满足皮下组织、皮肤的营养需求，局部组织的正常功能出现异常症状，导致溃烂和坏死现象出现。

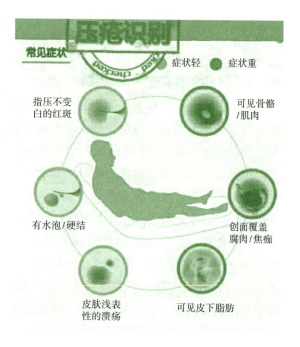

为什么会产生褥疮?

褥疮多是由于长期受压导致的，或是因剪切力以及摩擦力较大而诱发，脑卒中患者临床表现的症状有意识障碍、被动体位以及长期卧床，从而导致压疮的发生。①压力是脑卒中患者发生压疮的最重要的危险因素，正常情况下毛细血管内压力是12~30 mmHg，当局部组织的压力大于16 mmHg就会使毛细血管发生循环障碍。压力通过皮肤深入扩散，而身体上压力最敏感的部位是肌肉和脂肪组织，早期可能会发生变形坏死。当身体局部压力＞30~35 mmHg持续2~4 h，就会对局部组织造成不可逆的缺血性损伤。②剪切力。临床诊疗中，病人的床头在30°以上高度时，患者会自然向下移动，皮肤与床单摩擦出现了剪切力，致使褥疮产生。③摩擦力。病人在轮椅上活动或是在床上活动时，皮肤受到轮椅面以及床单的阻力而产生摩擦力，患者的皮肤若是出现损坏时极易受到渗出液的浸染，导致摩擦表皮温度上升，产生细菌。皮肤表面的温度上升后会促进组织代谢速度上升，增加氧需要，持续性的作用下使得组织逐渐缺氧，引发了褥疮症状。

哪些部位容易出现褥疮?

褥疮多在患者机体皮肤较薄或是无肌肉保护、脂肪组织薄的突出位置。病人保持仰卧位时，褥疮出现在足跟处、骶尾部、脊椎体隆突处、肘部、肩胛

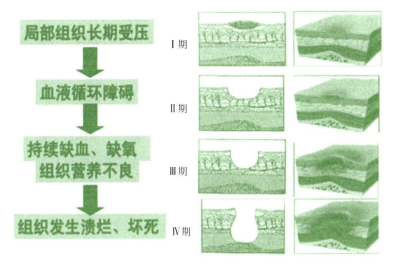

高危因素

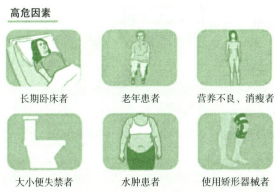

长期卧床者   老年患者   营养不良、消瘦者

大小便失禁者   水肿患者   使用矫形器械者

部、枕骨粗隆部位；病人保持侧卧位时，褥疮多出现在内外踝处、膝关节内外侧、髋部、肘部、肩峰、耳部；病人保持坐位时，褥疮多发生在骨结节位置。

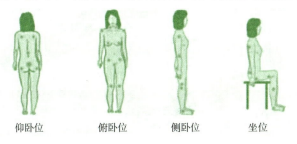

仰卧位   俯卧位   侧卧位   坐位

如何避免褥疮的发生？

（1）身体护理。要保持患者的皮肤清洁干爽，就要及时给其更换尿片和衣服，避免汗液和尿液浸湿皮肤。患者排便后要及时用温水对其皮肤进行清洁。病人长期卧床时，需帮助并鼓励病人定期更换体位，每120 min翻身次，不可保持一个卧位超过4 h，必要时可进行60 min更换一次体位。给患者翻身时要避免出现推、拖和拉等暴力动作，要将患者向一侧倾斜30°后用枕头支撑，患者平卧在床上时床头高度要控制在30°以内。病情较重而不适宜翻身的患者应在其肩胛、腰骶和足跟部每隔1~2 h垫上10 cm厚软垫、气圈、水褥、气垫褥、海绵垫等，这样可以加宽体重的支撑面积，使受压的部位压力减轻，增加身体局部组织的通透性，而软组织交替受压。

（2）增强营养。增加高蛋白和高热量饮食，防止患者发生贫血和低蛋白血症。若病人的症状稳定，可予以患者高维生素、高营养的食物，进一步提升患者的免疫力及抵抗力。指导病人多进食植物纤维的食物，如粗粮、蔬菜、水果、豆类等，坚持少食多餐，不可暴饮暴食。除此之外，需为患者补充矿物质，可服用硫酸锌等，强化患者慢性溃疡的愈合速度。

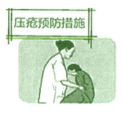

压疮预防措施

勤翻身，勤换姿势
- 卧床患者至少2小时翻身一次
- 坐轮椅者至少每15分钟改变重力支撑点
- 避免90°侧卧位，保持30°为佳

保护易受压部位
- 将软枕、羊皮垫等垫在身体空隙处
- 保持膝关节屈曲，足跟离开床垫
- 圆环形坐垫边缘易产生环形压迫，应避免使用

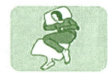

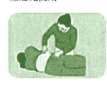

避免局部不良刺激
- 失禁患者排便后及时清洁皮肤
- 使用无刺激性的皮肤清洗剂，避免频繁清洁

（3）心理护理。消除病人恐惧心理，同时鼓励患者积极面对，从而有最好的治疗效果。对于情绪低落、焦虑、抑郁、悲观和孤独感的患者要及时对其引导和安抚。

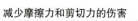

减少摩擦力和剪切力的伤害
- 不可按摩或用力擦洗有压疮风险的皮肤
- 抬举而不要拖动患者
- 床头抬高角度<30°

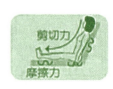

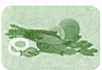

改善营养状况
- 高热量饮食：每天30~35 kcal/kg
- 高蛋白饮食：每天1.25~1.5 g/kg
- 给予富含维生素和矿物质的膳食

已经发生了褥疮我们又该怎么护理呢?

若病人已经出现了褥疮症状可针对轻重程度开展有针对性的干预,对于浅表性褥疮可进行换药清洁等干预;较深的褥疮需及时去除坏死组织,利用纱布、生理盐水等外敷,随后应用敏感抗生素,直至组织肉芽新生,疾病稳定后进行手术干预。

神经系统并发症

不同类型的卒中,尤其是缺血性卒中神经系统并发症类型也不尽相同,见表3-3。

表3-3　不同TOAST分型神经系统并发症发生情况

TOAST分型	常见神经系统并发症	少见神经系统并发症
大动脉粥样硬化型脑梗死	进展性卒中	脑水肿及颅内压增高
	卒中后抑郁与认知障碍	出血转化
	卒中后癫痫(部分性;迟发性)	
心源性栓塞	出血转化	进展性卒中
	脑水肿及颅内压增高	卒中后抑郁与认知障碍
	卒中后癫痫(全面性;早发性)	
小血管闭塞型脑梗死	卒中后抑郁与认知障碍	进展性卒中
		卒中后癫痫
		脑水肿及颅内压增高
		出血转化

脑疝

王先生某日吃完早饭后突然出现剧烈头晕,恶心呕吐,走路还跑偏,他以为是昨晚没睡好缺觉的缘故,决定短暂地睡个回笼觉,但是等他睡醒,头晕走路不稳并没有明显好转,于是他到医院急诊科就诊,在完善了头核磁等一系列检查后医生确诊他是小脑梗死了,并力劝他住院。但是王先生觉得头晕又比早上好些了,考虑到住院又花时间又费钱,他坚定地拒绝了医生的建议,选择回家吃药。在最初的几天王先生觉得医生开的口服药还真是管用,只要多休息头晕明显见好，也基本上不吐了，但是到了第5天，王先生发现头晕居然加重了，而且比第一天还严重，哪怕躺在床上不动都浑身不舒服。后来家里人发现王先生居然叫不醒了，家人马上拨打120再次将王先生送往医院，这次医生直接将王先生推上了手术台。最终进过数天ICU的住院治疗，王先生终于保住了性命。

王先生最开始仅仅是头晕，怎么到最后逐渐加重甚至生命垂危了呢？这就是脑卒中的并发症之——脑疝，可以说脑疝是脑卒中所有并发症中最凶险的一种。脑疝的死亡率高达80%，最常见于恶性脑水肿形成的小脑幕切迹疝。脑水肿分为血管源性脑水肿、细胞毒性

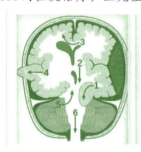

幕上疝
1. 钩回疝
2. 下行性小脑幕疝
3. 大脑镰下疝
4. 颅外疝
幕下疝
5. 上行性小脑幕疝
6. 小脑扁桃体疝

示意图

脑水肿、间质性脑水肿、渗透压性脑水肿等类型，脑卒中并发的脑水肿多是多个类型并存的混合性脑水肿。卒中发生的面积越大，侧重循环越差，血运重建越迟，基础疾病越多，脑水肿越严重，越容易发生脑疝。

令人遗憾的是目前，尚无确切的临床体征可推测脑水肿程度，常在患者出现意识障碍加重、同侧瞳孔对光反射变化、眼球内收障碍、过伸姿势、库欣反应(如血压升高、心动过缓、呼吸节律异常)等表现时才被发现脑疝可能。及时预见性避免并处理脑水肿及颅内高压是最重要的。对颅内压增高、卧床的脑梗死患者可采用抬高头位的方式(通常床头抬高>30°)。保持呼吸道通畅和吸氧，监测呼吸、体温、脉搏和血压，调控血压和血糖。监测水电解质平衡，对有意识障碍和使用利尿剂等进行脱水治疗的患者，尤其应注意水及电解质平衡。出现水电解质紊乱时应积极纠正。鼓励患者尽早活动、抬高下肢。其药物治疗主要以渗透剂为主，当药物治疗效果欠佳时，去骨瓣减压等手术治疗可以暂时缓解颅内压增高引起的脑疝。

梗死后出血转化

出血性转化是急性缺血性脑卒中后继发的脑出血。根据头颅CT影像，可将脑出血性转化分为两大类。①出血性脑梗死：出血性脑梗死1型（HI1型）表现为小的斑块状出血灶，出血性脑梗死2型（HI2型）表现为融合的斑块状出血

灶，无占位效应；②脑实质出血：脑实质出血1型（PH1型）是在梗死灶范围内＜30%的血肿，轻度占位效应；脑实质出血2型（PH1型）是在梗死范围内≥30%的血肿，占位效应明显。根据神经系统状况的恶化，出血转化也可分为症状性出血性转化和非症状性出血性

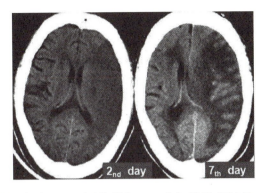

转化，脑梗死出血性转化后临床恶化程度（NIHSS评分增加≥4分）的患者被认为是症状性出血转化，临床恶化程度（NIHSS评分增加＜4分）的患者被认为是无症状性出血转化。

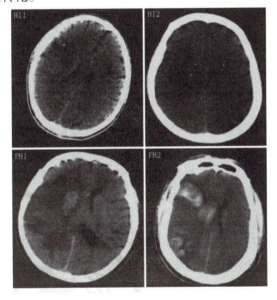

梗死和出血明明是两回事，怎么会一起发生呢？

急性缺血性卒中的出血性转化是一种复杂且多因素的现象。在急性脑梗死发作后数秒至数分钟内，ATP减少，Na^+-K^+ ATP酶活性随后降低，导致各种细胞和组织代谢紊乱，从而造成血脑屏障早期破坏。此外，缺血缺氧会导致强烈炎症反应，这进一步加剧了正常血脑屏障的破坏。当局部缺血组织获得再灌注

时，血脑屏障的破坏连同脑血管系统的自身调节功能的损害易引起血液外渗。因此，随着血管再通的时间延长，血脑屏障的破坏变得更加广泛，同时出血性转化的风险变得更加显著。另一方面，若使用机械方法帮助进行再灌注，可能会增加血管损伤，导致血管痉挛或动脉夹层，同时取栓装置在展开或缩回时可能会引起微穿孔，从而造成出血风险增大。

我们如何发现梗死后出血改变？

临床多数采取CT与MRI诊断梗死后出血转化，当原有症状体征加重，或出现头痛、意识障碍等表现，都应该复查CT等影像学检查。梗死后出血在CT中的表现主要是低密度梗死范围存有散在高密度影，密度不均匀，形状不规则，有小斑片状、条索状、斑点状、团块状及环状等高密度影。在出血累及脑室系统或大脑皮质时，还可行脑脊液检查，此时的脑脊液检查可发现红细胞，尤其是早期发病时未见红细胞，加重后出现红细胞，此有助于诊断梗死后出血转化。

如果出现了梗死后出血转化该如何处理呢？

首先一定立即停用溶栓药、抗栓药及扩血管等致出血药物，以避免进一步加重出血及助长脑水肿。其次，积极消除脑水肿是至关重要的。在出血发病的7天内可适量使用止血药，以预防出血加重，但不可长期大剂量应用，以避免形成继发性血栓加重病情。监测患者的血压血糖，梗死后出血转化的患者血压上升和颅内压增高有一定关联，降低颅内压可有效达到降压功效，但当血压过高时可适量给予降压，使血压保持在约150/90 mmHg或原先基础的85%左右，降压速度不可过快、过低。出血刺激的应激作用可促进高血糖，使得脑缺血恶化，凡梗死后出血伴血糖升高者，均应及时应用胰岛素等药物调控血糖使其正常。若以上保守治疗效果不佳，对于脑血肿较大者或已破入脑室系统病情危重，或有脑疝先兆的患者，若心肺功能较佳，无严重并发症，则可给予手术治疗。

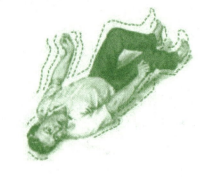

卒中后癫痫

卒中后癫痫是指卒中后一定时间内出现的癫痫发作，且卒中前无癫痫病史，并排除脑部及全身系统性疾病，脑电波监测到痫性放电与卒中病变部位一致。卒中后癫痫是急性脑血管事件后常见的并发症，也是老年癫痫患者的常见病因。

理解卒中后癫痫之前，我们首先要区分明确几个易混淆的概念，见表3-4所示。

表3-4 卒中后癫痫相关概念

概念名称	含义解释
痫性发作	痫性发作是指脑神经元异常过度、同步化放电活动所造成的一过性功能失常的症状和体征
癫痫	以反复多次痫性发作为特征的慢性神经系统疾病。癫痫不是单一的疾病实体，而是一种有着不同病因基础、临床表现各异但以反复痫性发作为共同特征的慢性脑部疾病状态
诱发性发作	常见于中枢神经系统疾病（感染、卒中等）或全身系统性疾病（血糖异常、解质紊乱、中毒、发热等）的急性期，是一种急性症状性发作。这种发作仅为疾病急性期的一种症状，不代表之后一定会癫痫反复发作
非诱发性发作	找不到明确的急性诱因，与系统性功能紊乱或获得性脑部损害之间无紧密关系而出现的痫性发作。

卒中后癫痫分为两类。①早期发作：卒中后1周内发生的痫性发作称为早期发作，也称为"急性症状性癫痫"。②晚期发作：卒中1周后发生的痫性发作称为晚期发作，一般出现的高峰多在卒中后6~12个月，晚期发作导致卒中复发风险增高，也可称为"卒中相关性癫痫"

哪些人卒中后容易患癫痫？

发生卒中后癫痫的危险因素主要包括卒中类型、卒中病灶大小及部位、卒中严重程度等（表3-5）。蛛网膜下腔出血是卒中后癫痫发生的最常见卒中类型，与蛛网膜下腔内的血液刺激大脑皮层有关。严重蛛网膜下腔出血、再出血、蛛网膜下腔出血继发迟发性脑缺血等均可促进痫性发作的发生。其次是高血压性脑出血，其可能机制是含铁血黄素沉积在大脑皮质诱发神经元异常放电。而在缺血性脑卒中中，大脑中动脉供血区梗死引起风险最高，其次为大脑前动脉梗死，而后循环梗死和腔隙性梗死引起卒中后癫痫风险相对较低。脑梗死患者发生梗死区域出血转化是卒中后癫痫发生的独立高危因素。脑动静脉畸形、海绵状血管瘤、皮质静脉性梗死也是导致卒中后癫痫发生的常见病因。

表3-5 卒中后癫痫的危险因素

项目	高危因素	低危因素
卒中类型	出血性卒中	短暂性脑缺血发作
	梗死后出血转化	
	蛛网膜下腔出血	
病灶部位	累及皮层	幕下病变
	幕上病变	
	前循环大脑中动脉供血区	
年龄	≤65岁	
卒中严重程度	NIHSS≥8分	
	斯堪的纳维亚卒中量表SSS评分<30分	
	改良Rankin评分≥3分	
中枢神经系统并发症	早期痫性发作	
	痴呆	
	脑小血管病	
非中枢神经系统并发症	高血压	
	外周感染	
基因	Rs671位点（线粒体乙醛脱氢酶2）	
	CD40-1 C/T位点（CD40基因，肿瘤坏死因子受体超家族成员5）	

注：NIHSS为美国国立卫生研究院卒中量表；SSS为斯堪的纳维亚卒中量表

头颅CT平扫显示病灶直径超过10 mm，卒中后7年内卒中后癫痫发生率增加16%。卒中部位表浅尤其是皮层或近皮层区域的出血或梗死如额叶皮层脑卒中更易发生卒中后癫痫。另外，多个脑叶受累时卒中后癫痫发生率相应增高。皮层下微梗死以及脑白质病变也可引起卒中后癫痫。

癫痫家族史与卒中后癫痫发生具有很强的相关性。一些已经明确的癫痫易感基因也是卒中后癫痫的易感因素。年龄也是卒中后癫痫发生的危险因素之一。58%的儿童卒中患者在发病24 h内即可出现痫性发作，发生率是成人的18倍。

卒中后癫痫都有哪些临床表现？

全面强直-阵挛性发作。患者突然意识丧失、全身强直并伴有抽搐，典型的发作过程可分为强直期、阵挛期和发作后期。一次发作持续时间一般小于5分钟，常伴有舌咬伤、尿失禁等，容易造成窒息等伤害。

复杂性发作。患者在发病后会有不同程度的意识障碍，肢体动作停止，双眼发直，呼叫时没有回应；有些患者在癫痫发作后，会表现出一些无意识的动作，如舔嘴唇、抚摸面部、拍手等，癫痫症状消失后，患者自身没有印象。

强直发作。表现为发作性全身或双侧肌肉的强烈持续的收缩，肌肉僵直，使肢体和躯体固定在一定的紧张姿势，如轴性的躯体伸展、背屈或前屈。常持续数秒至数十秒，但一般不超过1分钟。

失神性发作。发生较为突然，动作终止，凝视，呼唤没有反应，但可有眨眼，持续时间较短，一般不超过1分钟。

失张力发作。患者四肢肌肉失去张力，导致不能维持原有的姿势，出现肢体下坠或猝倒等，发作时间相对短，持续数秒至数十秒，发作时间短者多不伴有明显的意识障碍。

痉挛。表现为突发、短暂的躯干肌和双侧肢体的强直性屈性或伸展性收缩，多表现为发作性点头，偶有发作性后仰。

肌阵挛发作。肌肉突发快速短促的收缩，表现为类似于躯体或肢体电击样抖动，有时可连续数次。可为全身动作，也可以为局部动作。

脑卒中患者出现癫痫后应如何治疗？

脑卒中后早期发作发生率要明显较晚期发作发生率高，早期发作的发病机制不同于晚期发作，早期发作的发生不仅和急性期病理生理变化有关，而且和患者的大脑神经元异常放电也存在一定关系，晚期发作的发生则主要和神经细胞变性以及胶质细胞增生等有关。因此临床在对脑卒中后癫痫患者治疗时，需要根据其不同发病机制进行治疗，对于早期发作，即卒中后 7 d 内出现痫性发作的患者不推荐立即予以抗癫痫药物，在治疗上可以以维持呼吸道畅通、纠正水电解质平衡以及控制脑水肿等对症治疗为主。不推荐对未发生过癫痫或痫样发作的卒中患者预防性使用抗癫痫药治疗。而对于晚期发作，由于其癫痫发作因素无法在短时间消失，因此在临床治疗上可以以长期规律地服用抗癫痫药物作为主要治疗原则。

选择合适抗癫痫药策略。建议依据患者癫痫发作类型，同时兼顾患者的年龄、性别、药物不良反应、合并用药、并发症、共患病、患方意愿等综合考虑。同时，绝大部分卒中后癫痫患者为老年人，由于老年人代谢率降低，药物从体内排出时间延长，生物利用度、血浆蛋白结合率等药动学较青壮年有所不同，药物不良反应发生率较青壮年多 2~3 倍，因此对于老年卒中后癫痫患者，应调整剂量，从小剂量开始，逐渐加量，并尽可能单药治疗减少药物不良反应及相互影响（表 3-6）。若足量、足疗程单药治疗不佳，需多药联合治疗时，尽量选取作用机制不同的药物，必要时进行血药浓度监测。此外，老年癫痫患者往往合并多种需要药物干预的躯体疾病，在加用抗癫痫药时需要考虑药物间的相互作用，如高血压合并癫痫的患者应注意避免使用酶诱导的抗癫痫药包括卡马西平、苯妥英钠、苯巴比妥等，因为其可能增加肝脏代谢，导致抗高血压药物的血药浓度降低，尤其是在同时应用 β 受体阻滞剂（普萘洛尔）、钙通道阻滞剂（维拉帕米、氨氯地平、非洛地平、硝苯地平）和沙坦类（氯沙坦、厄贝沙坦）等最常参与药代动力学相互作用的药物，联用常常导致抗高血压药物的血药浓度不足；此外，在某些情况下，使用钙通道阻滞可能会增加卡马西平或苯妥英钠的血浆水平，从而引起毒副作用，因此，较新的、非酶诱导的抗癫痫药可能是老年癫痫合并高血压的患者的首选。值得注意的是，针对老年癫痫患者的"理想"抗癫痫药并不存在，在临床实践中，往往需要结合患者本人情况，个体化用药。

表6 常见药物对老年癫痫患者的影响

药物名称	认知影响	情绪影响	其他	慎用人群
拉莫三嗪[1]	—	情绪稳定剂	皮疹、失眠、多梦、震颤	合并有严重心脑血管疾病
左乙拉西坦[1]	—	可能会对情绪产生不良影响（如易药物间相互作用较少怒、焦虑、情绪低落）	药物间相互作用较少	
托吡酯[1]	会对认知产生不利影响；尤其是找词困难	可能对情绪有不良影响	肾结石、体质量减轻、其他复杂的副作用	合并有泌尿系统疾病
唑尼沙胺[1]	会对认知产生不利影响；尤其是找词困难	可能对情绪有不良影响	与托吡酯的副作用非常相似，但总体上可能耐受性更好，对合并帕金森的患者可辅助治疗运动症状	
丙戊酸钠[1]	可能影响认知，导致高血氨脑病	情绪稳定剂	血小板减少，体重增加，震颤（少数患者可发展为帕金森）	合并有严重心
吡仑帕奈[2]	—	对情绪的不良影响	药物间相互作用较少	
拉考沙胺[2]	—	通常认为对情绪有稳定作用，但有时也有不利影响	可能引起心悸、PR间期延长，很少有房颤和房扑	
奥卡西平[3]	低钠血症（谵妄、嗜睡、淡漠）	—	转氨酶诱导剂（影响脂质代谢、影响骨骼健康药物间相互作用），头星（导致跌倒）	合并有严重心
卡马西平[3]	对认知的影响可能在老年群体更为突出	情绪稳定剂	转氨酶诱导剂（影响脂质代谢、影响骨骼健康药物间相互作用）头晕（导致跌倒）	合并有严重心
苯妥英钠[3]	对认知有不利影响	有时对情绪有不良影响	治疗窗窄，较多的药物间相互作用，对脂质代谢、骨骼健康影响较大，头晕	合并有严重心

对于长期规律联合用药无法控制的难治性癫痫，可考虑重复经颅磁刺激等

非药物治疗方式，必要时手术治疗。

卒中后癫痫患者的护理需要注意些什么？

癫痫护理中需要时刻确保患者呼吸道畅通无阻，并且保证以仰卧位的方式进行休息，在癫痫发生后要立即去除患者口腔内异物，并且将头部向一侧偏斜。当患者存在假牙的情况，需要及时取出。将毛巾等软布放入到患者的口中，避免患者在抽搐过程中咬伤舌头，要及时清除口腔内部的分泌物，避免出现气道梗阻，并且立即采取氧气吸入，帮助患者改善缺氧症状。当患者出现呼吸困难，舌后坠则需要及时切开气管进行治疗。

在日常护理中要密切关注患者的生命体征，观察患者瞳孔有无变化，判断患者是否出现颅内高压的异常问题，当患者出现高热的情况，则需要采取有效降温处理，保证患者绝对的卧床休息，尽量避免对患者随意搬动，当患者属于脑出血或蛛网膜下脑出血可以在头部放置冰袋，避免再出血，有效保护患者的脑细胞。当患者发生抽搐后，则需要在床边加装防护栏，避免产生坠床的情况，当患者出现四肢剧烈抽搐，不能强行按压或者用绑带捆绑，否则很容易造成骨折脱臼等异常情况。

多数癫痫患者体内微量元素缺乏，这主要是癫痫发作时导致神经兴奋性增高，易发生血钙过低，因此多食用含钙食物可有效镇静中枢神经、抑制细胞兴奋，推荐食物有各种奶制品、豆制品和海产品。另外长期药物治疗的患者，容易引起骨质疏松，除了给予高钙饮食外，还应该要注意镁的摄入，长期缺乏该元素，不但影响骨骼的成骨外，还能发生肌肉颤抖，精神紧张，手足抽搐，神情淡漠及厌食等症状，严重的缺镁会引起双眼上翻、口吐白沫癫痫发作，因此癫痫病人要合理地进食含镁食物，成人每日镁需要摄入量为 350 mg 才能维持平衡。除此之外，还应补充维生素 C 和 B6，可有效促进神经递质合成，减少癫痫发作，酸性食物提供给人体丰富维生素 B，比如猪肉、牛肉、鱼、虾等。多食蔬菜水果，其中存在大量的维生素 C。

癫痫反复发作会给患者身体健康带来严重伤害，不当饮食也会导致癫痫发作。常见诱发癫痫的食物包括一些"发物"和辛辣刺激食物：烟酒咖啡佐料等，对于癫痫患者说，科学合理饮食，不仅可以供给足够营养，而且对病情的控制也起着一定的积极作用。除了以上常见的诱发癫痫的食物要禁忌外，在饮食上还应注意以下几个方面。①切忌过饥过饱、暴饮暴食：过饥会消耗大量的肝糖原，使血糖水平降低，诱发癫痫发作，过饱后血糖会快速升高，体内胰岛素分泌增加，加速葡萄糖代谢，致使血糖水平先高后低，波动很大，诱发癫痫发作，暴饮暴食会使癫痫患者的胃部受到过度牵拉，诱发癫痫发作；②少吃含锌食物：原因在于大脑锌含量增高可能致癫痫发作，故癫痫患者除重视药物治疗之外，在日常生活中应减少锌摄入；③减少每日碳水化合物的摄入：每日维持在300 g，占身体总热量60%即可；④戒烟、酒。

卒中后痴呆

卒中后认知障碍特指卒中后发生的认知功能下降，是血管性痴呆的一个重要亚型（具体分型见表3-7），严重影响患者生活质量及生存时间。同阿尔茨海默病等神经系统退行性疾病引起的痴呆相比，卒中后认知障碍有其自身特点，如斑片状认知缺损、病程波动性等，其中可预防和可治疗性是卒中后认知障碍的一个重要特点。流行病学调查显示，约2/3急性脑卒中患者出现不同程度认知障碍，约1/3轻度认知障碍进展成为卒中后痴呆。

表3-7 血管性认知障碍的病因分类

分类	包括疾病
危险因素相关性	高血压、糖尿病、高脂血症等
缺血性	
大血管性	多发性脑梗死、关键部位梗死等
小血管性	CADASIL、腔隙性脑梗死、Bingswanger病等
低灌注性	心搏骤停、急性心肌梗死、降压药物过量、失血性休克、脑动脉狭窄等
出血性	脑实质出血、蛛网膜下腔出血、硬膜下血肿等
其他脑血管病性	脑静脉窦血栓形成、脑动静脉畸形等
脑血管病合并阿尔茨海默病	脑血管病伴阿尔茨海默病、阿尔茨海默病伴脑血管病

注：CADASIL：伴有皮质下梗死和白质脑病的常染色体显性遗传性脑血管病

（重度血管性痴呆常见于4个类型：梗死后认知障碍、皮质下缺血性血管性痴呆、多发梗死性痴呆和混合型痴呆）

卒中后认知障碍的危险因素

①卒中相关因素：卒中病变特征（如脑梗死部位、脑梗死面积），低灌注，卒中史（首发/再发），卒中发生时临床缺损症状的严重程度。②人口特征：年龄，教育水平。③卒中前认知状态。④心血管危险因子：糖尿病、心房颤动、心律失常。⑤慢性脑病理改变：脑白质病变，脑萎缩（全脑萎缩、颞叶萎缩），无症状梗死，脑淀粉样血管病。⑥风险基因：载脂蛋白E4等。⑦其他因素：癫痫发作、败血症。⑧有研究表明，铁、硒等微量元素、脂代谢异常等参与卒中后认知障碍的发生发展，是卒中后认知障碍发生的潜在风险因子。

卒中后认知障碍的临床特征

①卒中后认知障碍可在严重脑血管病后急性起病，也可在数次轻微卒中后缓慢出现。因神经可塑性与卒中后康复的作用，认知功能可出现部分好转而呈波动性病程。多次卒中者，随卒中发作则认知功能呈阶梯样下降的病程。②卒中后认知障碍的患者常伴有卒中导致的一侧肢体无力、麻木、假性延髓性麻痹、腱反射亢进、病理征阳性等定位性症状体征。③高级认知功能损害与病变部位有关，可呈斑片状，记忆损害可能很轻，而失语或执行功能损害较重。当脑血管病累及大脑皮质特殊功能区时，临床表现为经典的皮质综合征。常见以下类型。a.运动性失语。优势半球额下回盖部和三角部的Broca区皮质或皮质下损害，发音肌肉运动正常而不能协调地说出话。b.感觉性失语。优势半球颞上回后1/3的Wernicke中枢受损，听力正常而听不懂语言。c.失读症。优势半球角回及其附近受损，视力正常但看不懂文字。d.失写症。优势半球额中回后部损害，手运动正常而不能协调地写出字。e.命名性失语。优势半球顶叶下部和颞叶后方损害，知道物品的功能，说不出物品的名称。f.失用症。顶叶缘上回、顶下小叶、顶上小叶损害，运动、共济、感觉正常，但不能执行有目的的动作，不会或不能正确地使用物品，或不能模仿别人的动作。g.Gerstmann综合征。多见于优势半球顶叶后下部与颞顶交界处损害，表现为手指失认、左右不分、失写、失算。h.地理关系障碍。顶枕区病变，对熟悉的环境感到陌生，对熟悉的地方不能进行视像的重现或重构。④可伴有强哭强笑、焦虑、抑郁、情绪不稳、冲动、淡漠等情感行为症状。

卒中后抑郁

卒中后抑郁是特指发生于脑卒中后的抑郁，临床表现为脑卒中的各种躯体症状，并出现以情绪低落、精神运动迟滞、兴趣减退为主要特征的一类情感障碍综合征，属于继发性抑郁。卒中后抑郁影响着约1/3的卒中患者，可以发生在卒中后的任何时间，以第1年内发生率最高（约占1/3）。卒中发病后2周内出现的抑郁称为早发型卒中后抑郁，此后出现的抑郁称为迟发型卒中后抑郁。

出现卒中后抑郁的机制至今仍不明确，存在如生物学发病假说等诸多假说。大量研究表明，在脑桥中，存在去甲肾上腺素和5-羟色胺神经元，它们的轴突经过丘脑和基底神经节后到达额叶皮质。去甲肾上腺素和5-羟色胺为单胺类神经递质，与抑郁症、焦虑症等精神疾病息息相关。卒中后大脑皮质受损，神经元减少，神经通路传送率降低，去甲肾上腺素和5-羟色胺无法满足机体最低需求量，导致出现抑郁症状。结合在卒中后抑郁患者诊疗过程发现，选择性5-羟色胺再摄取抑制剂等抗抑郁药疗效较好，也从侧面证明了卒中后单胺类神经递质含量减少与卒中后抑郁发生有紧密联系。又如还有研究表明卒中后抑郁的发生与神经营养因子有关。脑源性神经营养因子主要分布于中枢神经系统海马中，是人体内一种关键的神经营养因子。脑源性神经营养因子可促进多种形式的神经重塑，包括神经根修复、突触发生和神经元成熟。卒中后导致脑源性神经营养因子传导通路障碍，脑源性神经营养因子释放减少，影响了神经重塑能力，进而出现抑郁。最以令人理解的是社会心理学发病机制，即在卒中发生之后，患者基本上都会有不同程度的身体功能下降，导致工作能力和生命质量的一定损失。生活能力减退、劳动力丧失、收入减少、家庭负担增加等社会心理因素都可能导致卒中后抑郁。性别、年龄、婚姻状况、个人史、病情严重程度、糖尿病史、社会经济能力、学历等均是卒中后抑郁的危险因素。

卒中后抑郁的临床表现多样，除了脑卒中典型的躯体症状外，还包括了抑郁的核心症状和非核心症状。核心症状：①大部分时间内总是感到不开心、闷闷不乐，甚至痛苦；②兴趣及愉快感减退或丧失，对平时所爱好、感兴趣的活动或事情不能像以往一样愿意去做并从中获得愉悦；③易疲劳或精力减退，每天大部分时间都感到生活枯燥无意义，感到度日如年，经常想到活在世上没有什么意义甚至生不如死，严重者有自杀倾向。非核心症状：①生理症状，如体重减轻、入睡困难、睡浅多梦易惊醒和早醒、不明原因疼痛食欲减退或亢进、性欲减退等；②可伴紧张不安、焦虑和运动性激越等③其他症状，如犹豫不决、自我评价降低。自责、自罪、无价值感、自杀和自伤、注意力下降。高龄抑郁患者常常以抑郁情绪、知能力下降、睡眠障碍、焦虑为突出症状。

值得注意的是，由于不少卒中后抑郁的患者存在症状不典型或交流障碍，故诊疗过程中的"察言观色"尤为重要。如果发现患者有可能的抑郁症状，则需要更多的时间耐心与患者交谈，并参照抑郁症状评估量表进行评估，必要时转诊精神科进行专科诊断和治疗。

心理学评估量表简介

临床常采用"90秒四问题提问法"进行快速筛查（表3-9）。

表3-9　90秒四问题提问法

	阳性
过去几周(或几个月)是否感到无精打采、伤感或对生活的乐趣少了？	是
除了不开心之外，是否比平时更悲观或想哭？	是
经常有早醒吗？(事实上并不需要那么早醒来，评价标准是每月超过1次)	是
近来是否经常想到活着没意思？	是

注：回答"是"判定为阳性。如果回答均为阳性，则需进一步的量表评估。

9项患者健康问卷，是一种简短的自填式调查量表（见表3-10）。0~4分提示没有抑郁症状，5~9分提示中度抑郁，10~14分提示重度抑郁，15~19分提示极重度抑郁，20~27分提示严重抑郁症状。

表3-10　9项患者健康问卷抑郁量表（PHQ-9）

项目	没有	有几天	一半以上时间	几乎天天
做事时提不起劲或没有兴趣	0	1	2	3
感到心情低落，沮丧或绝望	0	1	2	3
入睡困难、睡不安或睡得过多	0	1	2	3
感觉疲倦或没有活力	0	1	2	3
食欲缺乏或吃太多	0	1	2	3
觉得自己很糟或觉得自己很失败，或让自己、家人失望	0	1	2	3

项目	没有	有几天	一半以上时间	几乎天天
对事物专注有困难，例如看报纸或看电视时	0	1	2	3
行动或说话速度缓慢到别人已经察觉？或刚好相反——变得比平日更烦躁或坐立不安，动来动去	0	1	2	3
有不如死掉或用某种方式伤害自己的念头	0	1	2	3

卒中后抑郁的治疗原则

卒中后抑郁既与脑卒中脑损害及伴随的认知损害、功能残疾、生活质量下降等有关，又与既往情感障碍病史、人格特征、应对方式社会支持等社会心理因素有关，临床治疗在参照循证医学证据的同时，充分遵循个体化治疗原则并考虑风险因素及患者(家属)意愿等选择治疗手段及治疗药物。应注意监控和评估治疗的依从性、疗效、不良反应及症状复发的可能性。

治疗卒中后抑郁首选抗抑郁药物。其中5-羟色胺再摄取抑制剂是目前临床卒中后抑郁治疗的首选药物，代表药物有氟西汀、帕罗西汀、舍曲林、氟伏沙明、西酞普兰。药物治疗以缓解症状、提高生活质量和预防复发为目标。在个体化治疗基础上，综合考虑风险因素(如癫痫、跌倒和谵妄)及药物副作用选择抗抑郁物。治疗过程中应监控和评估药物治疗的依从性、疗效、不良反应、症状变化等。治疗剂量应遵循个体化原则，初始剂量为最小推荐初始剂量的1/4~1/2，缓慢增减；药物治疗要足量足疗程，在抑郁症状缓解后至少应维持治疗4~6个月，以预防复发。药物规范化治疗4周~6周，抑郁症状无明显改善，请前往精神科复诊。

临床上，运用中医疗法对卒中后抑郁患者的治疗越来越多，并取得不错的疗效，逐渐被人们认可。常用于治疗卒中后抑郁的中药方剂有乌灵胶囊、天麻素、逍遥解郁丸等。此外，针灸、艾灸等传统疗法对卒中后抑郁也有一定的疗效。然而，目前没有一个统一的中医对卒中后抑郁诊疗指南，大部分只是经验性治疗，中医治疗卒中后抑郁的疗效、用药时机及疗程还需要更多临床实践、总结、论证。

心理治疗方法联合加强护理、提高家庭社会支持等方法对卒中后抑郁患者重返社会和重建与他人的关系非常有帮助。常用简单易行的心理治疗方法有以下几种。①放松治疗。患者于每日晨间护理后，在心理医师指导下采取舒适姿势靠坐于沙发上(周围环境要求安静、整洁、光线柔和)，轻闭双眼，身体尽量放松，同时嘱患者双手握拳并深吸气10 s后松拳缓慢呼气，反复训练5~8次；随后进行全身肌肉紧张、放松练习，练习过程中患者注力要集中，先从手部开始，然后是上肢、肩部、头部、颈部、胸部、腹部臀部、下肢直至双脚，按上述顺序对各部位肌群进行先紧张、后放松练习，最后嘱患者全身放松；治疗时告知患者在紧张、放松的练习中认真体会肌肉放松的感觉，从而学会如何保持放松状态；然后根据患者实际情况，嘱其按照指导语在头脑中想象一幅美好的画面，使患者治疗后感觉神清气爽。每次训练20 min，治疗6周为1个疗程。②音乐治疗。音乐治疗选曲因人而异，让患者全身心进入自然状态，从而消除抑郁情绪。但音乐疗法受患者文化素养受教育程度、个人修养等限制，此疗法仅作为卒中后抑郁患者康复的支持治疗。其他康复治疗还包括运动康复训练、物理康复、中医传统复疗法、高压氧治疗等。

除了药物治疗，卒中后抑郁还可以选择物理治疗方法。常用物理治疗方法有重复经颅磁刺激治疗及无抽搐电休克疗法(重度抑郁、难治性患者采用)，另外还有经颅直流电刺激、迷走神经刺激、深部脑刺激、磁休克治疗和光照治疗等。

卒中后抑郁总体预后较好，预后与脑卒中后脑损害及伴随的认知损害、功能残疾、生活质量下降程度有关，又与既往情感障碍病史、人格特征、应对方式、社会支持等社会心理因素有关。做好脑卒中的二级预防，早期干预卒中后抑郁，一般可取得良好效果。

浅谈卒中后焦虑

除了卒中后抑郁，部分卒中患者可能会出现焦虑情绪，通过以下表格我们粗略介绍卒中后焦虑（表3-11）。

表3-11　卒中后焦虑总结

项目	
危险因素	既往有抑郁/焦虑史、现存在某种情绪障碍，酗酒，失语症，失眠，认知障碍等因素均会增加焦虑的发生率

项目	
焦虑筛查	筛查对象：脑卒中患者均应进行焦虑筛查，对存在危险因素的患者适当增加筛查次数
	筛查人员：医护须经过培训后，方可使用焦虑量表进行筛查
	筛查工具：推荐使用汉密尔顿焦虑量表（HAMA）、医院焦虑和抑郁量表（HADS）、贝克焦虑量表（BAI）进行筛查
	筛查时间：推荐首次筛查在卒中发病后2周内进行，当HAMA评分≥14分、HADS评分≥8分、BAI评分≥16分时，需进一步评估。对于焦虑患者，护士需在患者住院期间、出院前、康复期间对其进行评估，并在1年内保持随访
预防措施	推荐邀请心理学专家加入卒中单元，建立以具备卒中知识的临床心理学家为核心成员的卒中团队，使患者在康复期间得到心理支持，提高康复效果和生活质量
	信息支持：当患者得到疾病相关的信息、支持和建议时，可在一定程度上缓解焦虑
	心理教育小组(人际疗法)：推荐患者们建立心理教育小组，通过小组传达健康信息，互相给予支持和建议，增加患者的社会互动，学会与他人交往
管理干预	心理治疗为药物治疗的辅助治疗，推荐在患者服用抗焦虑药物前，先对患者进行动机性访谈或问题解决疗法等简短的心理治疗，可通过耐心倾听患者的倾诉来建立良好的治疗关系
	访谈与问题解决疗法：先进行动机性访谈，在了解产生焦虑的原因后，再进行针对性干预，协助患者解决其自身无法解决的问题
	认知行为疗法：可通过宣教或访谈等途径告知患者疾病相关信息，帮助患者建立正确的认知，改善其不良情绪和不适当行为，进而帮助患者调整自身的生活方式，提高其对疾病的重视程度
	正念减压及正念认知疗法：推荐采用正念减压及正念认知疗法缓解患者的焦虑，正念减压法是一种自我管理情绪的方法，可采用一些正念技巧来加强患者内心的力量，从而减轻焦虑、抑郁等不良情绪对患者的影响
	音乐放松：可采用聆听、演唱、演奏、舞蹈等方式来缓解焦虑情绪，推荐听轻松、温和的音乐；此外，可根据患者的音乐爱好、文化水平、宗教信仰等，选择适宜的音乐类型
	个体行为治疗：对卒中失语或抑郁的患者，推荐采用个体行为治疗
	运动疗法：推荐采用水上运动、瑜伽、太极、气功等运动来缓解焦虑，运动时间至少持续4周

项目	
管理干预	药物治疗：推荐使用苯二氮卓类、三环类、选择性5–羟色胺再摄取抑制剂类、5–羟色胺和去甲肾上腺素再摄取抑制剂类药物
	药物治疗时间：药物治疗至少治疗4个月，若治疗2~4周后，患者的焦虑没有得到改善，则考虑增加剂量或改用另一种抗焦虑药
	药物治疗注意事项：在增加剂量或改用另一种药物前，需评估患者的服药依从性；服药后，需监测药物的不良反应，如疲劳、头晕、心悸和胃肠道不适等
	物理治疗：推荐使用重复经颅磁刺激、经颅直流电刺激来缓解焦虑。高龄患者使用物理治疗时，宜少量多次，每次25~30 min，每天2~3次
管理干预	中医治疗：推荐服用含有酸枣仁、黄连等成分的中药，用药时间在2周~3个月之间，服用中药的不良反应发生率低，适合长期使用，相比于单纯使用西药，中西药联合治疗焦虑的效果更佳
	协作护理：对高强度心理干预或药物治疗无反应的中重度焦虑患者，需接受心理学家的评估和治疗，推荐采用协作护理。协作护理是全科医生、初级和二级卫生健康服务和病例管理人员之间的合作，并由一名高级精神健康专业人员负责监督，需进行长期随访
	效果评价：当焦虑量表评分下降超过50％时，表明焦虑水平有了切实的改善
健康教育	健康教育对象：应对存在焦虑风险的患者、家属及主要照顾者进行健康教育。
	健康教育的内容：①焦虑的危险因素、症状及预防措施；②焦虑对日后康复及生活质量的影响；③服药的重要性；④焦虑复发的表现，如果出现复发，需及时联系初级保健医生或精神卫生专家

第四章 危险因素管理篇

引言

《韩非子·喻老》中有这样一则故事：扁鹊见蔡桓公，立有间，扁鹊曰："君有疾在腠理，不治将恐深。"桓侯曰："寡人无疾。"扁鹊出，桓侯曰："医之好治不病以为功！"居十日，扁鹊复见，曰："君之病在肌肤，不治将益深。"桓侯不应。扁鹊出，桓侯又不悦。居十日，扁鹊复见，曰："君之病在肠胃，不治将益深。"桓侯又不应。扁鹊出，桓侯又不悦。居十日，扁鹊望桓侯而还走。桓侯故使人问之，扁鹊曰："疾在腠理，汤熨之所及也；在肌肤，针石之所及也；在肠胃，火齐之所及也；在骨髓，司命之所属，无奈何也。今在骨髓，臣是以无请也。"居五日，桓侯体痛，使人索扁鹊，已逃秦矣。桓侯遂死。

这就是众所周知的扁鹊见蔡桓公的故事，可见我国自古就已形成"未病先防、已病防变"的思想，此道理放至卒中也同样适用。卒中此疾病，急骤且严重，往往迁延日久，不易恢复，多留有后遗症状，且稍不留意就易再发，故此病重在预防。而卒中的预防主要是控制危险因素。

何为危险因素？危险因素与病因是同一种东西吗？

疾病发生的原因简称病因，又可称为致病因素。它是指作用于机体的众多因素中，能引起疾病并赋予该病特征的因素。

所谓危险因素，是指增加疾病或死亡发生的可能性的因素，是指疾病的发生与该因素有一定的因果关系，但是尚无可靠的证据能够证明该因素的致病效应，但是当消除该因素时，疾病的发生概率也随之下降。在病因学研究中，将这类与疾病发生有关的因素称为危险因素。危险因素的概念体现了概率论因果观。危险因素概念的产生和应用使人类对病因的认识更加深入和全面。危险因素应用于慢性疾病病因研究具有较大的现实意义，因为许多因素与慢性病有一定程度的相关联系，但大多具有非特异性、多变性和不确定性等特点，由于它们不如病原体和传染病之间那样明确的因果联系，因而称之为危险因素。

卒中为什么不能得到百分之百地预防？

卒中的危险因素可以被分为两大类。

（1）不可控制的危险因素。①年龄：年龄越大，卒中发生风险越高；②性别：男性发病风险大于女性；③种族：有研究发现不同种族的人群患病率有一定差异。④家族史：家族中有人有卒中或其他脑血管疾病史，发病风险会增大；⑤复发风险：有卒中发作病史的患者，若不积极控制危险因素，仍有发病风险等。我们不可能越活越年轻，也不可能改变我们的性别和种族，这些不可控制的危险因素的存在注定了卒中不可能被百分之百地杜绝。如果有人告诉你吃某种药物可以百分之百预防卒中，那他绝对是骗子。

（2）可控制的危险因素：①疾病因素：如高血压、糖尿病、房颤、高血脂、颈动脉狭窄等；②生活因素：长期熬夜、吸烟、酗酒、体力活动不足、肥胖和超重等。

以下我们重点介绍引起卒中的危险因素中的疾病因素。

首先最重要的危险因素就是高血压。

高血压

我国人群的高血压患病率呈升高趋势。我国≥18岁成人高血压患病率为23.2%，以此推算，全国患者数达2.45亿；正常高值血压检出率为41.3%，人数达4.35亿。

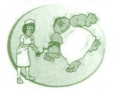

高血压发病呈年轻化趋势，临床上发现越来越多的年轻人甚至儿童已经被高血压盯上。根据调查报告显示，城市患病率高于农村，男性高于女性，青年成为高血压新增病例中的主要人群。

高血压是脑卒中最重要的危险因素。在我国，73%的脑卒中负担与高血压有关。高血压和脑卒中之间存在强烈的、连续的、一致的、独立的相关性。即便是在正常血压范围内，血压越高，脑卒中风险也越大。在控制其他危险因素后，收缩压每升高10 mmHg，脑卒中的发病危险增加30%。

在熟悉高血压之前，我们需要先了解什么是血压

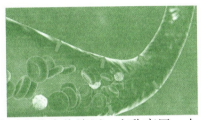

血液在血管里是流动的，而这个动力的来源就是心脏的一张一缩，这样血液产生对血管壁的压力，就叫"血压"，通常指的是血液对动脉血管壁产生的压力。心脏收缩时，动脉内的压力上升，心脏收缩中期，动脉内压力最高，此时血液对血管内壁的压力称为收缩压，亦称高压。人的心脏舒张时，动脉血管弹性回缩时，产生的压力称为舒张压，又叫低压。

何为高血压？

在未用降压药的情况下，非同日3次测量收缩压 ≥ 130 mmHg 和（或）舒张压 ≥ 80 mmHg，可诊断为高血压。患者既往有高血压史，现正在服抗高血压药，虽然血压 < 130/80 mmHg，仍诊断为高血压。

有数据显示，中国每年新发脑卒中患者250万人，超过60%的脑卒中与高血压有关。

血压高就是高血压吗？

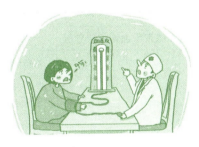

血压高不一定是高血压，高血压的诊断标准是指三次或三次以上非同日血压 > 130/80 mmHg才可以诊断为高血压。测出一次血压偏高不能诊断为高血压。饮酒、咖啡、运动、姿势、环境、紧张、感染、贫血、甲亢等原因，都可以造成血压的短暂性升高。如果病因和诱因得到纠正，血压会恢复正常，就不能诊断为高血压。

高血压又可分为原发性高血压（高血压病）和继发性高血压（症状性高血压）。原发性高血压病因尚不明确，约占高血压的90%。继发性高血压指的是某些确定的疾病和原因引起的血压升高，在高血压中占比约10%。我们通常所说的高血压都是指原发性高血压，以下文字亦然。

高血压如何分级呢？

1级高血压：收缩压130~139 mmHg和/或舒张压80~89 mmHg；

2级高血压：收缩压≥140 mmHg和/或舒张压≥90 mmHg。

如此分级有助于简化患者心血管病危险分层且满足制定启动降压治疗决策的需要。

高血压如何危险分层？

通过区分高血压的分级，可以区分高血压的轻、重程度，以便进行危险分层，判断应用药物治疗的时机。简化的心血管危险分层，我国指南推荐，高血压患者心血管危险分层划分为高危和非高危，具体见表4-1。

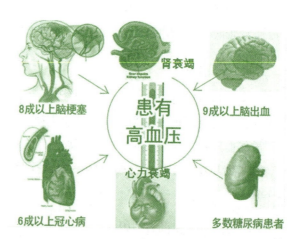

表4-1　高血压患者心血管危象分层的重要因素

高血压患者心血管危象分层	收缩压和/舒张压
高危患者	2级高血压收缩压≥140 mmHg和/或舒张压≥90 mmHg者
	1级高血压收缩压130~139 mmHg和/或舒张压80~89 mmHg伴有临床并发症、靶器官损伤或≥3个危险因素者
非高危患者	收缩压130-139 mmHg和/或舒张压80-89 mmHg且未达到上述高危标准者
心血管危险因素：1.年龄≥45岁（男）≥55岁（女）；2.吸烟和被动吸烟；3.高密度脂蛋白胆固醇小于1.04 mmol/L；4.低密度脂蛋白胆固醇大于3.4 mmol/L；5.空腹血糖异常（6.1~6.9 mmol/L）；6.肥胖（体重指数≥28 kg/m²）	

高血压患者心血管危象分层	收缩压和/舒张压
靶器官损害：1.左心室肥厚（心电图或超声心电图）；2.左心房扩大（超声心动图）；3.颈动脉粥样硬化斑块；4.臂踝脉搏波传导速度≥18m/s或颈股脉搏波传导速度≥10m/s；5.踝臂指数≤0.9	
临床并发症：1.脑出血、缺血性卒中、短暂性脑缺血发作；2.冠心病、慢性心力衰竭、心房颤动；3.低密度脂蛋白胆固醇≥4.9 mmol/L或总胆固醇≥7.2 mmol/L；4.慢性肾脏病，估算的肾小球滤过率<60 ml·min^{-1}·1.73 m^{-2}或白蛋白/肌酐比≥30 mg/24 h或白蛋白/肌酐比≥30 mg/g；5.确诊糖尿病；6.主动脉疾病或外周血管疾病；7.视网膜病变（眼底出血或渗出、视复水肿）	

哪些因素可以导致血压升高？

原发性高血压目前尚未发现特别明确病因，研究发现有以下危险因素。

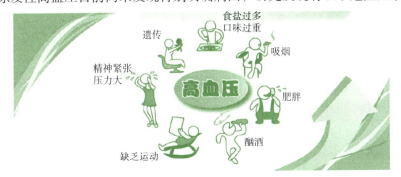

（1）与饮食有关。我国居民摄盐量远高于世界卫生组织标准，高钠食摄入是高血压非常重要的原因。

（2）与生活方式有关。生活不规律、经常熬夜、吸烟、情绪焦躁、肥胖等也容易导致高血压。

（3）与遗传有关。父代出现高血压，后代出现高血压的可能性较大。

继发性高血压的病因：

（1）肾实质性病变引起的高血压：常见的如肾小球肾炎、肾小管–间质疾病、糖尿病肾病等。

（2）血管性疾病引起的高血压：如肾动脉狭窄、主动脉狭窄。

（3）阻塞性睡眠呼吸暂停综合征导致的高血压：多见于肥胖等患者。

（4）内分泌疾病引起的高血压：如原发性醛固酮增多症、嗜铬细胞瘤、库欣综合征等。

（5）药物性高血压：如激素类药物、中枢神经类药物。

（6）精神因素引起的高血压：如焦虑障碍、睡眠障碍等。

高血压诊断明确之后，最关键的就是找出病因，如果是原发性高血压，需要通过良好的生活方式及药物控制血压。如果是继发性高血压，则针对病因治疗后血压可恢复正常，解除病因后可停用降压药物。

高血压的六大常见症状如下。

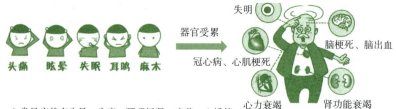

◆ 常见症状有头晕、头痛、颈项板紧、疲劳、心悸等
◆ 严重者出现视力模糊、鼻出血
◆ 出现受累器官的症状：胸闷、气短、心绞痛等

1）失眠

失眠的原因是由多方面造成的，高血压引起失眠是其中一种，睡眠不踏实，睡眠困难，多梦，容易被惊醒，这样就会造成皮质功能障碍和自主神经紊乱等症状。

2）头晕

头晕是高血压最常见的症状表现之一。有些患者的头晕表现为一时性的，一般在蹲下或者起立的时候出现头晕的症状。而有些患者的头晕则是持续性的。

头晕会使高血压患者十分痛苦，患者会出现沉闷的不适感，严重影响了患者的正常工作与学习。

3）肢体麻木

常见手指、脚趾麻木或皮肤如蚁行感，手指不灵活。身体其他部位也可能出现麻木，还可能感觉异常，甚至半身不遂。

4）耳鸣

血压的不断上升，会给神经系统带来很大的刺激，久而久之会对耳朵中的毛细血管造成破坏，从而导致耳鸣。这种耳鸣表现为双耳耳鸣，且持续时间较长。

5）心慌气短

要想理解好这个原因，我们首先就需要知道心慌气短是由心脏引起的。一旦出现了心慌气短的情况，那就意味着这个人的心脏已经有了异常现象。很多高血压患者的情绪都不是很稳定，假如他们并不注意调节好自己的情绪，久而久之就可能会造成人突然因为心脏跳动而导致呼吸不匀畅，危险系数很高。

6）头痛

这是高血压最常见的一个症状，部位多在脑后，同时并伴有恶心、呕吐感。若头痛时间长，而且很剧烈，并且恶心呕吐感也加重，这可能是高血压恶化的信号。

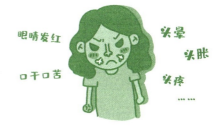

为什么说高血压是引起脑卒中的重要原因？

收缩压每降低 10 mmHg，舒张压每降低 5 mmHg，脑卒中发病的相对危险减少 40%。降压治疗可使脑卒中复发危险减少 28%。有研究提示脑卒中发病率约为 250/10 万人。脑卒中发病是冠心病的 5 倍。因此，我国心血管病防治的重点是预防脑卒中。脑卒中的主要危险因素是高血压，积极控制高血压是预防脑卒中的重要措施。

1）高血压对脑梗死的影响

长期的高血压可形成动脉粥样硬化斑块，造成动脉管腔变窄或闭塞，出现脑组织的血液供应障碍而导致脑梗死；斑块的碎片脱落顺着血流进入脑动脉而造成脑梗死；斑块破裂继发血栓形成堵塞血管。

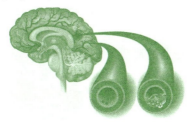
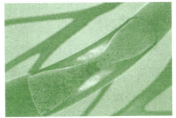

2）高血压对脑出血的影响

长期的高血压造成动脉硬化，易在血管压力突然增加的情况下，使血管破裂发生脑出血。

3）血压变异性对脑卒中影响

我们的血压不是一成不变的。一天内不同时间，一年的不同季节都会有变化，这种血压的波动也称之为血压变异性，反映了血压在一定时间内的波动程度。

高血压病患者不仅血压平均值升高，血压变异也增大。有研究发现即使平均血压正常，但偶尔有血压升高的情况，也可能是导致卒中的一个危险因素，其危险性甚至比那些平均血压很高，但血压水平一直处于平稳状态的情况还要严重。这其实就是血压变异性的问题，即血压变异性越大，对重要器官，如心脏、肾脏和脑的影响就越大。因此，我们除了关注血压本身外，也要关注血压的变异性。

正常人及高血压病患者均存在血压变异性。正常人的血压变异在血压平衡调节机制下保持生理范围内波动，呈杓形波动曲线。短期血压变异可表现为24小时血压节律呈双峰双谷，即上午8—12时上升，随后逐渐下降，下午6—8点又上升，以后缓慢下降。长期血压变异是指血压在更长时间内的波动，比如月、季、年。这种变异也与人体健康状况和环境变化有关。比如，夏天的天气比较炎热，身体出汗量增加，同时高温环境引起血管扩张，导致血压下降。如果天气比较寒冷，正好相反。这提示我们应根据自身健康状况和环境变化及时调整治疗。根据一天内的血压波动规律，服用长效降压药物，平稳降压。夏天天热时降压药物就要适度减少，秋冬季天气转凉不仅要及时添加衣物，更需要酌情增加药物剂量和种类。

最容易让血压失控的"魔鬼时间"

1. 突然停药的时候

研究人员曾经让14名服用中枢性降压药的高血压患者突然停药，发现有一半人出现出汗、头痛、失眠、脸部潮红和血压回升的症状。有些患者的血压比治疗前要高很多。所以，突然停药容易造成血压反跳。

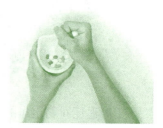

2. 情绪激动、极度兴奋的时候

无论是大喜还是大悲，都容易让血压骤然升高，心率增加，诱发心脑血管事件。因此高血压患者要避免看刺激的电影，打麻将玩牌的时候切莫过分投入，生活琐事不必过于追究。

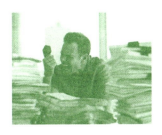

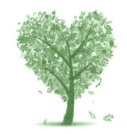

3. 季节变换、气温骤变

高血压患者对气温变化比较敏感，一旦遇到寒冷刺激，会导致体内肾上腺素分泌增强。肾上腺素分泌增多会让血管收缩，令血压上升。因此，高血压患者务必要做好保暖。

4. 早晨六点到九点

此时是血压的第一个高峰。尤其是在睡前没有补水的情况下，此时血黏度较高，这就极其容易造成血栓，诱发中风。所以高血压患者此时起床必须缓慢，睡前和睡后要适当补水。

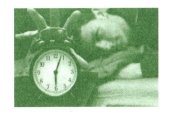

血压忽高忽低怎么办？

血压波动的常见原因如下：

1.正常现象：正常人24小时内血压可能有所不同，如6:00—10:00、4:00—6:00是血压高峰，夜间如凌晨2:00—3:00血压处于低谷状态。早上血压130/70 mmHg，晚上可能仅有90/60 mmHg，属于正常范围内波动，无须过于担心；

2.药物影响。高血压患者会密切关注血压变化，出现测量血压次数较多现象，而部分比较焦虑的患者夜间也会频繁测血压，当血压较高时立即加服药物，过量的药物可导致血压过低。此时患者将所有药物停用1~2天，血压再次回升到较高水平，又加用大量降压药物，导致血压出现波动。对于血压波动较大患者，建议做24小时动态血压观察，明确血压波动情况，从而制定个体化降压方案。

天气降温，血压为什么会波动？血压升高怎么办？

1. 温度低、温差大

冬天血压升高，其实是大家都很熟悉的物理原理——热胀冷缩。当气温下降时，人体血管受到寒冷刺激，会出现一定程度收缩，但血容量不变，导致血管壁承受了更大压力，血压因此上升。在有暖气的北方，室内外温差比较大，老年人和高血压患者的血管弹性较差，当温度变化所带来的刺激过大过快时，容易出现血压波动发生脑血管意外。

2. 出汗少、排钠低

夏季人体出汗多，体内的钠会随着汗液排出体外，而冬季人体基本上不出汗，排钠量要比夏季低很多，血液里的钠含量高了，血容量上升，血压自然会高一些。

3. 饮食油腻、体重增加

冬天人们的运动量相对较少，再加上冬季饮食脂肪和热量较高，容易体重增加、脂肪变多，血压就会上升。

气温波动血压升高时，注意以下八点。

（1）看血压升高的幅度。冬季血压升高是正常现象，不一定是药物不起作用，只有当血压持续升高20 mmHg以上时，才必须调整用药，此时记得及时去医院就诊，请医生帮我们调整用药方案。血压升高低于20 mmHg时，可以咨询医生，看看是否需要加药，避免血压波动大。

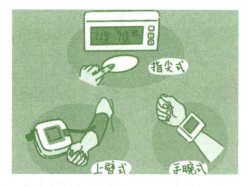

（2）是否正确测量血压。高血压患者需要养成监测血压的习惯，根据医生建议，血压控制比较稳定可以每周测量1~2天，每天早晚各测2次血压，取平均值。血压控制不稳定患者，每天早晚都应该固定时间测量血压，早上起床后1小时内吃早饭、服用降压药、晨练前测量，晚上晚饭后、睡觉前测量。如果测量方法不正确、时间不固定，测出来的血压值很可能就不够准确。

（3）饮食是否健康。有研究显示，中国人的口味相比几十年前，已经变得越来越重，火锅、涮肉、麻辣烫都是很多人喜爱的冬季美食，高血压患者应该尽量避免这类重油重盐的食物。

（4）是否做好保暖工作。冬天由于气温较低，心血管疾病相对高发。高血压患者在冬天要注意保暖，不去温度特别低的地方，也不要长时间在户外活动。有晨练习惯的老年人，不要在清晨低温时段外出锻炼，可以选择在下午温度较高的时间，或者在室内锻炼。血压的波动会受到时间、季节、生理、心理等多种因素影响。

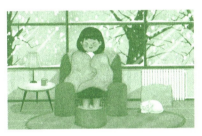

进入冬季后，高血压患者最好能够找自己的主诊医生复查病情变化。及早发现问题，合理调整药物，把血压控制在安全范围内。有些患者血压有所好转就停药，这种做法是很危险的。冬季温差大，气温变化明显，通过血管收缩，血压也会发生变化。突然减停降压药，在这个特殊的季节肯定会产生更为不利的影响。高血压患者请记住：注意保暖、严格监测血压、控制饮食、适量运动、规律作息，让我们健康过冬，避免危险的发生。

夏季血压低怎么办？

随着夏季的来临，气温越来越高，机体小血管扩张、外周循环阻力下降；另外，夏季出汗多，体液和盐分排出增多，循环血量也会有所下降。这些都可能会导致夏天的血压比冬季有所降低。因此，有一部分高血压患者到了夏天血压变得好控制了。但是，有

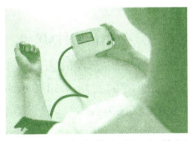

一些人，尤其是一些老年高血压患者，合并糖尿病、帕金森病等患者，机体调节能力下降，到夏天血压容易波动，要特别警惕低血压的发生。

建议患者在气温升高时多饮水，少量多次，尤其运动或沐浴之后。其次坚持家庭自测血压，养成在家中测量血压的好习惯，规范测量血压，坚持记录血压日记，就诊时携带，可以为医生提供很好的参考。血压降低了，尤其是出现

了头晕、乏力等症状时，及时到医院就诊，不要自行调药。医生会根据具体情况来合理调整药物。如果平时血压控制都不错，偶尔测量一两次血压偏低，但没有症状，也不必过于焦虑。避免对短时间血压波动进行不必要的处理。老年高血压患者，在夏季要特别警惕起立性低血压和餐后低血压。

特殊人群的血压控制

1. 老年高血压

一般情况下，65~79 岁老年人血压 ≥ 140/90 mmHg 应开始药物治疗，≥ 80 岁老年人收缩压 ≥ 150 mmHg 可开始药物治疗；并存衰弱等老年综合征者，启动药物治疗的时机可适当放宽。

建议 65~79 岁老年人降压目标 < 140/90 mmHg，如患者可耐受，可降至 < 130/80 mmHg；80 岁及以上高龄老年人降压目标 < 150/90 mmHg，并存多种共病或老年综合征患者降压目标需要个体化，衰弱患者收缩压目标 < 150 mmHg，应不 < 130 mmHg。老年高血压可优选地平类和利尿剂。

2. 高血压合并冠心病

高血压合并稳定性冠心病患者，地平类、普利类、沙坦类、β 受体阻滞剂都可以应用。其中，地平类可以降低心肌氧耗量，减少心绞痛发作。

高血压合并心肌梗死患者，β 受体阻滞剂、沙坦类或者普利类在心梗后长期服用可以明显改善远期预后，没有禁忌证者应早期使用。

3. 高血压合并糖尿病

糖尿病患者的血压 > 120/80 mmHg 时，即应开始生活方式干预。糖尿病患者的血压 ≥ 140/90 mmHg 时，可考虑开始降压药物治疗，血压 ≥ 160/100 mmHg 或高于目标值 20/10 mmHg 时，应立即开始降压药物。

血压控制目标为 < 130/80 mmHg。

推荐普利类和沙坦类优先应用，尤适用于伴糖尿病或肥胖患者，也可应用地平类。

4. 高血压合并肾脏疾病

无蛋白尿者，在收缩压 ≥ 140 和（或）舒张压 ≥ 90 mmHg 时启动药物降压治疗，血压控制目标为 < 140/90 mmHg，如耐受，可降到 130/80 mmHg。

有蛋白尿的 CKD 患者，在 SBP > 130 mmHg 和（或）DBP ≥ 80 mmHg 时启动药物降压治疗，血压控制目标为 < 130/80 mmHg。

5. 难治性高血压

需要筛查继发性高血压的原因，尤其是原发性醛固酮增多症和睡眠呼吸暂停综合征。对难治性高血压患者进行靶器官损害等综合评估。提倡在改善生活方式基础上，合理搭配降压药物以及使用药物最大剂量或患者能够耐受的最大剂量。

高血压患者用药的目的，不仅是治疗高血压，更重要的是长期将血压控制达标，避免心脑肾并发症，延长生命，降低死亡率和致残率。

6. 高血压伴脑卒中

积极进行高血压高危因素的筛查及控制：高盐摄入、吸烟、脑卒中家族遗传史、血压控制不良、高脂血症、糖尿病、心房颤动、颈动脉增厚及斑块。

病情稳定的卒中患者，血压 ≥ 140/90 mmHg 时应启动降压治疗，降压目标为 < 140/90 mmHg，如能耐受，可降至 < 130/80 mmHg。对于血压 < 140/90 mmHg 的患者，启动降压治疗的获益并不明确。由颅内大动脉狭窄（70%~99%）导致的缺血性卒中或短暂性脑缺血发作患者，将收缩压控制在 140 mmHg 以内是安全的。

为什么说脑卒中后控制血压达标至关重要？

脑卒中，无论是初次发病还是再次发病，高血压都是一种密切相关的危险因素，患者血压水平高于 160/100 mmHg 可使脑卒中再发的风险明显增加，得过一次脑卒中的患者，无论既往是否有高血压史，均需密切监测血压。

脑卒中患者血压是否降得越低越好？

高血压患者得知血压升高后往往很着急，希望能尽快把血压降下来，这种想法是错误的。血压降得过快过低，会使人感到头晕乏力。合并高血压的脑卒中患者应当根据不同病情采用不同的降压策略。

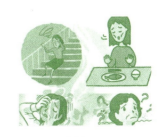

低血压

比如，脑梗死急性期应该保持血压在较高水平，急性期后缓慢降压，逐步达标。但对于合并脑血管狭窄的高血压患者，为保持充足的脑部供血，血压控制不宜过低，脑血管狭窄程度较重者，如果将血压降得过低，会使本已处于缺血状态的大脑进一步加重缺血，发生脑梗死。所以，对于高血压的治疗应根据患者实际情况将血压控制在合理水平。

脑梗死急性期的血压管理策略

临床上会遇到这样的问题，脑梗死患者在急性期出现血压偏高，病人和家属都特别着急叮嘱医生赶紧想办法降血压。其实大约有70%的脑梗死患者在急性期都会出现血压升高，患者可能发病前本身就合并有高血压，发病以后出现了躁动、恶心、呕吐等症状。这时候医生对于降血压的处理实际上是非常谨慎的。降压治疗有可能会引起低灌注，导致流经脑组织的血液减少，血压降得太低容易加重脑组织缺血缺氧，甚至会扩大脑梗死的范围；血压太高则容易演变为脑出血。因此急性脑梗死病人什么时候降压是由治疗方法决定的。在急性期内准备溶栓及调节血管内取栓的患者，血压应控制在收缩压小于180 mmHg，舒张压力小于100 mmHg。对于非溶栓治疗患者，也就是俗称保守治疗的患者，收缩压小于220 mmHg，舒张压力小于110 mmHg，不必急于进行要积极的降血压治疗。这时要做的是严密观察血压的变化，这个时候一定不要私自使用引起血压急剧下降的药物。

脑出血急性期血压又该怎么控制？

脑出血的急性期，血压控制的总原则是谨慎降压、平稳降压。脑出血时，血压的升高是在颅内压增高的情况下，为了保护脑组织供血出现的脑血管自动调节反应。当颅内压下降时，血压也会随之下降，所以首先应进行脱水降颅内压治疗，暂时不用降压药，但是血压过高时容易增加再出血的危险性，应及时控制。高血压，一般可遵循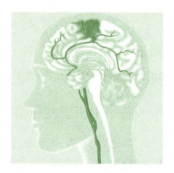以下原则，经降颅内压治疗以后，如果收缩压还是大于200 mmHg，舒张压还是大于110 mmHg时，应进行降血压治疗，使血压维持在略高于发病前的一个水平。收缩压小于180 mmHg或舒张压小于105 mmHg时，可不必使用降压药，再使用脱水利尿药等进行降颅压治疗。

脑出血非急性期的血压管理

（1）对于自发性脑出血患者，建议控制血压以预防复发。

（2）对于自发性脑出血患者，长期治疗时将血压降至收缩压130 mmHg和舒张压80 mmHg是合理的，可以预防脑出血复发。

特殊类型高血压

（一）H型高血压

什么是H型高血压？

世界卫生组织CDC疾控分类目录认为健康成人空腹血浆同型半胱氨酸（HCY）平均水平在5–15 μmmol/L，当同型半胱氨酸水平为≥10 μmmol/L，属于高同型半胱氨酸血症，伴有高同型半胱氨酸的高血压，被称为"H型高血压"。我国成年高血压患者中H型高血压约占

75%。引起HCY升高的原因主要是蛋氨酸摄入过多，即动物蛋白摄入过多，还有维生素B6、B12与叶酸摄入不足为主。尤以叶酸摄入不足密切相关。

H型高血压危害

同型半胱氨酸是甲硫氨酸的中间代谢产物，它对血管内皮细胞产生毒性作用，引起血管内皮功能紊乱或危害、脂质过氧化并增高血中血小板的黏附性，从而导致动脉硬化斑块的形成，刺激动脉平滑肌细胞过度增长，干扰血管平滑肌的正常功能，促进平滑肌老化、组织纤维化及变硬致动脉粥样硬化，导致心脑血管疾病剧增。同型半胱氨酸升高可使血小板存活期缩短，黏附性与聚集性增高，从而促进血栓形成。这不难看出，HCY水平升高是脑卒中的新标签。

高血压如果合并高同型半胱氨酸血症，是卒中重要的危险因素。血同型半胱氨酸升高5 μmmol/L，卒中风险增加59%。同型半胱氨酸降低3 μmmol/L可

降低卒中风险约24%。国内研究也发现高同型半胱氨酸人群中风危险增加了87%。调查结果显示，我国高血压人群伴高同型半胱氨酸血症的比率很高，而脑卒中发生率还在以每年8.7%的速度增加。

H型高血压如何治疗？

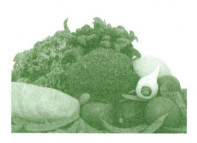

（1）药物治疗。"降压＋降同型半胱氨酸"双管齐下，也就是说在服用降压药的同时，加服叶酸。叶酸的推荐剂量为0.8 mg/d，服用时间应大于3年。

（2）改善饮食。低盐低脂饮食，少食高脂肪肉类，多吃绿叶蔬菜、杂豆类、全谷物、蛋奶、动物肝脏等富含维生素B_{12}、维生素B_6及叶酸的食物。

（3）生活方式干预。戒烟酒。适当的有氧运动，如快走、慢跑，每周3到5次，每次30至60分钟中等强度有氧运动。

（二）"白大褂高血压"

其实，这可能是由于患者见到穿白大衣的医生后精神紧张，血液中出现过多儿茶酚胺，使心跳加快，同时也使外周血管收缩，阻力增加，产生所谓"白大衣效应"，从而导致血压上升。

出现这种情况，首先是保持轻松愉快心情，医生也是普通人，面对白大褂无须感到紧张。另外，建议进行24小时动态血压检测并参考心电图及其他诊疗情况进行综合分析，可避免"白大褂高血压"现象的发生。这类高血压患者的治疗不主张通过增加抗高血压药物剂量去降低其血压的，主要采用非药物疗法进行治疗，引导患者稳定情绪，进行自我调节。

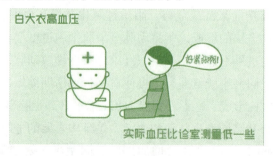

控制血压的常见误区

误区1：血压正常就停药？

有高血压患者认为，吃药把血压降至正常就可以停药。事实上停药后血压会再次升高，而间歇用药更易引起血压波动，对心脏、大脑、肾脏等器官的损害更严重。目前，医学界尚未找到根治高血压的良方，高血压患者通常需要终身服用降压药。一些轻症病人，在严密监测血压的情况下，才有可能减少用药量。

误区2：血压降得越快、越低越好？

除高血压危象外，降压治疗应缓慢进行，使血压在4~12周达标。降压速度过快，可能使已经适应长期高灌注压的高血压患者因为不适应而出现头晕，引发对降压治疗的怀疑；血压降得太低，会导致大脑血流灌注不足，甚至诱发缺血性脑卒中。因此，降压治疗不能过急、过度。

误区3：老年人血压高没关系？

有人觉得老年人血压高是正常的，这一错误认知在老年人群中比较突出，导致部分患者无法得到正确的诊断和有效的治疗。事实上，高血压的诊断标准并无年龄划分。推荐65—80岁的健康老年人只要能够耐受治疗，收缩压超过140 mmHg，就应该开始药物治疗。

误区4：高血压无须改变生活方式？

部分高血压患者认为，得了高血压后，只要遵从医嘱，坚持规律服药，无需改变生活方式。其实，高血压的发生是多种因素综合作用的结果，例如吸烟、酗酒、肥胖、不健康饮食、体力活动少、精神压力大等因素可能诱发和加重高血压病情。因此，改善生活方式和服用降压药对控制血压都很重要。

误区5：频繁更换降压药物可行吗？

有些患者在服药后，几天内没有看到效果，就会要求医生更换降压药物，使血压无法得到有效控制。事实大多数长效降压药物需要连续服用2~4周才能充分发挥降压效果，达到最大疗效。因此，要

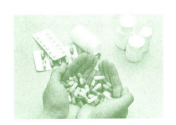

遵从医嘱，服药一段时间后再评估降压效果。

误区6：保健品能治疗高血压？

一些患者认为西药副作用大，不愿意长期服用，又听闻某些保健品能够治疗高血压，于是盲目依赖保健品降压。实际上，许多商家夸大养生疗法和保健食疗的疗效，说其可以代替药物治疗，是错误的。

误区7：没有症状就没有问题？

血压升高会导致头痛、头晕、头胀等不适症状，但有些患者高血压病程长，身体已经耐受不适，因此可能没有异常感觉。要强调的是，没有不适不代表升高的血压对身体没有危害，等到发生了心肌梗死、脑梗死、脑出血等并发症的时候已然为时已晚。因此，只要血压升高，具备用药指征，无论有没有症状都应该用药。

误区8：电子血压计测值不如水银柱血压计准确

目前市面上常见的是电子血压计和水银血压计，使用最多的是电子血压计。电子血压计的准确性一直受到患者的关注。水银血压计最大的缺点就是水银容易泄露，水银的泄露容易造成水银中毒，随着无汞医疗时代的来临，水银血压计终将被逐渐淘汰。很多患者在连续使用电子血压计测量时，会感觉每次测量的结果不同。其实，电子血压计是经过指南认证的，一般都是比较准的。《中国高血压防治指南》推荐使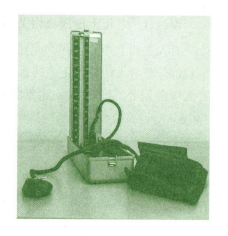用通过国际标准方案认证（ESH、BHS和AAMI）的上臂式电子血压计，即符合欧洲高血压学会标准、英国高血压协会标准和美国医疗器械联合会标准等。电子血压计在生产时会执行相应的标准，可在产品说明书或者是网上，查询自己购买的电子血压计是否执行了这样的标准。

糖尿病

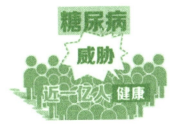

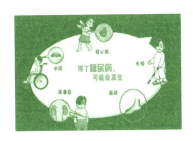

近30多年来，我国糖尿病患病率显著增加，且仍在上升，仅2015至2017年患病率就达11.2%，各民族、各地区之间也存在显著差异。与之相对，糖尿病的知晓率（36.5%）、治疗率（32.2%）和控制率（49.2%）仍处于低水平。糖尿病人群中2型糖尿病占90%以上。

目前糖尿病的分型主要采用世界卫生组织（WHO）（1999年）糖尿病病因学分型体系，将糖尿病分为4种类型，即1型糖尿病、2型糖尿病、特殊类型糖尿病和妊娠糖尿病。因2型糖尿病是临床最常见类型，本书以下提及的糖尿病均默认为2型糖尿病。

我们生活中经常听到某些言论"我血糖稍微高一点，但大夫说了不是糖尿病""老年人的血糖控制不用那么严格，跟年轻人标准不一样，就跟老年人的体力、营养吸收、代谢跟年轻人没法比一个道理呦"，那么这些言论都是正确的吗？

血糖一旦升高就是糖尿病了吗？

当然不是的，糖的代谢是一个极其复杂的过程，出现的异常也不能一刀切的以一种疾病终结，敷衍了事。糖代谢的各种状态分类见表4-3。

表4-3　糖代谢状态分类（世界卫生组织1999）

糖代谢状态	静脉血浆葡萄糖（mmol/L）	
	空腹血糖	糖负荷后2小时血糖
正常血糖	＜6.1	＜7.8
空腹血糖受损	≥6.1，＜7.0	＜7.8
糖耐量减低	＜6.1	≥7.8，＜11.1
糖尿病	≥7.0	≥11.1

注：空腹血糖受损和糖耐量减低统称糖调节受损，也称糖尿病前期；空腹血糖正常参考范围下限通常为3.9 mmol/L。

何时可以诊断糖尿病？

糖尿病的诊断标准见表4-4。

表4-4 糖尿病诊断标准

诊断标准	静脉血浆葡萄糖或HbA1c水平
典型糖尿病症状	
加上随机血糖	≥11.1 mmol/L
或加上空腹血糖	≥7.0 mmol/L
或加上OGTT 2h血糖	≥11.1 mmol/L
或加上HbA1c	≥6.5%
无糖尿病典型症状者，须改日复查确认	

注：OGTT为口服葡萄糖耐量试验；HbA1c为糖化血红蛋白A1c；典型糖尿病症状包括烦渴多饮、多尿、多食、不明原因体重下降；随机血糖指不考虑上次用餐时间，一天中任意时间的血糖，不能用来诊断空腹血糖受损或糖耐量减低；空腹状态指至少8 h没有进食；急性感染、创伤或其他应激情况下可出现暂时性血糖升高，不能以此时的血糖值诊断糖尿病，须在应激消除后复查，再确定糖代谢状态；推荐在采用标准化检测方法且有严格质量控制（美国国家糖化血红蛋白标准化计划、中国糖化血红蛋白一致性研究计划）的医疗机构，可以将HbA1c≥6.5%作为糖尿病的补充诊断标准

对糖尿病高危人群建议其每年至少检测1次空腹血糖，糖尿病前期患者，建议其每半年检测一次血糖，每年到医院进行一次糖尿病诊断。

哪些人容易得糖尿病？

具有下列任何一个及以上的糖尿病危险因素者，可视为2型糖尿病高危人群。

①有糖尿病前期史。

②年龄≥40岁。

③BMI≥24 kg/m² 和/或向心性肥胖（男性腰围≥90 cm，女性腰围≥85 cm）。

④一级亲属（父母、同胞、子女）有糖尿病史。

⑤缺乏体力活动者。

⑥有巨大儿分娩史或有妊娠期糖尿病病史的女性。

⑦有多囊卵巢综合征（PCOS）病史的女性。

⑧有黑棘皮病者。

⑨有高血压史，或正在接受降压治疗者。

⑩HDL–C<0.90mmol/L 和 / 或 TG>2.22mmol/L，或正在接受调脂治疗者。

⑪有心内血管病病史。

⑫有类固醇类药物使用史。

⑬长期接受抗精神病药物或抗抑郁症药物治疗。

如何检测血糖

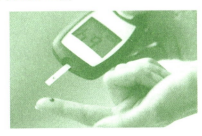
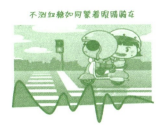

1. 血糖的检测方式（见表4-5）。

表4-5　血糖检测方式及临床应用

检测方式		临床应用
静脉血浆血糖　　　空腹血糖 糖负荷后血糖 随机血糖		诊断糖尿病的依据
毛细血管血糖，即指血血糖		可快速检测血糖，为临床诊断及治疗提供参考，是自我血糖监测的主要手段
糖化血红蛋白A1c		反映既往2~3个月血糖控制状况临床决定是否需要调整治疗的重要依据。也可以作为糖尿病诊断的依据之一
糖化白蛋白		反映检测前2~3周的平均血糖评价患者短期糖代谢控制情况

2. 血糖监测的频率和时间点

监测的时间点包括餐前、餐后2 h、睡前及夜间（一般为2:00—3:00）等。采用生活方式干预控制糖尿病的患者，可根据需要有目的地通过血糖监测了解饮食控制和运动对血糖的影响来调整饮食和运动。使用口服降糖药者可每周监测2~4次空腹血糖或餐后2 h血糖。使用胰岛素治疗者应该更为积极地监测不同时间段的血糖：①使用基础胰岛素的患者应监测空腹血糖，根据空腹血糖调整睡前胰岛素的剂量；②使用预混胰岛素者应监测空腹和晚餐前血糖，根据空腹血糖调整晚餐前胰岛素剂量，根据晚餐前血糖调整早餐前胰岛素剂量，如果空腹血糖达标后，注意监测餐后血糖以优化治疗方案。当怀疑有低血糖时，应随时加测血糖。血糖监测各时间点血糖的适用范围见表4-6。

表4-6　各时间点血糖的适用范围

监测时间点	适用范围
餐前血糖	血糖水平较高，或有低血糖风险时
餐后2 h血糖	空腹血糖已获良好控制，但糖化血红蛋白仍不能达标者；需要了解饮食和运动对血糖影响者
睡前血糖	注射胰岛素（特别是晚餐前注射胰岛素）患者
夜间血糖	经治疗血糖已接近达标，但空腹血糖仍高者；或疑有夜间低血糖者
其他	出现低血糖症状时应及时监测血糖；剧烈运动前后宜监测血糖

（3）居家指血血糖检测规范流程

测试前的准备。①检查试纸条和质控品贮存是否恰当。②检查试纸条的有效期及调码（如需要）是否符合。③清洁血糖仪。④检查质控品有效期。

指尖血血糖检测。①用75%乙醇擦拭采血部位，待干后进行皮肤穿刺。②通常采集指腹侧面等末梢毛细血管全血进行检测，水肿或感染的部位不宜采用。在紧急时可在耳垂处采血。③皮肤穿刺后，弃去第一滴血液，将第二滴血液置于试纸上指定区域。④严格按照仪器制造商提供的操作说明书要求和操作规程进行检测。

糖尿病人是不是保证了日常监测血糖在正常范围就可以了？

糖尿病的治疗应遵循综合管理的原则，包括控制高血糖、高血压、血脂异常、超重肥胖、高凝状态等心血管多重危险因素，在生活方式干预的基础上进行必要的药物治疗，以提高糖尿病患者的生存质量和延长预期寿命。根据患者的年龄、病程、预期寿命、并发症症病情严重程度等确定个体化的控制目标。综合控制目标见表4-7、表4-8。

表4-7 中国2型糖尿病综合控制目标

指标	目标值
指血血糖	
空腹	4.4~7.0
非空腹	<10.0
糖化血红蛋白A1c（%）	<7.0
血压（mmHg）	<130/80
总胆固醇（mmol/L）	<4.5
高密度脂蛋白胆固醇（mmol/L）	
男性	>1.0
女性	>1.3
甘油三酯（mmol/L）	<1.7
低密度脂蛋白胆固醇（mmol/L）	
未合并动脉粥样硬化性心血管疾病	<2.6
合并动脉粥样硬化性心血管疾病	<1.8
体重指数（kg/m^2）	<24.0

注：体重指数（BMI）=体重（kg）/身高的平方（m^2）；1 mmHg=0.133 kPa。

表4-8 糖化血红蛋白A1c（HbA1c）分层控制目标值建议

HbA1c水平	适用人群
<6.5%	年龄较轻、病程较短、预期寿命较长、无并发症、未合并心血管疾病的2型糖尿病患者，其前提是无低血糖或其他不良反应
<7.0%	大多数非妊娠成年2型糖尿病患者
<8.0	年龄较大、病程较长、有严重低血糖史、预期寿命较短、有显著的微血管或大血管并发症或严重并发症的患者

对健康状态差的糖尿病患者，可以酌情放宽控制目标（表4-7），但应避免高血糖引发的症状及可能出现的急性并发症。

哪些是糖尿病的急性并发症，作为糖尿病患者要重点关注哪些情

况呢？

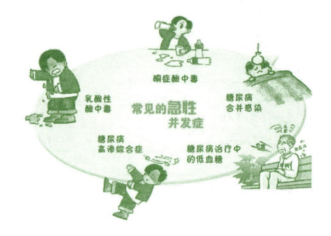

1. 低血糖

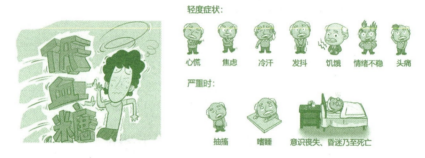

　　常见诱因：进食不足；运动量增加；酒精摄入；药物过量；糖尿病自主神经病变；肝肾功能不全等。

　　低血糖的表现。如糖尿病患者出现交感神经过度兴奋（如心悸、焦虑、出汗、头晕、手抖、饥饿感等）或中枢神经系统症状（如神志改变、认知障碍、抽搐和昏迷）时应考虑低血糖的可能，及时检测血糖。

　　诊断标准。糖尿病患者只要血糖水平≤3.9 mmol/L 就属于低血糖范畴。

　　处理。血糖≤3.9 mmol/L 即需要补充葡萄糖或含糖食物。意识清楚者给予口服15~20 g 糖类食品（葡萄糖为佳）；意识障碍者及时就诊，给予50%葡萄糖溶液20~40 mL 静脉注射。每15分钟监测血糖1次。如血糖仍≤3.9 mmol/L，再给予15~20 g 葡萄糖口服或50%葡萄糖溶液20~40 mL 静脉注射；如血糖在3.9 mmol/L 以上，但距离下一次就餐时间在1h以上，给予含淀粉或蛋白质食物；如血糖≤3.0 mmol/L，继续给予50%葡萄糖溶液60 ml静脉注射。如低血糖仍未纠正，给予静脉输注5%或10%葡萄糖溶液。流程详见图4-4。

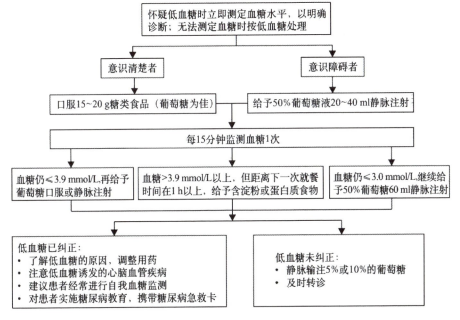

图4-4 低血糖诊治流程

预防策略。糖尿病患者应加强血糖自我监测；定时定量进餐；选择适合的运动方式；避免酗酒及空腹饮酒；对有低血糖尤其是严重低血糖或反复发生低血糖的患者应放宽血糖控制目标，及时调整治疗方案；糖尿病患者应常规随身备用碳水化合物类食品，一旦发生低血糖，立即食用。

2. 高血糖危象

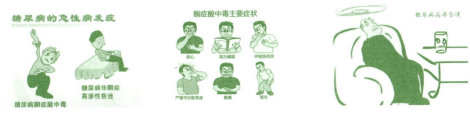

高血糖危象包括糖尿病酮症酸中毒（diabetic ketoacidosis，DKA）和高血糖高渗状态（hyperglycemic hyperosmolar status，HHS）。临床上糖尿病患者如出现

原因不明的恶心、呕吐、腹痛、酸中毒、脱水、休克、神志改变、昏迷，尤其是呼吸有酮味（烂苹果味）、血压低而尿量多者，且血糖≥16.7 mmol/L，应考虑高血糖危象，尽快就医！

3. 糖尿病乳酸酸中毒

糖尿病乳酸酸中毒是糖尿病人葡萄糖氧化过程受阻滞，增强了葡萄糖酵解，产生大量乳酸，如乳酸脱氢酶不足，乳酸不能继续氧化成丙酮酸，使乳酸的合成大于降解和排泄，体内乳酸聚集而引起的一种糖尿病急性代谢性并发症，多见于长期服用二甲双胍，或合并严重感染、心肾功能不全的患者。乳酸酸中毒轻者可以仅有恶心，呕吐等症状，重者血压下降、脱水、有意识障碍，休克等。乳酸酸中毒与酮症酸中毒表现类似，但没有呼吸时的烂苹果气味，也就是一般所说的酮味。糖尿病乳酸酸中毒的检查除了血糖升高以外，血乳酸的浓度升高大于5 mmol/L，血pH酸碱度下降小于7.35，二氧化碳结合力下降，血酮体、尿酮体不高。治疗上首先注意补液治疗，除有明显心脏功能不全和肾功不全外，应尽快纠正脱水，以生理盐水和葡萄糖糖输液为主，胰岛素 以0.1 μ/（kg·h）速度持续静脉滴注，促进三羧酸循环，使乙酸降解，时间长，量不能多，防止低血糖，吸氧提高组织供氧量，促进乳酸氧化。糖尿病病人动脉血氧分压多偏低，吸氧有利于纠正乳酸酸中毒，对于危重症患者可行血液置换及血液透析治疗，同时注意消除诱因，纠正缺氧，停用双胍类降血糖药物，抗感染等，糖尿病乳酸酸中毒病死率非常高，在糖尿病治疗的过程中应注意预防为主。

4. 糖尿病合并感染

糖尿病患者在血糖控制欠佳、一般营养状态差的情况下，有出现感染性并发症的风险，糖尿病合并感染是糖尿病急性并发症中比较棘手的问题。

首先我们要知道糖尿病患者为什么容易并发感染。

①糖尿病患者本身血糖高，细菌进入体内以后，高血糖环境是细菌的一个很好的培养基，同时血糖升高会引起巨噬细胞的功能下降，机体免疫功能下降，有利于细菌的生长繁殖。

②病程长的糖尿病患者，由于血管损伤或血管狭窄，导致肢体远端血液供应能力下降，一旦出现感染，体内的一些抗感染的物质就不能顺利地到达感染部位，不利于控制局部的感染，容易造成感染的扩散。

③糖尿病患者如果出现神经损伤，对外界刺激的感知能力就会下降，特别是足部的感知能力明显下降，如果踩到石子、钉子或其他尖锐物刺破皮肤，很多患者都会没有感觉，这就是糖尿病患者发生糖尿病足的非常重要的原因。

一方面是由于糖尿病患者容易发生损伤，另一方面是由于糖尿病患者体内抵抗感染的物质不能很快到达受感染部位，所以说糖尿病病人预防感染非常重要。

糖尿病患者常发生疖、痈等皮肤化脓性感染，可反复发生，有时可引起败血症和脓毒血症。皮肤真菌感染，如足癣也常见，真菌性阴道炎和巴氏腺炎是女性糖尿病患者常见并发症。此外，肺结核、尿路感染也常见于糖尿病患者。临床表现为相关系统的临床症状，比如咳嗽、咳痰、尿频、尿急、尿痛、上腹部胀痛、皮肤红肿热痛、局部皮肤破溃、脓肿，部分患者会出现发热、寒战等感染中毒症状。出现感染性并发症的临床处置是需要给予胰岛素降糖治疗，同时早期积极地进行抗感染治疗，这样才能更好地控制病情。

感染是糖尿病患者死亡的重要原因之一。有数据显示，约有10%的糖尿病患者死于感染，其中以肺部感染为主，约占糖尿病合并感染的45%，病死率可达41%。随着耐药菌的出现以及致病菌谱的变化，抗生素大量使用，对糖尿病患者重要脏器的功能产生影响。糖尿病患者中感染发生率以及病死率较高，部分原因是糖尿病相关的宿主免疫缺陷，同时患者合并的血管、肾脏和心血管疾病，以及对这些疾病的干预，均会导致感染发生率和复杂性增加。

总之，糖尿病细节管理很重要，要注意生活中各个方面，不能大意，否则就可能因为一个小的失误，导致难以控制的感染，酿成大祸。

糖尿病人既然有可能发生急性并发症，那么糖尿病会不会发生慢性并发症？

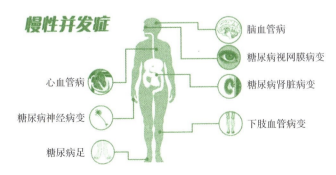

当然有，而且慢行并发症才是糖尿病的可怕之处，其实脑卒中也可以算作

糖尿病的慢性并发症之一，毕竟血糖随血液漫游全身，高血糖对血管的伤害当然也包括脑血管损伤，当伤害达到一定程度脑卒中的发生就"理所应当"了。其他糖尿病的慢性并发症还包括糖尿病肾脏病、糖尿病视网膜病变、糖尿病周围神经病变及糖尿病下肢动脉病变与糖尿病足等。及时就医诊治是最佳处理方式，以下我们只做简单的介绍，以便大家对其有基本的了解。

（一）糖尿病肾脏病

糖尿病肾脏病是指由糖尿病所致的慢性肾脏病（chronic kidney disease，CKD），病变可累及全肾。建议2型糖尿病患者每年至少进行1次肾脏病变筛查，包括尿常规、尿白蛋白/肌酐比值（UACR）和血肌酐测定（估算肾小球滤过率即eGFR）。至于如何估算肾小球滤过率，大家就不必焦虑了，现在有了APP、小程序，大家自行搜索即可。

治疗方法如下。①生活方式干预：如合理控制体重、糖尿病饮食、戒烟及适当运动等。②营养治疗：推荐蛋白摄入量约0.8 g·(kg·d^{-1})。蛋白质来源应以优质蛋白为主，必要时可补充复方 α–酮酸制剂。③控制血糖：SGLT-2i（主要是达格列净、恩格列净等药物）和GLP-1RA（利拉鲁肽、度拉糖肽、司美格鲁肽等）有降糖之外的肾脏保护作用。部分降糖药需要根据肾功能调整剂量；需根据患者的血糖情况及肾功能选择合适的降糖药物。④控制血压：推荐>18岁非妊娠糖尿病患者血压应控制在130/80 mmHg以下。对糖尿病伴高血压且UACR>300 mg/g或eGFR<60 mL·min^{-1}·1.73 m^{-2}的患者，推荐 ACEI（主要是依那普利、雷米普利等普利类药物）或 ARB（主要是替米沙坦、缬沙坦等沙坦类药物）药物治疗。对伴高血压且 UACR 30~300 mg/g 的糖尿病患者，推荐首选ACEI或ARB类药物治疗。对不伴高血压但UACR≥30 mg/g的糖尿病患者，使用ACEI或ARB类药物可延缓蛋白尿进展。治疗期间应定期随访UACR、血肌酐、血钾水平，调整治疗方案。用药2个月内血肌酐升高幅度>30% 常常提示肾缺血，应停用ACEI或ARB类药物。⑤纠正血脂异常：部分调脂药物需要根据肾功能调整剂量。⑥透析治疗和移植：当 eGFR<60 mL·min^{-1}·1.73 m^{-2}时，应评估并治疗潜在的CKD并发症；<30 mL·min^{-1}·1.73 m^{-2}时，应积极咨询肾脏专科，评估是否应当接受肾脏替代治疗。

（二）糖尿病视网膜病变

因高血糖引起视网膜微血管发生病变，是糖尿病最常见的微血管并发症之一，是处于工作年龄人群第一位的不可逆性致盲性疾病。

2型糖尿病患者应在诊断后即进行首次综合性眼检查。随后，无糖尿病视网膜病变者，至少每年进行1次复查；有糖尿病视网膜病变者，则应增加检查频率。检查包括视力检查和免散瞳眼底相机图像采集。

治疗：①良好地控制血糖、血压和血脂可预防或延缓糖尿病视网膜病变的进展。②突发失明或视网膜脱离者需立即就诊眼科。

（三）糖尿病周围神经病变

糖尿病周围神经病变（diabetic peripheral neuropathy，DPN）是指周围神经功能障碍，包括脊神经、颅神经及自主神经病变，其中以糖尿病远端对称性多发性神经病变（distal symmetric polyneuropathy，DSPN）最具代表性。推荐2型糖尿病患者每年至少进行1次周围神经病变筛查。

治疗。（1）针对病因治疗。①血糖控制。②神经修复：常用药物有甲钴胺、神经生长因子等。③改善微循环：常用药物为前列腺素E1、贝前列素钠、西洛他唑、己酮可可碱、胰激肽原酶、钙通道阻滞剂和活血化瘀类中药等。④其他：神经营养因子、肌醇、神经节苷脂和亚麻酸等。

（2）针对神经病变的发病机制治疗。①抗氧化应激：常用药物为 α-硫辛酸。②醛糖还原酶抑制剂：常用药物为依帕司他。

（3）疼痛管理。治疗痛性糖尿病神经病变的药物如下。①抗惊厥药：包括普瑞巴林、加巴喷丁、丙戊酸钠和卡马西平等。②抗抑郁药物：包括度洛西汀、阿米替林、丙米嗪和西肽普兰等。③阿片类药物（曲马朵和羟考酮）和辣椒素等。由于具有成瘾性和发生其他并发症的风险较高，阿片类药物不推荐作为治疗痛性神经病变的常规药物。

（四）糖尿病下肢动脉病变与足病

糖尿病下肢动脉病变通常是指下肢动脉粥样硬化性病变（lower extremity atherosclerotic disease，LEAD），是外周动脉疾病的一个组成成分，表现为下肢动脉的狭窄或闭塞。糖尿病足病是糖尿病患者因下肢远端神经异常和不同程度的周围血管病变导致的足部感染、溃疡和/或深层组织破坏。糖尿病高危足指糖尿病患者未出现足溃疡但存在周围神经病变，不管是否存在足畸形或周围动脉病变或足溃疡史或截肢（趾）史。

对于50岁以上的糖尿病患者，应该常规进行LEAD（下肢动脉粥样硬化性病变）的筛查。伴有LEAD发病危险因素（如合并心脑血管病变、血脂异常、高血压、吸烟或糖尿病病程5年以上）的糖尿病患者应该每年至少筛查1次。对于有足溃疡、坏疽的糖尿病患者，不论其年龄，都应该进行全面的动脉病变检查及评估。

糖尿病高危足筛查应包括足外观、神经评估及血管评估。神经评估需要行肌电图、神经电图等专业电生理检查，必须前往医院，但是足外观和简易的血管评估我们在家即可实行。

（1）足外观。①皮肤干燥情况。a.干燥、脱屑：好发于秋冬季节，检查患者小腿皮肤干燥情况，是否有一层皮屑。b.皲裂：好发于秋冬季节。好发部位是足跟、足跖外侧等角质层增厚或经常摩擦的部位，临床表现为沿皮纹发展的深浅、长短不一的裂隙，皮损可从无任何感觉到轻度刺痛或中度触痛，乃至灼痛并伴有出血。c.足底胼胝：俗称"老茧"，是皮肤长期受压迫和摩擦而引起的手、足皮肤局部扁平角质增生。d.鸡眼：足部皮肤局部长期受压和摩擦引起的局限性、圆锥状角质增生。长久站立和行走的人较易发生，摩擦和压迫是主要诱因。好发部位是脚趾上。②真菌感染。包括足癣、湿疹、灰指甲。③畸形。拇外翻是指拇趾骨和第一跖骨之关节倾斜超过10°。关节深部感觉障碍，对于关节的震荡、磨损、挤压、劳倦不能察觉因而也不能自主地保护和避免，而神经营养障碍又可使修复能力低下，使患者在无感觉状态下造成了关节软骨的磨损和破坏，关节囊和韧带松弛无力，易形成关节脱位和连枷状关节。关节肿胀、无痛、活动范围超常是本病的重要特征。④溃疡。糖尿病足溃疡主要指糖尿病患者在周围神经病变和周围血管病变的基础上，出现由甲沟炎、足癣、磨破、烫伤、处理老茧不当等原因所造成的足部感染、化脓、溃烂等难以愈合的伤口表现。常见于反复受压的部位，如脚趾、足底、足边、足背。

（2）周围血管评估。①足背动脉搏动触诊：触诊时患者取平卧位，双腿伸直。②足背动脉扣诊：检查者将右手食指、中指及无名指三指指端在踝关节前方，内、外踝连线中点；拇长伸肌腱与二趾长伸腱之间（位于足背中部大脚趾和第二脚趾之间），寻找并感知是否有足背动脉搏动（图4-5a）。③若无则进行

胫后动脉扪诊（图4-5b）

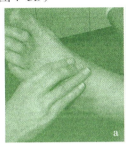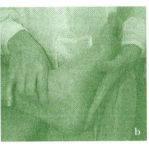

图4-5　足背动脉和胫后动脉评估

　　LEAD的防治。①筛查糖尿病性LEAD的高危因素，早期干预，即纠正不良生活方式，如戒烟、戒酒、控制体重，严格控制血糖、血压、血脂，可防止或延缓LEAD的发生。②对于有症状的LEAD患者，在以上预防措施的基础上，指导患者进行运动康复锻炼，时间至少持续3~6个月以及给予相应的抗血小板药物、他汀类调脂药、ACEI及血管扩张药物治疗，可以改善患者的下肢运动功能。对于间歇性跛行患者尚需使用血管扩张药物。目前所用的血管扩张药主要有脂微球包裹前列地尔、贝前列素钠、西洛他唑、盐酸沙格雷酯、萘呋胺、丁咯地尔和己酮可可碱等。③主要针对慢性严重肢体缺血患者，即临床上表现为静息痛或缺血性溃疡者。其治疗的最终目的是减轻缺血引起的疼痛、促进溃疡愈合、避免因肢体坏死而导致的截肢、提高生活质量。

　　糖尿病足病治疗困难，但预防则比较有效。预防是糖尿病足病的关键点！

糖尿病足患者日常生活注意事项

　　（1）保持足部的卫生。每天用温水洗足，洗足之前先用手试水温，以免烫伤。不要用刺激性强的洗液。洗足后用棉毛巾尽量擦干并吸干趾缝中的水分，足跟涂润滑油预防皲裂，定期使用乙醇等进行足部消毒，特别是趾间的白霉、浸渍，足部鳞屑等要使用杀灭真菌的药物及时治疗。

　　（2）要每天检查双足。有无肿胀、破损，注意皮肤的颜色、温度等。

　　（3）预防足部的外伤、烫伤、冻伤。要注意房间或周围环境的保暖，足部不能用热水袋或直接烤火取暖，更不能应用烤灯类物品。要适时修剪趾甲，但不宜过短，边缘磨钝，视力较差者不要自己修剪趾甲。不要自行处理"鸡眼"或自用刀片切割胼胝，更不能用腐蚀性药物处理"鸡眼"、足底水疱。不要过度在胫骨前及足趾间搔抓，以免引起局部感染。不要赤足在地毯或沙滩上行走，更不能赤足在室外，尤其是各种健身场所的卵石路等道路上行走。避免去拥挤的地方，包括公共汽车、地铁、购物场所，防止被人误踩。

（4）注意足部的保健，选择合适的鞋袜。户外活动时一定要穿具有保护作用的鞋，不能穿各种拖鞋，凉鞋的暴露部位也不能过多，穿鞋前应习惯性地检查鞋内是否有异物。选择浅色、棉质的袜子，袜口不能过紧，以免妨碍血液循环。

（5）每年到医院进行下肢及双足检查，通过专科医师的检查，可了解双足的状态，是否出现神经、血管的病变，对诊断和防止糖尿病足非常重要。

说了这么多并发症的治疗，归根结底都是糖尿病的锅，那么糖尿病应当如何治疗呢？

糖尿病的生活方式干预治疗

对已确诊的糖尿病患者，应立即启动并坚持生活方式干预，各类生活方式干预的内容和目标见表4-9。

表4-9　生活方式干预的内容及目标

内容	目标
控制体重	超重a/肥胖b患者减重的目标是3~6个月减轻体重5%~10%。消瘦c者应通过合理的营养计划达到并长期维持理想体重
合理膳食	控制总热量，能量平衡。膳食营养均衡，满足患者对营养素的需求。减少精制碳水化合物（如白米饭、面食、饼干等）和含糖饮料的摄入，以全谷物或杂豆类替代1/3精米、面等主食。提倡选择低血糖负荷的食品
适量运动	成人2型糖尿病患者每周至少150 min（如每周运动5 d，每次30 min）中等强度（50%~70%最大心率，运动时有点用力，心跳和呼吸加快但不急促）有氧运动（如快走、骑车、打太极拳等）；应增加日常身体活动，减少坐姿时间。建议每周进行2~3次抗阻练习（两次锻炼间隔≥48 h）。伴有急性并发症或严重慢性并发症时，不应采取运动治疗
戒烟戒酒	科学戒烟，避免被动吸烟。不建议糖尿病患者饮酒。有饮酒习惯的应当戒酒
限盐	食盐摄入量限制在每天5 g以内
心理平衡	规律作息，减轻精神压力，保持心情愉悦

注：a.超重为体重指数（BMI）24.0~<28.0 kg/m²；b.肥胖为 BMI≥28.0 kg/m²；c.消瘦为 BMI<18.5 kg/m²。

中医视角中的糖尿病

糖尿病的中医辨证分型

对有症可辨者，结合临床症状、舌脉，四诊合参进行辨证。

（一）糖尿病前期常见证型

（1）肝郁气滞证。因七情内伤，肝气郁滞所致。临床以情绪低落、闷闷不乐、胸胁或脘腹闷胀、得太息则舒、食欲缺乏、舌质淡红、舌苔薄白、脉弦等属肝气郁结证之轻者为特征的证候。主症：情绪低落、喜叹息、胸胁或脘腹闷胀、脉弦。

（2）湿热蕴结证。因湿热互结，蕴结脾肝，或湿热邪毒，壅阻肌腠，壅滞三焦所致。临床以脘腹痞胀，纳呆、恶心、口干、不欲饮，四肢困重，或腹大坚满，肌肤肿胀，或胁肋隐痛，面目发黄，或便下脓血，肛门坠胀，或小便短赤，尿频、涩痛，或带下色黄、臭秽，或指趾关节红肿、灼痛，或痈疽疮疖、丘疹、脓疱泛发，舌质红，舌苔黄腻，或兼灰黑，脉滑数或弦滑，可伴见发热，渴不欲饮，小便短赤，大便黏滞等为特征的证候。主症：口干不欲饮、大便黏滞、舌红苔黄腻。

（3）脾虚湿困证。因饮食、劳倦或思虑过度伤脾，或年老体弱，久病虚损，脾运化水湿功能失常所致。临床以脘腹痞胀或痛，泛恶欲吐，食少、纳呆，头身困重，倦怠乏力，肢体浮肿，大便稀溏或泄泻，小便短少，舌质淡胖，边有齿痕，舌苔白润或腻，脉濡缓，可伴见水肿，腹水，带下清稀、量多等为特征的证候。主症：大便稀溏或泄泻、头身困重、舌质淡胖、边有齿痕、舌苔白润或腻。

（二）糖尿病常见证型

（1）热盛伤津证。因邪热炽盛，损伤津液所致。临床以发热，口渴、喜饮，咽干，大便干结，小便少，甚则皮肤干瘪，眼眶凹陷，舌质红而干，舌苔黄燥，脉细数等为特征的证候。主症：口渴喜饮、小便少、舌质红而干。

（2）肝郁脾虚证。因肝失疏泄，脾失健运所致。临床以情志抑郁，喜太息，胸胁胀痛，或腹胀，纳呆，便溏不爽，或腹痛欲泻、泻后痛减，舌苔白，脉弦或缓弱等为特征的证候。主症：腹胀纳呆、情志抑郁、便溏不爽。

（3）痰浊中阻证。因痰浊壅塞，痞阻中焦，清阳不升，浊阴不降所致。临床以头重昏蒙、视物旋转、胸闷、恶心、呕吐痰涎、食少、嗜睡、乏力、小便不利、舌质淡、舌苔白厚或腻垢，脉濡滑等为特征的证候。主症：舌苔白厚或腻垢、头重昏蒙、嗜睡乏力。

（4）气阴两虚证。泛指各种原因耗损气阴，气虚与阴虚并见的一类证候。以神疲乏力、气短懒言、咽干口燥、烦渴欲饮、午后颧红、小便短少、大便干结、舌体瘦薄、苔少而干、脉虚数等为特征。主症：神疲乏力、咽干口燥、烦渴欲饮。

（5）湿热蕴结证。临床表现与主症参考糖尿病前期常见证型中的湿热蕴结证。

糖尿病的饮食营养治疗中医篇——食疗药膳

在常规营养干预基础上，中医食疗遵循如下基本原则：①提倡进餐时专注，"食不言"，细嚼慢咽。②食疗药膳采用的食材，符合"药食同源药食两用"的原则。在中医师和营养师等联合指导下进行，结合现代营养学原则，参照食物的"四气五味"、中医体质等，通过食疗来调节脏腑功能，发挥食物的营养和治疗等作用。糖尿病常用药食同源食材举例参见表4-12。③根据体质或主要症状辨证施膳，制定个性化饮食指导方案。④可辨证选用药食两用的药材冲泡代茶饮用。

表4-12　糖尿病常用药食同源物品目录表

中药名称	功效	作用
黄芪	补气健脾，升阳举陷，益卫固表，利尿消肿，托毒生肌	促进机体代谢、抗疲劳、促进血清和肝脏蛋白质的更新，能升高低血糖、降低高血糖
生地黄	清热凉血，养阴生津	降压、镇静、抗炎、抗过敏
沙参	养阴清肺，益胃生津	抑制免疫功能异常亢进
人参	大补元气，补脾益肺，生津，安神益智	增强机体免疫功能、降低血糖、抗炎、抗过敏
山药	益气养阴，补脾肺肾，固精止带	降低尿蛋白、改善肾功能
茯苓	利水渗湿，健脾，宁心	降低尿蛋白、改善肾功能、消肿、抗炎、抗肾脏纤维化

中药名称	功效	作用
枸杞子	滋补肝肾，益精明目	降低血糖、降低尿蛋白、改善肾功能
葛根	解肌退热，透疹，生津止渴，升阳止泻	降低血糖、降低尿蛋白
麦冬	养阴润肺，益胃生津，清心除烦	降血糖，提高免疫功能
玉竹	养阴润燥，生津止渴	降血糖、降血脂
黄精	补气养阴，健脾，润肺，益肾	降血糖、降血压、降血脂
石斛	益胃生津，滋阴清热	助消化、促排便、提高免疫功能
三七	化瘀止血，活血定痛	降低血压，提高免疫功能，镇痛、抗炎、抗衰老
白芍	养血敛阴，柔肝止痛，平抑肝阳	提高免疫功能，镇痛
桑叶	疏散风热，清肺润燥，平抑肝阳，清肝明目	降低血糖、降低血脂

注：建议在医师的指导之下应用，需辨证体质用药，不建议长期过量食用

糖尿病的生活方式干预治疗中医篇——传统锻炼功法

推荐中等强度有氧运动，每周训练3~5次，总运动时间≥150 min。如八段锦、太极拳、心身桩、快步走等，采用低强度、多次数的运动方式，结合养生锻炼功法的调息方法，形神合一。中医养生锻炼功法简表，见表4-13。

表4-13 推荐糖尿病的传统锻炼功法表

锻炼方法	动作要领	频次疗程	难易程度
八段锦	两手托天理三焦、左右开弓似射雕、调理脾胃须单举、五劳七伤往后瞧、摇头摆尾去心火、两手攀足固肾腰、攒拳怒目增气力、背后七颠百病消	每次15 min，每天2次，每周5天	易
心身桩	在站桩静功基础上，融入八段锦部分动作，包括起势、站桩、举石、顾盼、收势	每次20~30 min，每天1次，每周5天	易

锻炼方法	动作要领	频次疗程	难易程度
五禽戏	预备式；虎戏：虎举、虎扑；鹿戏：鹿抵；熊戏：熊运、熊晃；猿戏：猿提、猿摘；鸟戏：鸟伸、鸟飞；引气归元	每次15 min，每天2次，每周5天	较难
24式简化太极拳	起势；野马分鬃；白鹤亮翅；搂膝拗步；手挥琵琶；倒卷肱；左揽雀尾；右揽雀尾；单鞭；云手；单鞭；高探马；右蹬脚；双峰贯耳；转身左蹬脚；左下势独立；右下势独立；右玉女穿梭；左玉女穿梭；海底针；闪通臂；搬拦捶；如封似闭；十字手 收势	每次10 min，每天3次，每周5天	较难
易筋经	预备式；第一式 韦陀献杵第一势；第二式 韦陀献杵第二势；第三式 韦陀献杵第三势；第四式 摘星换斗势；第五式 倒拽九牛尾势；第六式 出爪亮翅势；第七式 九鬼拔马刀势；第八式 三盘落地势；第九式 青龙探爪势；第十式 卧虎扑食势；第十一式 打躬势；第十二式 掉尾势；收势	每次15 min，每天2次，每周5天	难

糖尿病的中医药治疗

根据患者不同症状表现及状态，结合生活习惯进行中医健康教育，包括合理饮食及运动指导、心理和情志调节等，以改善精神和体质，促进健康的饮食和运动习惯，有效控制血糖。

（一）糖尿病前期

对糖尿病前期人群进行体质辨识，针对具有偏颇体质的糖尿病高危人群和糖尿病前期人群，可通过运动、食疗、药膳、膏方等改善体质状况。

中药代茶饮。糖尿病前期气阴两虚证，可用西洋参、麦冬、玉竹、石斛、枸杞子各9 g，玄参6 g，砂仁3 g；脾虚痰湿证可用党参、山药各15 g，山楂、炒决明子、荷叶、佩兰、玫瑰花各9 g；以开水150~200 mL浸泡20 min后饮用，每日2或3次，12周为1个疗程。

针刺。可选脾俞、胃俞、肾俞、足三里、三阴交、中脘、关元、天枢等行气导滞、健脾疏肝；平补平泻，留针30 min，每周2或3次，12周为1个疗程。晕针者禁用；皮肤有感染、溃疡、瘢痕慎用；体质虚弱、气血亏损者，其针感不宜过重。

穴位埋线。可选脾俞、胃脘下俞、肝俞、肾俞、足三里等进行穴位埋线，具有减重、抑制食欲等效果。每周2次；8周为1个疗程。

穴位按摩。选穴以背俞穴、手足阳明经及太阴经经穴为主，如脾俞、胃俞、肾俞、曲池、手三里、内关、合谷、阳陵泉、血海、足三里、三阴交等穴；手法选用按揉、点穴、振腹等，也可进行自我保健按摩上述穴位；每次15 min，每周5次，8周为1个疗程。

艾灸。选肺俞、脾俞、肾俞、中脘、大椎、足三里、关元、神阙等穴，采用温和灸或隔姜灸，以皮肤温热发红为度；每日1次，每次20~30 min，2周为1个疗程；可改善体质，调节代谢。

辨证选方口服：在生活方式干预和体质调理基础上，可配合中药辨证治疗。

（1）湿热蕴结证。治法：清热化湿。推荐方药：半夏泻心汤加减。药物组成：姜半夏6 g、黄芩6 g、干姜5 g、党参9 g、炙甘草3 g、黄连3 g。

（2）脾虚湿困证。治法：健脾化湿。推荐方药：六君子汤加减。药物组成：党参9 g、麸炒白术9 g、茯苓9 g、炙甘草3 g、陈皮6 g、法半夏6 g、荷叶9 g、佩兰9 g。

（3）肝郁气滞证。治法：疏肝解郁。推荐方药：四逆散加减。药物组成：北柴胡6 g、炒白芍9 g、麸炒枳实6 g、炙甘草3 g。

（二）糖尿病

（1）辨证选方口服：中医药治疗的原则和目标：协同控糖，改善症状，预防并发症，提高生活质量。

1.热盛伤津证。治法：清热生津。推荐方药：白虎加人参汤加减。药物组成：生石膏30 g（先煎）、知母9 g、太子参9 g、天花粉9 g、生地黄9 g、黄连3 g、葛根9 g、麦冬6 g。

2.肝郁脾虚证。治法：疏肝健脾。推荐方药：逍遥散加减。药物组成：北柴胡6 g、炒白芍9 g、当归6 g、茯苓9 g、麸炒白术9 g、煨生姜3 g、薄荷6 g（后下）、牛膝9 g、炙甘草3 g。

3.痰浊中阻证。治法：燥湿化痰。推荐方药：二陈汤合平胃散加减。药物组成：姜半夏6 g、陈皮6 g、茯苓12 g、苍术6 g、姜厚朴9 g、生姜6 g、炙甘草3 g。

4.湿热蕴结证。治法：清热化湿。推荐方药：葛根芩连汤合三仁汤加减。药物组成：葛根9g、黄芩9g、黄连3g、苦杏仁6g、白蔻仁6g（后下）、薏苡仁15g、滑石15g、通草6g、法半夏6g、姜厚朴9g、竹叶6g、甘草3g。

5.气阴两虚证。治法：益气养阴。推荐方药：生脉散合玉液汤加减。药物组成：太子参9g、麦冬9g、醋五味子6g、炙黄芪15g、生地黄12g、麸炒山药12g、葛根12g、天花粉12g、丹参12g。

（2）中成药。2型糖尿病气阴两虚证，在常规治疗基础上可联合应用津力达颗粒、参芪降糖颗粒等；对新诊断2型糖尿病患者，可联合天麦消渴片等；对轻、中度糖尿病患者可服用消渴丸［为含格列本脲（0.25mg/粒）和多种中药成分的复方制剂］控制血糖，改善症状。

（3）针刺。以背俞穴及足少阴、足太阴经穴为主，可选足三里、阴陵泉、三阴交、太冲、脾俞、肾俞、关元等穴，并随证加减；每周2次，留针30min，3个月为1个疗程；因糖尿病患者皮肤容易化脓感染，用穴要少而精，注意严格消毒，防止感染。

（4）耳穴贴压。可选胰胆、脾、内分泌、肾、三焦、缘中、心、肺、肝、胃、屏尖、神门、肾上腺、耳迷根；根据患者病情，宜每周1次，每次留置2~4天，3个月为1个疗程。

老年糖尿病合并脑血管病的综合防治

老年糖尿病患者均需对脑血管病变的风险因素进行评估。脑梗死一级预防包括生活方式管理和戒烟、积极控制血压、血糖和LDL-C在理想水平。脑梗死二级预防，LDL-C需控制在<1.8 mmol/L。血压不宜控制过严，<150/85 mmHg为可接受标准，待病情稳定后逐步调整血压<140/80 mmHg。在饮食管理的基础上，单药或联合两种以上非胰岛素促泌剂治疗的老年患者，力争HbA1c<7.0%，需胰岛素或胰岛素促泌剂治疗的患者，有低血糖风险，血糖控制标准需酌情放宽，HbA1c<8.5%为可接受标准，餐后或随机血糖应<13.9 mmol/L。尤其要避免发生糖尿病急性并发症，加重或诱发再次脑梗死。

表4-17 常见食物血糖生成指数（GI）值

分类	食物名称	GI
谷类及制品	面条（白细，煮）	41
	馒头（精致小麦粉）	85
	大米饭（粳米，精米）	90
	大米饭（粳米，糙米）	78
	小米粥	60
	玉米面粥	50
	荞麦面条	59
薯类、淀粉及制品	马铃薯	62
	甘薯	54
豆类及制品	黄豆（浸泡）	18
	豆腐（炖）	32
	绿豆	27
	扁豆（红，小）	26
	扁豆（绿，小）	30
蔬菜类	胡萝卜	71
	南瓜	75
	山药	51
	芋头	48
	菜花	15
	芹菜	15
	黄瓜	15
	茄子	15
	青椒	15
	西红柿	15
	菠菜	15
果类	苹果	36
	梨	36

分类	食物名称	GI
果类	桃	28
	李子	24
	樱桃	22
	葡萄	43
	猕猴桃	52
	柑	43
	柚	25
	菠萝	66
	芒果	55
	香蕉	52
	西瓜	72
糖类	葡萄糖	100
	绵白糖	84
	蔗糖	65
	果糖	23
	乳糖	46
	麦芽糖	105
	蜂蜜	73
	巧克力	49
种子类	花生	14
	腰果	25
乳及乳制品	牛奶	28
	全脂牛奶	27
	脱脂牛奶	32
	低脂奶粉	12
	降糖奶粉	26
	酸奶（加糖）	48
	酸乳酪	36

分类	食物名称	GI
速食食品	燕麦片（混合）	83
	比萨饼（含乳酪）	60
	汉堡包	61
	白面包	88
	面包（全麦粉）	69
	燕麦粗粉饼干	55
	小麦饼干	70
	苏打饼干	72
	酥皮糕点	59
	爆玉米花	55
饮料类	苹果汁	41
	水蜜桃汁	33
	菠萝汁（不加糖）	46
	橘子汁	57
	可乐饮料	40
	芬达软饮料	68
	冰激凌	61
混合膳食及其他	饺子（三鲜）	28
	包子（芹菜猪肉）	39
	牛肉面	89
	西红柿汤	38

表4-18 常用降糖药（未包括胰岛素）

类别	通用名	每片（支）剂量（mg）	剂量范围（mg/d）	作用时间（h）	半衰期（h）	主要不良反应
双胍类	二甲双胍	250、500、850	500~2 000	5~6	1.5~1.8	胃肠道反应
	二甲双胍缓释片	500	500~2 000	8	6.2	
磺脲类	格列本脲	2.5	2.5~15.0	16~24	10~16	低血糖、体重增加
	格列吡嗪	2.5、5	2.5~30.0	8~12	2~4	
	格列吡嗪控释片	5	5.0~20.0	6~12（最大血药浓度）	2~5	
	格列齐特	80	80~320	10~20	6~12	
	格列齐特缓释片	30、60	30~120	—	12~20	
	格列喹酮	30	30~180	8	1.5	
	格列美脲	1、2	1.0~8.0	24	5	
格列奈类	瑞格列奈	0.5、1、2	1~16	4~6	1	低血糖、体重增加
	那格列奈	120	120~360	1.3	—	
	米格列奈钙片	10	30~60	0.23~0.28（峰浓度时间）	1.2	
α-糖苷酶抑制剂	阿卡波糖	50、100	100~300	—	—	胃肠道反应
	伏格列波糖	0.2	0.2~0.9	—	—	
	米格列醇	50	100~300	—	—	
TZDs	罗格列酮	4	4~8	—	3~4	体重增加、水肿
	吡格列酮	15、30	15~45	2（达峰时间）	3~7	
DPP-4i	西格列汀	100	100	24	12.4	
	沙格列汀	5	5	24	2.5	
	维格列汀	50	100	24	2	
	利格列汀	5	5	1.5（达峰时间）	12	
	阿格列汀	25	25	1~2（达峰时间）	21	

类别	通用名	每片（支）剂量（mg）	剂量范围（mg/d）	作用时间（h）	半衰期（h）	主要不良反应
SGLT-2i	达格列净	10	10	24	12.9	生殖泌尿道感染、血容量不足相关不良反应
	恩格列净	10	10~25	1.3~3.0（达峰时间）	5.6~13.1	
	卡格列净	100、300	100~300	1~2（达峰时间）	10.6~13.1	
	艾托格列净	5	5~15	1（达峰时间）	16.6	
GLP-1RA	艾塞那肽	0.3/1.2 mL，0.6/2.4 mL	0.01~0.02	10	2.4	胃肠道反应
	利拉鲁肽	18/3 mL	0.6~1.8	24	13	
	贝那鲁肽	2.1 mL/4.2 mg	0.3~0.6	2	0.25	
	利司那肽	0.15/3 mL、0.3/3 mL	0.01~0.02	1~2（达峰时间）	2~4	
	艾塞那肽周制剂	2/瓶	2 mg 每周1次	2个高峰[a]	2.4 h 每次释放	
	度拉糖肽	0.75/0.5 mL、1.5/0.5 mL	0.75~1.50 mgwx 每周1次	48（达峰时间）	108~112	
	洛塞那肽	0.1/0.5 mL、0.2/0.5 mL	0.1~0.2 mg 每周1次	67~118（达峰时间）	104~121	
	司美格鲁肽	2/1.5 mL、4/3 mL	0.25~1 mg 每周1次	56（达峰时间）	168	

注：TZDs 为噻唑烷二酮类；DPP-4i 为二肽基肽酶Ⅳ抑制剂；SGLT-2i 为钠-葡萄糖共转运蛋白2抑制剂；GLP-1RA 为胰高糖素样肽-1受体激动剂；a.2 周微球表面结合的艾塞那肽释放及6~7周微球内的艾塞那肽释放；—为无数据

表4-19　常用胰岛素及其作用特点

胰岛素制剂	起效时间	峰值时间	作用持续时间
短效人胰岛素（RI）	15~60 min	2~4 h	5~8 h
门冬胰岛素	10~15 min	1~2 h	4~6 h

胰岛素制剂	起效时间	峰值时间	作用持续时间
赖脯胰岛素	10~15 min	1.0~1.5 h	4~5 h
谷赖胰岛素	10~15 min	1~2 h	4~6 h
中效人胰岛素（NPH）	2.5~3.0 h	5~7 h	13~16 h
长效胰岛素（PZI）	3.0~4.0 h	8~10 h	20 h
甘精胰岛素U100	2.0~3.0 h	无峰	30 h
甘精胰岛素U300	6.0 h	无峰	36 h
地特胰岛素	3.0~4.0 h	3~14 h	24 h
德谷胰岛素	1.0 h	无峰	42 h
预混人胰岛素（30R，70/30）	30 min	2~12 h	14~24 h
预混人胰岛素（40R）	30 min	2~8 h	24h
预混人胰岛素（50R）	30 min	2~3 h	10~24 h
预混门冬胰岛素30	10~20 min	1~4 h	14~24 h
预混门冬胰岛素50	15 min	30~70 min	16~24 h
预混赖脯胰岛素25	15 min	30~70 min	16~24 h
预混赖脯胰岛素50	15 min	30~70 min	16~24 h
双胰岛素类似物（德谷门冬双胰岛素70/30）	10~15 min	1.2h	超过24h

高脂血症

何为血脂？

　　血脂是血浆中脂类物质的总称。脂类物质分为脂肪和类脂，其中脂肪又称为甘油三酯，功能是供应和储存能量；类脂包括胆固醇、磷脂、类固醇和糖脂等，功能是维持生物膜的正常结构和功能。

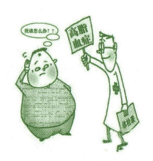

血脂有何作用？

脂肪

脂肪即甘油三酯或称为脂酰甘油，是人体内含量最多的脂类，主要功能为储存和供给能量；其次，还有保持体温、保护内脏器官的作用。

类脂

类脂包括磷脂、糖脂和胆固醇及其酯。这三大类是生物膜的主要组成成分，构成疏水性"屏障"，分隔细胞水溶性成分和细胞器，维持细胞的结构与功能。此外，胆固醇还是脂肪酸盐和维生素 D3 以及类固醇激素合成的原料，对于调节机体脂类物质的吸收，尤其是脂溶性维生素 A、D、E、K 的吸收以及钙、磷代谢均起着重要作用。

何为高脂血症？

高脂血症是指脂肪代谢或者运转异常使人体血液中的血脂含量超过正常范围，表现为血中胆固醇和(或)甘油三酯过高或高密度脂蛋白过低，现代医学称"血脂异常"。

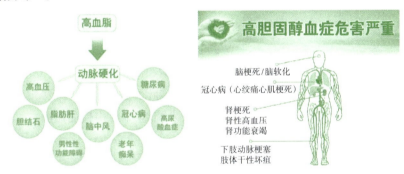

高脂血症是常见病、多发病，更是导致心脑血管疾病的元凶，该病对身体的损害是隐匿、逐渐、进行性和全身性的，它的直接损害是加速全身动脉粥样硬化。高脂血症可以防治，长期调脂治疗可以减少冠心病、心绞痛、心肌梗死、脑卒中的发生率和死亡率以及糖尿病的致残率。

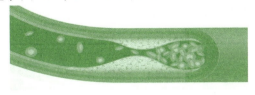

为什么会血脂异常?

（1）饮食、生活习惯因素。总热量摄入较多，精致碳水/加工食物摄入比例过高，膳食纤维摄入不足，饱和脂肪和不饱和脂肪摄入比例失调，ω3 和 ω6 脂肪酸摄入比例失调，运动不足、肥胖、饮酒都会导致血脂升高。

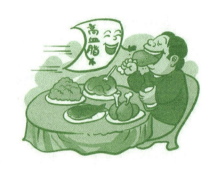

（2）遗传因素。多数人的血脂异常和动脉粥样硬化倾向是由多基因遗传因素，以及遗传和环境交互的表观遗传学因素决定的。

（3）其他疾病继发。如糖尿病、甲状腺功能减退、肾病综合征，以及内分泌疾病等，均会导致血脂升高。

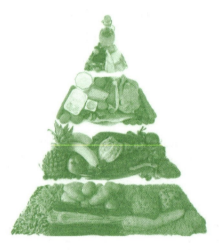

哪些人群需要筛查血脂异常?

（1）建议 20~40 岁成年人至少每 5 年检测 1 次血脂。

（2）建议 40 岁以上男性和绝经期后女性每年检测血脂。

（3）动脉粥样硬化性疾病患者及其高危人群，应每 3~6 个月检测 1 次血脂。

（4）因脑卒中住院患者，应在入院时或入院 24 小时内检测血脂。

血脂检查的重点对象如下。

（1）有心脑血管疾病病史者。

（2）存在多项心脑血管疾病危险因素（如高血压、糖尿病、肥胖、吸烟）的人群。

（3）有早发性心血管病家族史者（指男性一级直系亲属在 55 岁前或女性一级直系亲属在 65 岁前患缺血性心血管病），或有家族性高脂血症患者。

（4）皮肤或肌腱黄色瘤及跟腱增厚者。

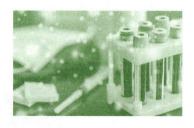

化验血脂前需注意哪些事项？

（1）采血前2周内保持相对稳定的饮食与运动习惯，采血前数日内不宜大量饮酒。

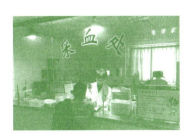

（2）采血前24小时内不宜进行剧烈运动。

（3）采血前12小时内不吃任何食物（包括零食和小吃），采血前晚可以少量饮水（一般不超过500 mL），但当日晨起不宜大量饮水（服药时可少量饮水）。

（4）采血前一般无须停用日常服用的治疗药物，但应告知医生所用药物的种类与剂量。

（5）采血前至少静坐休息5分钟，采血时一般取坐位。

（6）若需自行送检血标本，应在采血后尽快送往化验室。送标本途中避免剧烈摇动试管，避免暴露于过冷或过热的环境中。

如何看血脂报告？

其实我们最常用的指标只有4个，即总胆固醇（TC）、甘油三酯（TG）、低密度脂蛋白胆固醇（LDL-C）和高密度脂蛋白胆固醇（HDL-C），用来指导临床治疗。其他指标如Apo A1、Apo B和Lp（a）虽也有一定价值，但远不及基础四项重要，因此我们着重关注血脂基础四项即可。

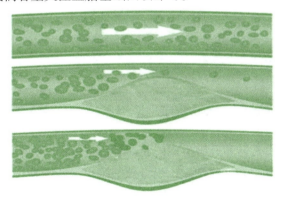

高脂血症致动脉粥样硬化血管狭窄过程

（1）总胆固醇（TC）。"老大"TC是组成人体细胞膜的重要成分，也是合成性激素、皮质激素等重要激素的原材料。如果胆固醇不足，会影响各器官正常工作。TC是血清中所有胆固醇的总和。一般情况下，总胆固醇=极低密度脂蛋白胆固醇+低密度脂蛋白胆固醇+高密度脂蛋白胆固醇。即：TC=VLDL-C + LDL-C+HDL-C。还有极少部分胆固醇是在乳糜微粒中。

大多数的医院只报TC、TG、LDL-C，HDL-C这4项结果，不报极低密度脂蛋白胆固醇（VLDL-C）以及乳糜微粒（CM），因此结果相加会比总胆固醇小一点。

（2）甘油三酯（TG）。"老二"TG主要有两个来源，一是食物的消化吸收产生，二是肝脏自己合成。主要是以脂肪的形式存储在体内，为人体供应能量。血浆TG主要存在于富含TG的脂蛋白中，包括乳糜微粒（CM）、VLDL-C及其残粒。

当TG升高时胆固醇转移蛋白活性增加，导致VLDL-C中更多的TG转移至HDL-C和LDL-C中，而肝脂肪酶会进一步水解HDL-C和LDL-C中的TG，形成密度较正常高、体积较正常小的HDL-C和LDL-C颗粒。

小而致密的HDL容易从肾脏排出，造成HDL-C的下降；而LDL-C不易被肝脏代谢，在血管中停留的时间更长，更加容易沉积在血管壁，促进动脉粥样硬化性病变。

（3）低密度脂蛋白胆固醇（LDL-C）——"坏胆固醇"。

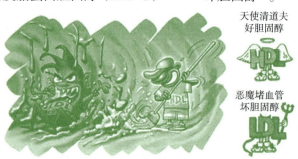

天使清道夫
好胆固醇

恶魔堵血管
坏胆固醇

LDC-C主要负责转移肝脏生成的胆固醇，是一个"搬运工"。如果低密度脂蛋白过多，就会招来巨噬细胞，当巨噬细胞也无法清除这些胆固醇的时候，巨噬细胞就会变成泡沫细胞，沉积在血管中，变成斑块，最终导致动脉粥样硬化。

因此，LDL-C也叫"坏胆固醇"。在一定范围内，LDL-C越低越好，目前很多的研究均表明，血浆 LDL-C 水平升高，会增加冠心病、脑卒中等心脑血管疾病的风险。

4.高密度脂蛋白胆固醇（HDL-C）——"好胆固醇"

HDL-C 是血液中密度最高、颗粒最小的脂蛋白。HDL-C 负责把斑块内的胆固醇运输至肝脏进行分解代谢，即胆固醇逆转运，减少胆固醇在血管壁的沉积，起到抗动脉硬化作用。所以我们常说 HDL-C 是"好胆固醇"。在一定范围内，HDL-C 越高越好。

四大血脂指标的参考范围

（1）TC。TC 的合适水平是 <5.2 mmol/L，5.2~6.2 mmol/L 处于边缘水平，≥ 6.2 mmol/L 属于升高。

（2）TG。TG 的合适水平是 < 1.69 mmol/L，1.69~2.25 mmol/L 是边缘升高，2.26~5.63 mmol/L 属于升高，>5.64 mmol/L 属于极高。

（3）LDL-C。LDL-C 的理想水平 <2.6 mmol/L，合适水平 <3.4 mmol/L，3.4~4.1 mmol/L 处于边缘水平，≥ 4.1 mmol/L 属于升高。

（4）HDL-C。高密度脂蛋白的正常范围在 1.1~1.5 mmol/L 之间。如果过低，患脑卒中的风险会增加。

如何预防高脂血症？

1）晚餐时间宜早

在过晚的时候吃厚味和难以消化的食物，会助长胆固醇沉积，因此，许多学者都主张晚饭应该早一点吃。

2）晚餐不过量

晚上活动量少，能量消耗少，多余的热量可在胰岛素的作用下合成脂肪，因此晚餐摄入的热量

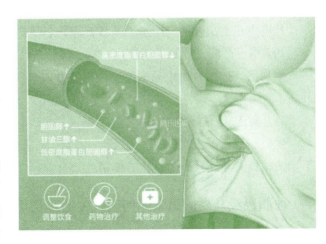

应不超过全天总量的30%。

3）少吃甜食

摄入过多的蔗糖、果糖等碳水化合物，不能被体内及时消耗和代谢掉，就容易转变成脂肪。如果摄入糖油混合物，发胖的概率会更大。

4）吃得淡些

低盐饮食对预防心血管疾病有好处。近代研究证实，食盐摄取过量与高血压发病密切有关。

5）少吃胆固醇高的食物

限制胆固醇、饱和脂肪酸含量高的食物。食物胆固醇主要来源于肉类、动物内脏、脑、蛋黄、鱼子、贝类和某些软体动物。

6）多吃植物蛋白及油类

近年来大量报告证明，完全用大豆蛋白代替动物蛋白，可使血胆固醇含量显著降低，植物油中一般含不饱和脂肪酸多，能降低胆固醇。

7）多吃新鲜蔬菜水果

绿叶蔬菜和水果中含有较多的维生素C，可以减低胆固醇，减轻或防止动脉硬化。

8）提倡混合饮食，不偏食

混合饮食可使维生素及微量元素的吸收比较广泛，全谷类、豆类及坚果中含有铬、锰，能预防动脉硬化。

9）限制总热量

凡体重超重及甘油三酯水平高者，应限制膳食中的总热量。

10）烟应严戒，酒宜少饮

据观察，抽烟者血中高密度脂蛋白较低，长期饮酒者也可诱发甘油三酯的升高。

11）多选食一些降脂食物

生姜、豆制品、酸牛奶、蘑菇、木耳、大蒜、洋葱、甲鱼、茶叶、海藻、玉米油、豆荚等都具有降血脂的作用。

血脂已经升高的患者如何通过生活方式干预控制血脂？

对于血脂异常的心脑血管疾病低风险患者，首先应用非药物干预措施，包括治疗性饮食、减轻体重、减少饮酒、戒烈性酒等。血脂异常与饮食和生活方式有密切关系，生活方式干预是血脂异常治疗的基础措施。建议每日摄入胆固醇<300 mg，尤其是动脉粥样硬化性疾病等高危患者，摄入脂肪不应超过总能量的20%~30%。

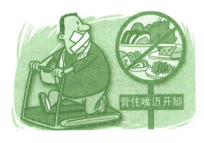

调整饮食　　适量运动　　定期检查

高脂血症的药物治疗

降脂药物分类

1）他汀类药物

他汀类药物是羟甲基戊二酰辅酶A(HMG-CoA)还原酶抑制剂，此类药物通过竞争性抑制内源性胆固醇合成限速酶(HMG-CoA)还原酶阻断细胞内羟甲戊酸代谢途径，使细胞内胆固醇合成减少，从而反馈性刺激细胞膜表面低密

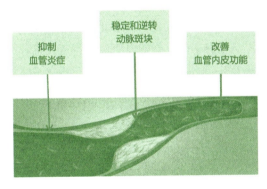

度脂蛋白受体数量和活性增加、使血清胆固醇清除增加、水平降低。

他汀是血脂异常药物治疗的基石，主要降低体内胆固醇水平。他汀不耐受或LDL-C水平不达标者应考虑与非他汀类降脂药物联合应用，如依折麦布。

2）胆固醇吸收抑制剂

代表药物为依折麦布，主要是通过抑制小肠对胆固醇的吸收，来减少胆固醇的水平。他汀类药物与依折麦布联合应用可产生良好的协同作用。联合治疗可使血清LDL-C在他汀治疗的基础上再下降18％左右，且不增加他汀的不良反应。

3）贝特类药物

贝特类降脂药也就是苯氧芳酸类降脂药，其多数药物的译名中含有"贝特"二字，常用的贝特类药物有非诺贝特、微粒化非诺贝特和苯扎贝特。此类药可通过增强脂蛋白脂酶的活性加速脂蛋白的分解，同时也能减少肝脏中脂蛋白的合成，从而降低血脂。这类药物的突出作用是显著降低甘油三酯。

4）PCSK9抑制剂

PCSK9抑制剂是一类抑制PCSK9(Kexin样前转化酶枯草杆菌蛋白酶家族的第9个成员)的化合物，可阻止PCSK9介导的低密度脂蛋白受体降解。目前此类抑制剂是一类降脂新药。PCSK9抑制剂具有强大的降胆固醇作用，LDL-C可降低50％~70％。依洛优单抗为此类药物代表药物，已应用于我国临床。

他汀药物如何选择？

临床常用的他汀类药物包括阿托伐他汀、瑞舒伐他汀、辛伐他汀、普伐他汀、洛伐他汀、氟伐他汀、匹伐他汀。每个人对不同的他汀类药物敏感度不同，需要根据血脂降低的幅度、不良反应、肝肾功能以及血糖进行调整，选择合适的他汀药物进行调脂治疗。

根据中国人群的血脂代谢特点，推荐选择应用中等强度的他汀，使LDL-C降低25％~50％，包括阿托伐他汀10~20 mg、瑞舒伐他汀5~10 mg、氟伐他汀80 mg、洛伐他汀40 mg、匹伐他汀2~4 mg、普伐他汀40 mg、辛伐他汀20~40 mg、洛伐他汀1.2 g。

他汀药物的安全性怎样？

很多脑梗死患者听说他汀"对肝脏、肌肉不好"，所以不敢长期服用，其实这种理解是有偏颇的。他汀确实可能引起转氨酶的升高，但谷丙转氨酶超过正常值上限3倍才被认为是需要停药的严重不良反应，而这种情况的发生率在咱国只有0.24％/年左右，肌病的发生率更低，大约是0.13％/年。所以需要长期服用他汀药物的患者只需要定期（尤其在服药早期）复查肝功能、肌酶等指标就可以了。

绝大多数人对他汀的耐受性良好，但有少数患者在治疗过程中出现与他汀相关的症状，其不良反应多见于接受大剂量他汀治疗者。

1）肝功能异常

主要表现为转氨酶升高，发生率约0.5%~3.0%，呈剂量依赖性。建议他汀治疗开始后4~8周复查肝功能，如无异常，则可调整为6~12个月复查1次。失代偿性肝硬化及急性肝功能衰竭是他汀应用的禁忌证。

2）他汀相关肌肉不良反应

包括肌痛、肌炎和横纹肌溶解。肌炎及严重的横纹肌溶解罕见。药物相互作用相对较小的他汀可能降低肌病风险。

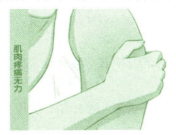 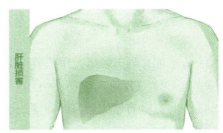

3）新发糖尿病

长期服用他汀有增加新发糖尿病的危险，发生率约9%~12%，属他汀类效应。他汀对心血管疾病的总体益处远大于新增糖尿病危险，有他汀治疗适应证者都应坚持服药。

4）认知功能异常

他汀治疗可引起认知功能异常，但多为一过性，发生概率不高，无明确因果关系。

患者不能耐受他汀治疗时怎么办？

临床上，少数患者可能不能耐受常规剂量的他汀治疗。可考虑以下措施。

1）更换另一种他汀。

2）减少他汀剂量或改为隔日一次用药。

3）换用其他种类替代药物（如依折麦布）。

4）单独或联合使用贝特类或烟酸缓释剂。

5）进一步强化生活方式治疗。

若患者需使用但不能耐受大剂量他汀治疗，可用中小剂量他汀联合依折麦布。

他汀治疗时出现不良反应如何处理？

在启用他汀类药物时，要检测肝转氨酶和肌酸激酶（CK），治疗期间定期监测复查。若治疗期间出现肌肉不适或无力症状以及排褐色尿时应及时报告，并进一步检测CK。如果发生或高度怀疑肌炎，应立即停止他汀类药物治疗。

其他情况的处理如下。

（1）如果患者报告可能的肌肉症状，应检测CK并与治疗前水平进行对比。

（2）由于甲状腺功能减退患者易发生肌病，对于有肌肉症状的患者，还应检测促甲状腺素水平。

（3）若患者有肌肉触痛、压痛或疼痛，伴或不伴CK升高，应排除常见的原因，如运动和体力劳动。

（4）一旦患者有肌肉触痛、压痛或疼痛，CK高于正常上限10倍，应停止他汀类药物治疗。

（5）当患者有肌肉触痛、压痛或疼痛，CK不升高或中度升高（升高3~10倍），应每周检测CK水平，直至排除了药物作用或症状恶化至上述严重程度（应及时停药）。如果患者有肌肉不适和（或）无力，且连续检CK有进行性升高，应慎重考虑减少他汀类药物剂量或暂时停药。然后决定是否或何时再开始他汀类药物治疗。再次开始治疗时应从小剂量他汀开始，也可选用不同品种他汀。

长期吃他汀，胆固醇会不会降得太低？

他汀可以显著降低低密度脂蛋白水平，预防新发斑块，并避免已有的动脉斑块进一步增大；还能使粥样斑块变得更稳定，不易破裂（斑块破裂是发生急性心梗和脑梗的主要原因）。因而对于已经发生冠心病和脑梗死的患者，长期服用他汀非常重要。当服用他汀把胆固醇降到理想范围内之后，继续服用药物会不会使胆固醇进一步降低？不会的，常规剂量他汀没有这么强的作用，因而这种顾虑是不必要的。

他汀类药物何时服用？

根据药物的理化性质和人体的生理特点，服用他汀类降脂药物分为：餐后、睡前和任意时间服用。

（1）胆固醇主要是由肝脏在夜间合成，在合成胆固醇的时候，这时体内有药物来对抗，可以达到事半功倍的效果。所以晚上服用任何一种他汀类药物都是最佳选择。

（2）不同降脂药物的特点如下。

①洛伐他汀、辛伐他汀、普伐他汀以及氟伐他汀的半衰期短，一般为1.5~3小时，因此这几种药物一定要在晚上服用。其中洛伐他汀和辛伐他汀亲脂性较强，晚餐后服用效果更佳。而普伐他汀和氟伐他汀睡前服用即可。

②阿托伐他汀半衰期可长达14小时，瑞舒伐他汀半衰期达13~20小时，所以一天中任何时间都可服用。但任意时间不是随意的时间服用，需要每天按固定的时间服用药物。

③氟伐他汀缓释片虽然半衰期短，但已做缓释处理，也可以在任意时间服用。

颈动脉斑块，需要他汀类治疗吗？

对于单纯颈动脉内中膜增厚患者，如果血脂在正常范围内，且无冠心病、脑梗、糖尿病等情况，不建议使用他汀类药物治疗。

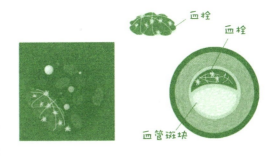

· 对于颈动脉不稳定斑块或斑块伴狭窄50%以上者，无论是否有缺血性脑卒中症状及血脂是否异常，均建议使用他汀类药物治疗，控制低密度脂蛋白胆固醇（LDL-C）<1.8 mmol/L。

· 对于颈动脉斑块伴狭窄50%以下者，无缺血性脑卒中症状，血脂在正常范围以内，可根据斑块的稳定性和用药风险效益比个体化考虑是否选用他汀类药物。

· 对于颈动脉斑块患者，如果近期发生缺血性脑卒中，建议强化他汀类药物治疗，控制低密度脂蛋白胆固醇（LDL-C）≤ 1.8 mmol/L。他汀类药物单药治疗不能达标时，可联用依折麦布等其他降脂药物。当患者为高甘油三酯血症时，可考虑给予烟酸类或者贝特类降脂药。

何时联用贝特类药物？

贝特类能够降低甘油三酯（TG）水平和升高 HDL-C 水平，与他汀联用有效改善血脂异常患者的血脂谱。适用于严重高甘油三酯血症伴或不伴低HDL-C 水平的混合型高脂血症患者，尤其是糖尿病和代谢综合征时伴有的血脂异常，高危心血管疾病患者他汀治疗后仍存在 TG 或 HDL-C 水平控制不佳者。由于他汀和贝特代谢途径相似，均有潜在肝损可能，并有发生肌炎和肌病的危险，合用时发生不良反应的机会增多，建议合用时均用小剂量，采取晨服贝特、晚服他汀的方式，并增加检测转氨酶及肌酶频率，如无不良反应可逐步增加他汀剂量。由于氟伐他汀、普伐他汀不经 CYP3A4 途径代谢，因此与贝特类药物联用时更安全。

新型降脂药——依洛尤单抗

近年来，一类新型强效降脂药为脑卒中高危人群带来了希望——前蛋白转化酶枯草溶菌素 9/Kesin 9 型（PCSK9）抑制剂。大量研究表明：在他汀类药物的基础上加用胆固醇吸收抑制剂（依折麦布）或 PCSK9 抑制剂可进一步降低LDL-C，使脑卒中高危患者获益。依洛尤单抗便是一种 PCSK9 抑制剂。依洛尤单抗能清除血液中 LDL-C 受体数量，从而降低 LDL-C 水平。

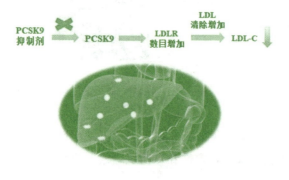

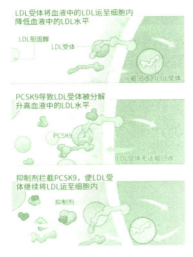

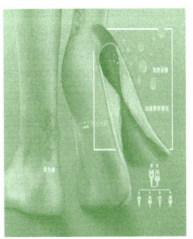

什么样的人适合依洛尤单抗?

纯合子型家族性高胆固醇血症（HoFH）。用于成人或12岁以上青少年纯合子型家族性高胆固醇血症。

用于成人动脉粥样硬化性疾病的治疗，以降低心肌梗死、卒中和冠状动脉血运重建的风险。

原发性高胆固醇血症（包括HeFH）和混合型血脂异常。在接受最大耐受剂量的他汀类药物治疗仍无法达到LDL-C目标的患者，或者在他汀类药物不耐受或禁忌使用的患者。

依洛尤单抗如何使用呢?

推荐皮下给药，为140毫克每两周一次，或420毫克每月一次。

注射部位为腹部、大腿或上臂。注意避开活动性皮肤疾病或损伤（如淤青、红肿、晒伤、皮疹、发炎或皮肤感染）。每次注射时应轮换使用注射部位。

依洛尤单抗如何保存?

依洛尤单抗原包装纸盒放于冰箱冷藏（2~8℃），不能冷冻。若放置在室温下，在30

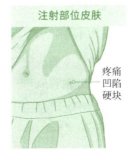

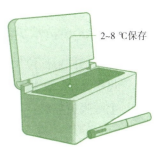

天内使用。伊洛尤单抗从冰箱取出后需恢复至室温至少30分钟。注射前应检查药物的外观，注意是否存在颗粒物或变色。正常应为澄清至乳白、无色至淡黄色的液体。如果溶液混浊、变色或含有颗粒物，请勿使用。

错过给药时间7天内，给予依洛尤单抗，并继续使用之前的给药时间表。如果错过给药时间超过7天，每两周一次的给药方案就不要补打，按照原计划的下一次给药时间用药。每月一次给药方案，则需要及时补打，并以这次给药时间算一天，重新计划时间表。

在用药过程中出现皮疹，瘙痒湿疹等过敏反应，流感样症状以及肌肉痛等不适，需及时就医。

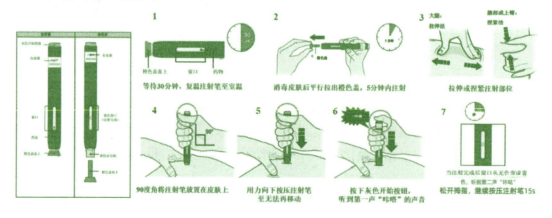

注射部位：

您可以使用：

- **大腿**
- **腹部，除脐周 5 厘米的区域外**
- **上臂外侧（仅在其他人给您注射时）**

使用酒精棉清洁您的注射部位，等待皮肤干燥。

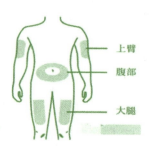

依洛尤单抗常见不良反应有哪些？

轻微的注射部位反应：红斑、疼痛或瘀斑。

过敏反应：皮疹、湿疹、红斑和荨麻疹。

上呼吸道症状：鼻咽炎、上呼吸道感染、流感等。

胃肠道不适症状，胃肠炎、腹泻等。

总之，依洛尤单抗为血脂控制不达标且无法耐受他汀类药物治疗的患者提供了新的选择。但患者必须在医生的指导下注射此药，掌握正确注射方法及药物保存方法，使用期间还要定期复查血脂、肝肾功能等指标，以保证安全。

血脂异常需要长期用药治疗吗?

坚持非药物治疗是纠正血脂异常的重要措施。即使开始用药治疗后仍应继续进行饮食控制和积极运动，不能因为药物治疗就放松生活方式干预。多数患者，特别是已经发生冠心病和（或）糖尿病者均需要长期用药。

只要没有明显副作用，绝大多数人需要长期服药，不能擅自停药。不能因为一段时间治疗后胆固醇降低到了目标值以下就自行停药或减小用药剂量，否则会明显增加发生心肌梗死或卒中的风险。

开始药物治疗高脂血症后何时应复查?

药物治疗开始后4~8周复查血脂、肝功能、肌酸激酶，若无特殊情况且血脂达标可改为每6~12个月复查1次；长期达标者可每年复查1次。

如血脂未达标则需调整降脂药剂量或种类，或联合应用不同作用机制的降脂药进行治疗。每当调整降脂药种类或剂量时，都应在治疗6周内复查。

高脂血症对于脑卒中影响

血脂异常中最为大家熟知的是低密度脂蛋白胆固醇升高和甘油三酯升高，常常被称为"高脂血症"。其中低密度脂蛋白胆固醇是促进动脉粥样硬化进程及引发心脑血管事件的关键因素。动脉粥样硬化斑块常常见于大动脉分支处，斑块破裂形成血栓，从而导致脑梗死。

在大多数观察性研究中，较高的胆固醇和低密度脂蛋白水平与缺血性脑卒中的风险增加之间均存在相关性。此外，大多数观察性研究也发现，较低的胆固醇和低密度脂蛋白水平与出血性卒中的风险增加存在关联性。研究发现TC＜4.13 mmol/L者较≥4.13 mmol/L者致死性颅内出血风险增加3倍；甘油三酯水平≤0.94 mmol/L与出血性卒中风险增加相关。因此，血脂不是越低越好。

脑卒中患者的血脂管理

缺血性脑卒中血脂管理的最终目的是降低动脉粥样硬化性疾病的发生及复发风险。改善生活方式是药物调脂治疗的基础。他汀类药物是血脂异常药物治疗的基石。

缺血性脑卒中急性期的血脂管理

（1）发病前已服用他汀类药物调脂或者抗动脉粥样硬化治疗的缺血性脑卒中患者，在急性期继续服用。

（2）对于发病前未服用他汀类药物的缺血性脑卒中患者，推荐院内尽早启动他汀类药物治疗，但尚需更多的证据来支持。

缺血性脑卒中非急性期的血脂管理

缺血性脑卒中的生活方式干预和调脂策略。

（1）缺血性脑卒中/短暂性脑缺血发作患者无论是否进行药物调脂治疗，都必须坚持控制饮食和改善生活方式。

（2）对于非心源性缺血性脑卒中/短暂性脑缺血发作患者，长期使用他汀类药物可以预防缺血性脑卒中/短暂性脑缺血发作的复发。

（3）患者一旦确诊为缺血性脑卒中/短暂性脑缺血发作，均属于动脉粥样硬化性疾病极高危人群，无论病因是否为动脉粥样硬化以及胆固醇水平是否正常，均建议使用他汀类药物治疗以降低血管性事件复发风险。

缺血性脑卒中的调脂达标值

（1）对于非心源性缺血性脑卒中/短暂性脑缺血发作患者，无论是否伴有其他动脉粥样硬化，均建议服用他汀类药物长期治疗，以减少脑卒中发生；LDL-C目标值＜1.8 mmol/L（70 mg/dL）或者至少降低50%。

（2）临床上依据患者血脂基线水平起始应用中等强度他汀，根据个体调脂疗效和耐受情况，适当调整剂量，若胆固醇水平不达标，与其他调脂药物联合应用以达到血脂正常标准。

（3）如果使用最大耐受剂量的他汀和依折麦布治疗后，LDL-C水平仍≥70 mg/dL（1.8 mmol/L），可以加用前蛋白PCSK9抑制剂。

缺血性脑卒中特殊人群血脂管理

糖尿病患者

（1）缺血性脑卒中合并糖尿病患者，无论其基线LDL-C水平如何，都应进行生活方式干预。

（2）缺血性脑卒中合并糖尿病患者，无论其基线LDL-C水平如何，首选他汀降脂治疗，LDL-C治疗目标值＜70 mg/dL（1.8 mmol/L）。

（3）经中等强度他汀治疗后，LDL-C仍未达标者，可使用其他类型调脂药物联合他汀治疗，实现LDL-C达标。

肝脏疾病或肝功能异常患者

（1）对于有肝炎、肝硬化或其他肝损伤病史的缺血性脑卒中患者，在评估其获益风险比的基础上可考虑使用他汀类药物，必要时可联合应用保肝药物。活动性肝脏疾病或转氨酶持续升高的患者应暂时停用他汀类药物。

（2）药物治疗时必须监测肝功能和肌酶，如AST/ALT超过3倍正常上限应暂停给药，停药后每周复查肝功能，直至正常。当转氨酶正常后可考虑重新试用小剂量原有他汀类药物或其他调脂药物。

出血性脑卒中患者的血脂管理

对于有脑出血病史的缺血性脑卒中患者，应权衡风险和获益合理使用他汀类药物。

心房颤动

何为房颤？

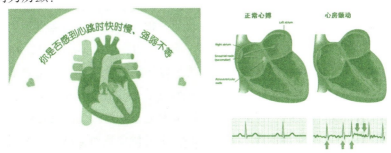

房颤是心房颤动的简称。单导联心电图（≥30 s）或12导联心电图（≥10 s）显示P波消失，代之以大小、形态及时限均不规则的颤动波（f波）、RR间期绝对不规则即可诊断为房颤。

根据房颤发作的持续时间，以及转复并长期维持窦性心律的难易程度和治疗策略选择，将房颤分为阵发性房颤、持续性房颤、持久性房颤和永久性房颤，具体定义见表4-20。

表4-20　房颤的分类

临床分类	定义
阵发性房颤	房颤持续时间短于7 d
持续性房颤	房颤持续时间7 d及以上
持久性房颤	房颤持续时间超过1年
永久性房颤	转复并维持窦性心律可能性小，房颤持续10~20年以上，心电图显示近乎直线的极细小f波；或心脏磁共振成像显示左心房纤维化面积占左心房面积的30%以上

房颤出现的时候是什么感觉？

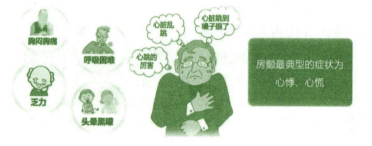

房颤最常见的症状为心悸、活动耐力下降和胸部不适，部分患者也可有头晕、焦虑及尿量增加等症状。房颤症状的严重程度在个体间差别很大，部分患者可因症状不特异或较轻而逐渐耐受，约1/4的患者自述无症状。血栓栓塞或心衰等并发症也可为房颤首发表现。房颤发作影响血流动力学患者多合并器质性心脏病及心功能不全，也可见于房颤转变为心房扑动（房扑）或合并预激综合征导致心室率极快时。房颤合并晕厥最常见于阵发性房颤发作终止时出现长R-R间期，也可见于严重栓塞事件、心室率极快导致血流动力学不稳定等情况，以及合并肥厚型心肌病、主动脉瓣狭窄等基础心脏病的患者。

如何发现自己得了房颤？

尽管现如今移动健康应用程序（APP）和可穿戴设备等移动医疗技术极速发展为房颤的筛查提供了很多支持手段，机器学习和人工智能也可从既往窦性心律心电图检查识别出间断的房颤发作者，但目前房颤的诊断仍以传统方式为主，即就医时心电图发现。

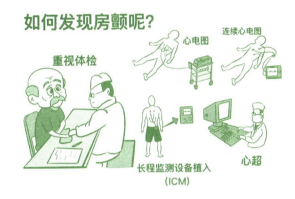

（1）一般人群的房颤筛查。筛查策略包括机会性筛查（指全科医师对因不同原因在社区就诊的患者通过脉搏触诊或心电图顺便进行房颤筛查）和系统性筛查（指对高危人群通过定期或连续心电监测进行系统详细的房颤筛查）。

（2）高危人群的房颤筛查。2020年欧洲房颤指南建议在65岁以上人群进行房颤筛查是值得的，所有75岁以上人群应每2周接受心电图检查，能够筛查出更多无症状房颤。同时建议在有房颤危险因素人群中筛查房颤，尤其是高血压人群和阵发睡眠呼吸暂停的人群中筛查房颤。

（3）特殊人群的房颤筛查。具有心房感知功能的心脏置入式电子装置（cardiacimplantable electronic device，CIED）通过连续监测可检出房性快速性心律失常，也被称为心房高频事件（atrial high frequency event，AHRE），包括房性心动过速、房扑和房颤。常规程控时应评估AHRE并明确房颤诊断，以及时调整抗凝治疗决策。对记录到AHRE的患者，需进一步进行临床评估以明确房颤诊断。

（4）卒中患者的房颤筛查：房颤是不明原因卒中的重要原因。荟萃分析表明，7.7%的急性缺血性卒中或TIA患者可通过首次急诊心电图检查发现房颤，结合多种心电监测手段可在23.7%的患者中发现新诊断房颤。延长监测时间，提高监测频率可提高房颤检出率，但最佳监测方式和时程尚不明确。研究发现，间断进行7~14天的长程动态心电监测，每年累计监测超过28天，对于房颤负荷的评估可达到与置入式心电监测装置等效的评估能力，因此，对于未诊断房颤的卒中患者，可考虑通过上述方式尽可能地发现房颤并及时进行治疗。各类人群的房颤筛查推荐见表4-21。

表4-21　房颤筛查

筛查对象	建议
高危人群	年龄≥65岁的人群在就医时，可考虑通过脉搏触诊或心电图进行房颤的机会性筛查
	年龄≥70岁的人群，可考虑通过定期或连续心电监测进行房颤的系统性筛查
具有CIED的人群	推荐置入CIED的患者常规程控时应评估AHRE并明确房颤诊断
卒中人群	未诊断房颤的急性缺血性卒中或TIA患者可考虑在1年内完成每3个月1次，每次至少7 d，累计超过28 d的心电监测以进行房颤筛查

如果我是房颤患者，应该怎么办？

合理膳食　　　适量运动　　　戒烟限酒

讲究起居　　　心理平衡

房颤患者日常应进行控制体重、合理运动、减少饮酒、戒烟等生活方式改善。应评价心血管危险因素及并发症，并进行严格管理，如严格的控制血压，以降低主要不良心血管事件。合并糖尿病的房颤患者，应考虑使用钠-葡萄糖协同转运蛋白-2-抑制剂来降低主要不良心血管事件风险。最重要的是在专科医生指导下进行房颤的药物或外科治疗。

房颤治疗

那么房颤都需要进行哪些方面的治疗呢？下面我们来给大家大概介绍一下。

（一）房颤的节律控制治疗

房颤的节律控制是指通过应用抗心律失常药物（AAD）、直流电转复、导管消融或外科消融恢复窦性心律并进行长期维持。观察性研究显示，节律控制与较低的卒中/TIA风险相关。大规模观察性研究及经典的

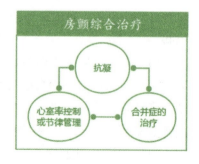

EAST-AFNET 4研究结果均显示，与室率控制相比，新诊断房颤节律控制与较低的主要复合终点（心血管死亡、缺血性卒中、心衰）相关。

在治疗选择上，应尊重患者的治疗意愿，综合评估患者的合并疾病、危险因素、症状、心功能、对药物的依从性、耐受情况及治疗效果，合理行心室率控制及节律控制策略（图4-9）。

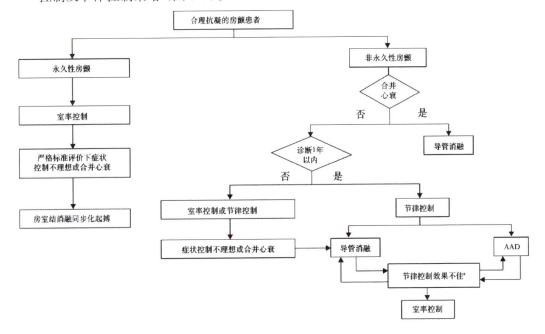

注：房颤为心房颤动，心衰为心力衰竭，AAD为抗心律失常药物：^a选择导管消融的患者如节律控制效果不理想，可选择AAD治疗；选择AAD治疗的患者如节律控制效果不理想，可选择行导管消融：如两种节律控制治疗策略在合理，充分应用的情况下仍不能取得理想的治疗效果（如房颤相关症状改善不理想、房颤复发风险高等），则可选择室率控制策略

图4-9 房颤患者心室率控制及节律控制策略流程

长期抗心律失常药物浅介

抗心律失常药物对减少房颤反复发作、长期维持窦性心律具有中等程度的有效性，但抗心律失常药物相关的不良反应相对常见。长期应用抗心律失常药物维持窦性心律应重视其安全性及相关不良反应，在抗心律失常药物选择和应用上应强调安全性第一、有效性第二的原则，针对患者情况个体化选择抗心律

失常药物治疗策略，慎重评估各种抗心律失常药物的应用时机、时限、剂量，避免过度应用，始终注意用药监测、评估、调整，注意抗心律失常药物的致心律失常作用和心脏外毒性，对效果不好或出现不良反应的患者，应在尊重患者选择的前提下及时更换治疗手段（如更换药物种类或选择导管消融）。

胺碘酮具有多通道阻滞作用，在所有抗心律失常药物中最为有效，但副作用也最多，应作为房颤抗心律失常药物治疗的二线或最后选择。胺碘酮主要的心血管副作用是窦性心动过缓（可降低心室率 10~12次/min）。

胺碘酮的肺毒性：发生率为 2%~17%，为胺碘酮最严重的心脏外不良反应，与胺碘酮的累积剂量关系密切，多在胺碘酮应用数月至数年后发生。最常见的是间质性肺炎，临床表现以干咳、逐渐加重的呼吸困难为主，影像学表现为斑片状间质浸润，肺功能检查可见弥散功能下降。其他还包括嗜酸性粒细胞性肺炎、机化性肺炎、急性呼吸窘迫综合征（年发生率<1%）、弥漫性肺泡出血、肺结节或孤立性肿物、胸腔积液。长期服用胺碘酮的患者应在开始服用时检查胸片，此后每年复查1次。出现提示肺毒性的症状时，应立即完善胸片或胸部 CT 及肺能检查。出现肺毒性后应停用胺碘酮，停药后肺毒性仍可能进展，症状重者可在停药同时应用糖皮质激素，且在肺部情况恢复后不建议再次应用胺碘酮。

胺碘酮的甲状腺毒性：胺碘酮可通过药物本身对甲状腺的毒性及所含碘两种途径影响甲状腺功能，可表现为甲状腺功能减退或亢进。甲状腺功能亢进通常在胺碘酮治疗数月后发生，甲状腺功能减退通常在开始治疗后2周至数月发生，开始服用胺碘酮后3个月需监测甲状腺功能，如促甲状腺激素正常，长期服用者至少每6个月需复查1次甲状腺功能。

其他抗心律失常药物如决奈达隆，可应用于不合并左心室收缩功能严重降低（LVEF<35%）的非永久性房颤患者的窦性心律维持；普罗帕酮可用于左心室收缩功能正常且无器质性心脏病患者的节律控制；如能够密切监测 QT 间期、血清钾水平、CrCl 和其他致心律失常的危险因素，索他洛尔可考虑用于左心室功能正常或缺血性心脏病患者的长期心律控制。

（二）房颤的心室率控制治疗

房颤心室率控制策略包括严格的心室率控制（静息心率≤80次/min，中等强度运动时心率<110次/min）和宽松的心室率控制（静息心率<110次/min）。房颤患者的初始心室率控制目标可设定为静息心率<110次/min，若患者症状仍持续，则考虑进行更严格的心室率控制。房颤合并心衰是常见的临床问题，国际指南对这类患者的心室率控制目标推荐并不一致，建议以心衰症状控制满意为标准。

心室率控制药物选择流程见图4-10。

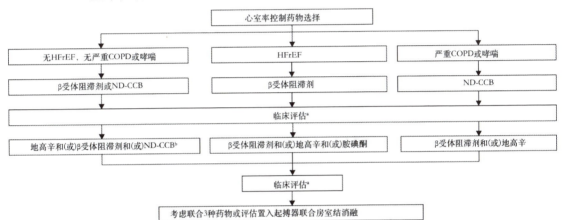

注：HFrEF为射血分数减低的心力衰竭，COPD为慢性阻塞性肺疾病，ND-CCB为非二氢吡啶类钙通道阻滞剂；ª临床评估包括评估静息心率，房颤房扑相关的症状及生活质量；ᵇβ受体阻滞剂和ND-CCB联用有协同作用，注意避免心动过缓，优选地高辛和一线药物中的β受体阻滞剂或ND-CCB联用

图4-10 心室率控制药物选择流程

心室率控制药物浅介

长期心室率控制的常用药物包括β受体阻滞剂、非二氢吡啶类钙通道阻滞剂（non - dihydropyridine calcium channel blocker，ND-CCB）、地高辛以及部分抗心律失常药物。应根据患者的个体情况及用药后反应选择心室率控制药物的种类、剂量（表5-12）。

表5-12 心室率控制常用药物及用法

药物	用法用量	不良反应
β 受体阻滞剂		

药物	用法用量	不良反应
酒石酸美托洛尔	12.5~100 mg，每日2次	心力衰竭恶化、低血压、支气管痉挛、活动耐量下降、心动过缓、房室传导阻滞等
琥珀酸美托洛尔	23.75~190 mg，每日1次	
卡维地洛	3.125~25 mg，每日2次	
比索洛尔	2.5~10 mg，每日1次	
普萘洛尔	10~40 mg，每日3~4次	
ND-CCB		
地尔硫䓬	30~60 mg，每日3次；缓释片90~360 mg，每日1次	禁用于二或三度房室传导阻滞、心功能不全和心源性休克患者
维拉帕米	40~120 mg，每日3次；缓释片120~480 mg，每日1次	
洋地黄类		
地高辛	0.0625~0.25 mg，每日1次	慢性肾功能不全患者应根据肾功能调整剂量
Ⅲ类AAD		
胺碘酮	100~200 mg，每日1次	长期应用时注意甲状腺功能、肺毒性、肝损害等不良反应，需慎用

注：ND-CCB为非二氢吡啶类钙通道阻滞剂，AAD为抗心律失常药物

　　未合并射血分数降低的心力衰竭（HFrEF）的房颤患者应使用β受体阻滞剂或非二氢吡啶类钙通道阻滞剂（ND-CCB）控制心室率；合并HFrEF的房颤患者应使用β受体阻滞剂控制心室率，且在使用β受体阻滞剂控制心室率不满意或不能应用β受体阻滞剂的情况下，应考虑使用洋地黄控制心室率。其他药物联合治疗控制心室率失败或有用药禁忌时，可考虑口服胺碘酮，需充分考虑胺碘酮的副作用及用药的风险与获益。单一药物不能达到目标心率，应考虑联合应用不同种类的心室率控制药物。

（三）房颤的抗凝治疗

为什么房颤患者要抗凝？

因为要预防卒中。房颤可是卒中的独立危险因素。

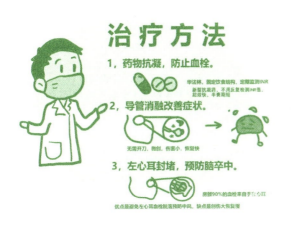

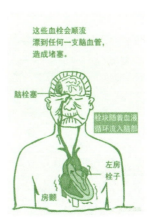

是不是所有的房颤患者都要进行抗凝治疗？

这可不一定。但是所有的房颤患者都要进行卒中风险筛查评估。CHA2DS2-VASc评分（表4-23）是目前应用最广泛的卒中风险评估工具。根据评分结果采取不同的治疗策略，见表表4-24。

表4-23　CHA2DS2-VASc-60评分

项目	危险因素	说明	分值
C	充血性心衰	包括 HFrEF、HFmrEF、HFpEF 及左心室收缩功能障碍（LVEF 小于40%）	1
H	高血压	高血压病史，或目前血压 ≥ 140/90 mmHg	1
A2	年龄 ≥ 65 岁	亚洲房颤患者 ≥ 65 岁	2
D	糖尿病	包括 I 型和 II 型糖尿病，病程越长，卒中风险越高	1
S2	卒中	既往卒中、短暂性脑缺血发作或体循环栓塞；包括缺血性和出血性卒中	2
V	血管疾病	包括影像证实的冠心病或心肌梗死病史、外周动脉疾病（外周动脉狭窄 ≥ 50% 或行血运重建）、主动脉斑块	1
A	年龄 60~64 岁	亚洲房颤患者 60~64 岁	1
Sc	性别（女性）	卒中风险的修正因素，但不是独立危险因素	1

注：心衰为心力衰竭，HFrEF 为射血分数降低的心衰，HFmrEF 为射血分数轻度降低的心衰，HFpEF 为射血分数保留的心衰，LVEF 为左心室射血分数；1 mmHg=0.133 kPa

表4-24　房颤卒中风险评估及治疗选择

CHA2DS2-VASc-60评分得分		建议
男性	女性	
0	1	不应以预防卒中为目的使用OAC 应至少每年评估1次血栓栓塞风险
1	2	在结合临床净获益和患者的意愿后应考虑使用OAC 应至少每年评估1次血栓栓塞风险
≥2	≥3	应使用OAC

注：OAC：口服抗凝药

在启动抗凝治疗时，应对潜在的出血风险进行充分评估。HAS-BLED出血评分（表4-25）是应用最广泛的出血风险预测模型。HAS-BLED评分≤2分为低出血风险，评分≥3分时提示高出血风险。出血评分高的患者仍可从抗凝治疗中显著获益，因此高出血风险评分不能作为使用OAC的禁忌，其意义在于提醒临床医生关注并纠正患者的可改变危险因素，对高出血风险的患者需加强监测和随访。启动抗凝治疗前对出血危险因素的评价至关重要，并且出血风险是动态变化的，在抗凝治疗过程中需定期进行评估。出血危险因素可分为可纠正因素、部分可纠正因素和不可纠正因素（表4-26），识别和纠正可逆出血危险因素是降低出血风险的重要措施。

表4-25　HAS-BLED评分

临床特点	计分	说明
未控制的高血压（H）	1	定义为收缩压>160 mmHg
肝肾功能异常（各1分）（A）	1或2	肝功能异常定义为肝硬化或胆红素>2倍正常上限，AST/ALT/ALP>3倍正常上限；肾功能异常定义为透析或肾移植或血清肌酐>200 μmol/L
卒中（S）	1	包括缺血性卒中和出血性卒中
出血（B）	1	出血史或出血倾向（既往大出血[a]、贫血[b]或严重血小板减少[c]）
INR值易波动（L）	1	INR不稳定/过高，或在治疗窗内的时间<60%
老年（E）	1	年龄>65岁
药物或过量饮酒（各1分）（D）	1或2	药物指合并应用抗血小板药物或非甾体消炎药，过量饮酒是指乙醇摄入量>112 g/周

注：INR 为国际标准化比值，AST 为谷草转氨酶，ALT 为谷丙转氨酶，ALP 为碱性磷酸酶；a.大出血为任何需要住院治疗和（或）导致血红蛋白水平降低 >20 g/L 和（或）需要输血的出血（除外出血性卒中）；b.贫血诊断标准未在 HAS–BLED 评分原始研究中提及，多以男性血红蛋白 <130 g/L，女性 <120 g/L 作为判断标准；c.严重血小板减少未在 HAS–BLED 评分原始研究提及，血小板计数 <50×109/L 是抗凝禁忌，<100×10⁹/L 需要多学科评估：1 mmHg=0.133 kPa

表4-26　抗凝治疗出血危险因素

危险因素分类	举例
不可纠正危险因素	年龄 >65 岁 既往大出血史 严重肾功能不全（透析或肾移植） 严重肝功能不全（肝硬化） 恶性肿瘤 遗传因素（如 CYP2C9 基因多态性） 既往卒中、脑小血管病等 糖尿病 认知障碍、痴呆
部分可纠正危险因素	极度衰弱伴或不伴跌倒风险 贫血 血小板计数减低、功能不良 肾功能损害（CrCl<60 mL/min） 肝功能损害 使用 VKA 治疗时的管理质量低
可纠正危险因素	高血压 联合使用抗血小板药物/非甾体抗炎药 过量饮酒 OAC 依从性差 肝素桥接治疗 TTR ≤ 70%（INR 目标值 2.0~3.0） OAC 种类和剂量选用不合理
生物标志物	生长分化因子–15 升高 胱抑素 C/CKD–EPI 升高 高敏肌钙蛋白升高 von Willebrand 因子（及其他凝血因子）水平低

注：CrCl 为肌酐清除率，VKA 为维生素 K 拮抗剂，OAC 为口服抗凝药，TTR 为目标范围内的时间百分比，CKD–EPI 为慢性肾脏病流行病学合作研究公式

房颤常用口服抗凝药物浅介

口服抗凝药物包括华法林和非维生素K拮抗剂口服抗凝药（non-vitamin-K-antagonist oral anticoagulants，NOAC）。口服抗凝药物治疗应首选NOAC。若已服用华法林，治疗启动后每天检测1次INR，INR稳定后应至少每个月检测1次INR，保持INR稳定在2.0~3.0、TTR ≥ 70%。不应单独应用抗血小板治疗预防房颤相关卒中。口服抗凝药物的绝对禁忌证包括：严重活动性出血、与出血相关的合并疾病 [如严重血小板减少（血小板数量<50×109/L）、血友病等]，或近期发生的高危出血，如颅内出血等。

（1）华法林。服用华法林的患者应定期监测INR并调整剂量，以维持INR在治疗目标（2.0~3.0）之内。INR在治疗目标范围内的时间百分比（time within therapeutic range，TTR）>70%的情况下，卒中与出血的总体风险较低。华法林抗凝治疗除有效治疗窗窄外，还存在起效较慢、半衰期长的特点，且易受其他多种因素的影响（包括遗传、药物和食物等）。应加强患者教育和随访以及INR的监测，尤其是在饮食结构、合并用药有较大变化时应增加监测频率，根据INR及时调整华法林剂量从而提高TTR，改善华法林的治疗效果。

（2）NOAC。目前国际上已上市的NOAC共有4种，包括直接抑制凝血酶的达比加群，以及抑制Xa因子的利伐沙班、阿哌沙班和艾多沙班。NOAC选择应考虑其生物利用度、代谢途径、潜在的药物相互作用、药物消除半衰期以及是否存在拮抗剂等因素。在无明确指征的情况下减少或增加剂量将增加不良事件，且不增加安全性。不同NOAC的药物代谢特点各不相同，应注意进行合理的药物种类选择及剂量调整（表4-27）。

表4-27　NOAC剂量推荐

药物名称	标准剂量	低剂量	服用低剂量的适应证
达比加群	150 mg 2次/d 或110 mg 2次/d	无	以下患者推荐口服达比加群 110 mg 2次/d：年龄≥80 岁；合用维拉帕米；出血风险高；CrCl 30~50 mL/min
利伐沙班	20 mg 1次/d	15mg 1次/d	CrCl 15~50 mL/min
阿哌沙班	5 mg 2次/d	2.5 mg 2次/d	CrCl 15~29 ml/min 或如下 3 条中满足 2 条：年龄≥80 岁、体重≤60 kg、血肌酐≥133 μmol/L

续表

药物名称	标准剂量	低剂量	服用低剂量的适应证
艾多沙班	60 mg 1 次/d	30 mg 1 次/d	满足如下任何一条：CrCl 30~50 mL/min；体重≤60 kg；合用决奈达隆等P–糖蛋白抑制剂

值得注意的是，单药抗血小板药物治疗并不能降低房颤患者的卒中风险，双联抗血小板药物治疗虽可降低一定的房颤患者卒中风险，但显著增加大出血风险，因此，不推荐抗血小板治疗用于房颤相关卒中的预防。

当然抗凝治疗也只是降低房颤患者日后患脑卒中的风险，不能百分之百杜绝脑卒中的发生，那么房颤患者得了脑卒中是不是说明抗凝治疗不起作用，日后还需要继续抗凝吗？这样的患者还是需要抗凝治疗的，毕竟房颤+脑卒中比单患房颤未来得脑卒中的风险更高了。那这样的患者应采取怎样的抗凝手段呢？

房颤患者患卒中后的治疗策略

1. 缺血性卒中

发生急性缺血性卒中的房颤患者，急性期治疗策略应充分权衡卒中再发与出血转化的风险。对于发病24 h内的大血管闭塞卒中患者，除外脑出血后，推荐进行机械取栓。对于时间窗内（<4.5 h）且符合溶栓适应证的患者，如服用华法林，INR<1.7时可进行溶栓治疗。对于服用NOAC的患者，如肾功能正常，末次服用NOAC后48 h以上药物已代谢完全，此时行溶栓治疗相对安全，而48 h内溶栓尚无充分证据。小规模研究显示，服用达比加群的患者应用特异性拮抗剂逆转其抗凝作用后溶栓治疗安全可行。而对于服用Xa因子抑制剂且目前抗凝强度无法确定的患者，不推荐使用Xa因子抑制剂的拮抗剂后进行溶栓。

缺血性卒中后重启抗凝治疗也应充分权衡卒中再发与出血转化的风险。急性缺血性卒中患者不推荐极早期（<48 h）应用肝素、低分子量肝素抗凝。轻中度急性缺血性卒中的房颤患者应考虑早期（≤4 d）启动NOAC抗凝。观察性研究显示，根据卒中危险分层早期重启NOAC（早于不同严重程度患者中位抗凝启动时间，即TIA后1 d内、轻型卒中后2 d内、中型卒中后3 d内、严重卒中后4 d内）与卒中/栓塞风险降低相关，且颅内出血发生率未明显增加。长期应用

OAC进行卒中二级预防，优选NOAC。

2. 出血性卒中

在出血得到可靠控制前，颅内出血（包括原发性和外伤性）的急性期为抗凝治疗禁忌。是否启动抗凝治疗需基于出血的病因和程度等综合决策。荟萃分析显示，合并非创伤性颅内出血后的房颤患者继续接受OAC治疗可降低血栓栓塞风险和全因死亡，颅内再出血风险未显著增加；与华法林相比，NOAC可更有效地降低血栓栓塞事件和再发颅内出血风险。因此，非创伤性颅内出血房颤患者重启抗凝治疗时应优先选择NOAC，特别是有特异性拮抗剂的NOAC。颅内出血后重启抗凝治疗的最佳时间尚不明确，有研究显示，颅内出血后7~8周重启抗凝获益最大。对于颅内出血复发风险高的患者，如无可纠正的病因，可考虑左心耳封堵手术。

附：卒中与冠心病

"冠心病"这个病都快称得上"地球人都知道"了，不少人会说心脑血管病嘛，有冠心病的人脑血管一定也不好，真的如此简单吗？让我们先来看两个实例。

石先生今年85岁了，平时心功能就不太好。一日晚饭后石先生突然感觉后背剧烈疼痛，疼得他坐立难安，家人赶快拨打了120送他到医院。经诊治石先生是出现了心肌梗死，医院紧急为他开通绿色通道，安排各项事宜，准备开通冠脉治疗。然而就在手术将要开始的前夕，石先生惊恐地发现，他的左半边身子不能活动了，说话也不再清晰。脑系科医生紧急为石先生做了诊治，发现石先生突发了脑梗死。为何石先生会这么倒霉，同时发生了心肌梗死和脑梗死？

此外还有像孙先生一样的：孙先生前一阵才做了体检，除了血糖、血脂有点高，心脏检查没有任何问题。然而在他脑卒中住院后，再次复查的心电图、心肌相关化验等指标均不正常。孙先生不禁怀疑是脑子的疾病还影响心脏了吗？可见同是血管疾病，脑卒中和冠心病的关联还是错综复杂、变化多样的。

卒中合并冠心病按相关性分为脑－心综合征（brain - heart syndrome 或 cerebral cardiac syndrome，CCS）、急性冠脉综合征（ACS）相关卒中、卒中与冠心病（CHD）共存三大类，其病因分类及其发病机制之概述见表4-28。

表4-28 卒中合并CHD的病因分类及其发病机制

病因分类	发病机制
脑-心综合征	下丘脑-垂体-肾上腺轴功能紊乱、局部和全身的免疫和炎性反应或自主神经功能失调
ACS相关卒中	急性心肌梗死发生后，促进心脑血管动脉粥样硬化斑块进展，继发心源性休克和心功能不全，造成脑血流灌注不足或斑块脱落而发病。可为PCI术后或CABG术后并发症
卒中与CHD共存	心、脑血管管腔狭窄造成的低灌注或斑块脱落形成栓子引起的栓塞，引起相应支配区域的缺血

注：ACS为急性冠脉综合征；IS为缺血性卒中；TIA为短暂性脑缺血发作；CHD为冠心病；PCI为经皮冠状动脉介入治疗；CABG为冠状动脉旁路移植术

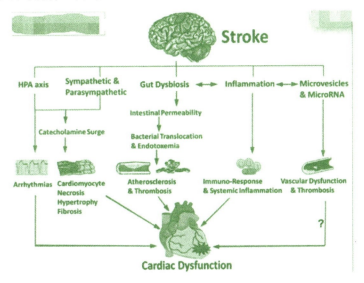

世界卒中组织脑-心工作组又将脑-心脏综合征分为5类，包括：①缺血性和非缺血性急性心肌损伤，表现为心肌肌钙蛋白升高，通常无症状；②卒中后急性心肌梗死（acute myocardial infarction，AMI）；③左心室功能障碍、心力衰竭和卒中后Takotsubo综合征；④心电图改变和心律失常，包括卒中后房颤；⑤卒中后神经源性心脏猝死。

急性冠脉综合征是指冠状动脉内不稳定的粥样硬化斑块破裂或糜烂继发新鲜血栓形成所导致的急性心肌缺血综合征，包括ST段抬高型心肌梗死（ST elevation myocardial infarction，STEMI），非ST段抬高型心肌梗死（non ST elevation myocardial infarction，NSTEMI）和不稳定型心绞痛。其中，AMI住院后卒中的发生率为0.7%~2.2%，2.5%的患者在AMI后4周内发生了卒中。按照AMI与卒中的发病间隔时间，目前将其分为同时性和异时性两种类型，前者（发病间隔≤24 h）相对罕见（发病率为0.009%），后者（24 h<发病间隔≤72 h）则相对多见（发病率为0.9%~12.7%）。

卒中与CHD共存是指一次典型的卒中发病必须与CHD发生的时间远隔，反之亦然。现今国际上尚无确切的卒中合并CHD流行病学资料，我国目前亦缺乏此方面确切的流行病学数据，中国卒中登记研究数据12 907例缺血性卒中患者中，CHD合并率为14.7%，6个月随访死亡率为33.1%。

卒中合并冠心病的危险程度

即对卒中合并冠心病者进行风险评估，目前尚缺乏可靠的进行危险分层之依据，本书借鉴《动脉粥样硬化性缺血性卒中/短暂性脑缺血发作合并冠心病诊治中国专家共识（2022）》中推荐的标准，不同危险分层见表4-29。

表4-29　动脉粥样硬化性缺血性卒中/短暂性脑缺血发作合并冠心病的危险分层

危险分层	描述
极高危	进展性ASCVD，包括不稳定型心绞痛，即使LDL-C<700 mg/L
	已确定的临床心血管疾病患者，合并DM[a]、CKD 3/4或HeFH
	早发ASCVD史（男性<55岁，女性<65岁）
很高危	ACS、冠状动脉、颈动脉或外周血管疾病已住院或近期住院，10年风险>20%[b]
	DM或CKD 3/4，有1个以上的危险因素[c]；合并HeFH
高危	有≥2个危险因素，且10年风险10%~20%
	DM或CKD 3/4，无其他危险因素
中危	有≤2个危险因素，且10年风险<10%
低危	无危险因素

注：ASCVD为动脉粥样硬化性心血管疾病；LDL-C为低密度脂蛋白–胆固醇；DM为糖尿病；CKD为慢性肾脏病；HeFH为杂合子家族性高胆固醇血症；ACS为急性冠脉综合征。a.糖尿病诊断：典型糖尿病症状+随机血糖≥11.1 mmol/L，或+空腹血糖≥7.0 mmol/L，或+口服葡萄糖耐量试验（OGTT）2 h血糖≥11.1 mmol/L，或+糖化血红蛋白（HbA1c）>6.5%；b.采

用 Framingham 风险评分法确定 10 年风险；c.主要的独立危险因素是高 LDL-C 血症（≥1 300 mg/L）、多囊卵巢综合征、吸烟、高血压（血压 ≥140/90 mmHg 或接受高血压药物治疗，1 mmHg=0.133 kPa）、低高密度脂蛋白-胆固醇（HDL-C）血症（<400 mg/L）、冠心病家族史（男性，一级亲属年龄 <55 岁；女性，一级亲属年龄 <65 岁）、CKD 3/4 期、有冠状动脉钙化的证据，且男性 ≥45 岁或女性 ≥55 岁。如果患者 HDL-C 水平增高，则减去 1 个危险因素。

已经发生脑卒中合并冠心病的情况该怎么办？

对于卒中合并 CHD 的二级预防治疗，与单纯卒中的二级预防殊无二致，多项国内外指南推荐应积极控制危险因素，包括高血压、糖尿病、高脂血症、肥胖、高同型半胱氨酸血症等，以及生活方式改变，包括饮食、吸烟、酗酒、体力活动等。

卒中合并冠心病患者的康复治疗方案要在原有卒中康复的基础上兼顾心脏疾病的治疗。心脏康复围绕运动、合理膳食、戒烟、心理调整和药物治疗 5 个方面，对于稳定性 CHD 或者接受了 PCI/CABG 治疗的 ACS 患者，应在多学科医疗专业人员（心脏病专家、全科医生、护士、营养师、理疗师、心理学家和药剂师）的指导下，参加心脏康复计划以改善其预后。

除了上述经典的危险因素，还有其他脑卒中危险因素吗？答案是：有的！我们继续……

阻塞性睡眠呼吸暂停低通气综合征

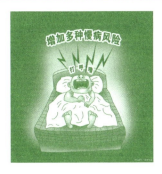

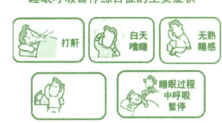

人类正常睡眠分为非快速眼动睡眠期（NREM）和快速眼动睡眠期（REM）两个时相，其中 NREM 又可分为浅睡期、轻睡期、中睡期和深睡期，REM 又可分为 N1 期、N2 期、N3 期。在成人昼夜总睡眠时间中，NREM 占 70%~85%、REM

占20%~25%，其中N1期占REM的10%~15%、N2期占40%~50%、N3期占15%。当今社会，大家都处在快节奏的生活状态中，清醒时间总不够用，转而向睡眠要时间，这就导致人们的睡眠被打乱，出现睡眠障碍。

睡眠障碍的种类多种多样。根据与呼吸的关系，可分为呼吸相关性睡眠障碍、非呼吸相关性睡眠障碍，其中呼吸相关性睡眠障碍主要包括阻塞性睡眠呼吸障碍（OSA）、中枢性睡眠呼吸障碍（CSA）和混合型睡眠呼吸障碍（MSA）；非呼吸相关性睡眠障碍包括睡眠时间过长或过短、快动眼动睡眠行为障碍（RBD）、睡眠运动相关障碍等。其中阻塞性睡眠呼吸暂停低通气综合征(OSAS)是最常见的睡眠呼吸障碍类型。

一些需要了解的名词如下。

①睡眠呼吸暂停。睡眠过程中口鼻呼吸气流消失或明显减弱（较基线幅度下降≥90%），持续时间≥10秒。

②阻塞性睡眠呼吸障碍。是指口鼻呼吸气流消失，胸腹式呼吸依然存在。系因上气道阻塞而出现的呼吸暂停，但中枢神经系统呼吸驱动功能正常，能继续发出呼吸运动指令兴奋呼吸机，因此胸腹式呼吸运动依然存在。

③中枢性睡眠呼吸障碍。指口鼻气流与胸腹式呼吸同时消失。是由中枢神经系统功能失常引起，中枢神经系统不能发布有效指令，呼吸运动小时，口鼻气流停止。

④混合型睡眠呼吸障碍。是指一次呼吸暂停过程中，开始口鼻气流与胸腹式呼吸同时消失，数秒或数十秒后出现胸腹式呼吸运动，仍无口鼻气流。即在一次呼吸暂停过程中，先出现中枢性呼吸暂停，后出现阻塞性呼吸暂停。

⑤低通气。睡眠过程中口鼻气流较基线下降≥30%并伴周围血氧下降≥4%，持续时间≥10%；口鼻气流较基线下降≥50%并伴周围血氧下降≥3%，持续时间≥10%。

⑥呼吸相关觉醒反应。睡眠过程中由于呼吸障碍导致的觉醒，可以使较长的觉醒而使睡眠总时间缩短，也可以是频繁而短暂的微觉醒；虽然目前尚未将其计入总的睡眠时间，但频繁的微觉醒可导致白天嗜睡加重。

⑦微觉醒。非快速动眼睡眠期睡眠过程中持续3秒以上的脑电图频率改变，包括θ波、α波和/或频率>16 Hz的脑电波（但不包括纺锤波）。

⑧睡眠片段。反复觉醒导致的睡眠不连续。

⑨呼吸努力相关的微觉醒（RERA）。未达到呼吸暂停或低通气标准，但有时间≥10秒异常呼吸努力并伴有相关微觉醒。当出现睡眠片段时，RERA仍具有临床意义。

⑩呼吸暂停低通气指（AHI）。平均每小时睡眠暂停和低通气的次数之和。

⑪呼吸紊乱指数（RDI）。平均每小时呼吸暂停、低通气和RERA事件的次数之和。

诊断睡眠呼吸暂停的金标准是多导睡眠图（PSG），AHI（呼吸暂停低通气指数）常用于衡量OSAS的严重程度。正常情况下AHI<5次/h，5次/h≤AHI<15次/h为轻度，15次/h≤AHI<30次/h为中度，AHI≥30次/h为重度。

什么样的人容易得OSAS？

OSA高危人群：①性别：中老年男性和绝经后女性；②具有典型OSA症状；③具有明显的OSA体征；④存在OSA相关合并疾病；⑤一级亲属中有OSA患者。OSA高危人群的特征见表4-30。

表4-30　阻塞性睡眠呼吸暂停高危人群的特征

OSAS相关症状	OSAS体征	OSAS相关合并疾病
习惯性打鼾	肥胖	高血压
日间嗜睡	颈围大	冠心病
可观察到的呼吸暂停	下颌后缩	卒中
夜间喘息或憋醒	小下颌	心衰
晨起头痛	舌体肥大	房颤
醒后乏力	悬雍垂和软腭增大	肺动脉高压
夜尿增多	扁桃体肥大	2型糖尿病
注意力下降		代谢综合征
记忆力减退		失眠
性功能减退		焦虑抑郁

OSAS对卒中会产生怎样的影响？

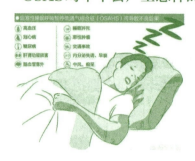

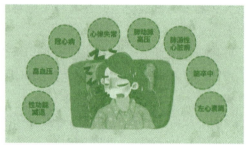

1）OSAS对脑卒中发生的影响

大量研究表明，OSAS是脑卒中发生的独立危险因素。OSAS会引起活性氧的蓄积，从而导致内皮受损，加之OSAS患者由于反复缺氧及复氧可导致炎性转录因子的生成增多，引起多种炎性因子的释放，甚至有可能发展为动脉粥样硬化。OSAS患者常有夜间间歇性缺氧及高碳酸血症，从而引起交感神经兴奋，且最常发生在快速眼动睡眠期。此外缺氧和高碳酸血症还会显著影响脑循环血流量，这时在OSAS所引起的非稳态条件下，脑血流的自动调节功能是无效的。在OSAS患者中维生素D不足及伴有胰岛素抵抗更为常见。此外，OSAS还会导致睡眠碎片化或反复觉醒，从而引起高血压。慢性阻塞性睡眠呼吸暂停诱导的交感神经激活在心房自主神经重构、结构重构和电重构中起关键作用，从而为心房颤动的维持和复发提供了基础。这些都是OSAS会导致脑卒中的病理生理机制。

一个由神经学、卒中、呼吸医学、睡眠医学和方法学专家组成的工作组采用了系统回顾及荟萃分析去研究睡眠障碍与脑卒中的双向关系，结果表明严重阻塞性睡眠呼吸暂停使中风风险增加1倍，其中35岁或更年轻的女性相对于年龄较大的同性人群患有更高的脑卒中的危险。这些研究说明OSAS会导致脑卒中的发生甚至病死率的增加。

2）OSAS对脑卒中复发的影响

约71%的脑卒中以及短暂性脑缺血发作的患者会发生OSAS。而OSAS导致的夜间血压激增也有可能是复发脑卒中的危险因素。同时OSAS的严重程度会增加脑卒中的不良预后风险。

如何辨别有没有得OSAS呢？

目前OSAS的筛查以量表和客观睡眠监测设备为主。多导睡眠图（PSG）是诊断OSAS的金标准，但存在耗时费力、价格昂贵、专业技术要求高、等待检查时间长等问题。OSAS高危人群的筛查更适宜采用简单易行、方便

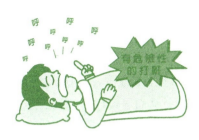

快捷、低成本的筛查手段。PSG多用于OSA筛查后确诊。近年来，一些消费者级别的睡眠监测设备，如移动应用程序、可穿戴设备、植入式平台、桌面或网站平台等被应用于睡眠结构以及OSA的自我评估。各类筛查工具的比较选择见表4-31。

表4-31　OSAS各筛查工具的优缺点

筛查工具	用途	优点	缺点
睡眠量表：(1) 柏林问卷；(2) STOP-Bang 问卷；(3) ESS	均仅用于筛查	(1) 是在初级保健人群中开发的，是流行病学和临床研究中常用的问卷；(2) 具有较高的灵敏度，不易漏诊；问卷简洁，使用方便；(3) 能够评估日间嗜睡及严重程度	(1) 灵敏度较低，易产生假阴性结果；问卷条目较多，相对复杂；(2) 特异度相对低；(3) 易产生假阴性结果，筛查能力有限，因OSAS严重程度并不总与评分正相关
睡眠监测工具：(1) PSG；(2) HSAT；(3) Ⅳ型睡眠监测	(1) 和 (2) 均为OSAS确诊工具，可用于筛查；(3) 仅用于筛查	(1) OSAS诊断的金标准；(2) 无须技术员值守，可在睡眠室外进行睡眠监测，并进行诊断性评价；(3) 简单、客观，患者接受程度高，可及性强	(1) 检查耗时、操作复杂、价格昂贵、需专业技术人员值守；(2) 可能低估OSAS严重程度；无法及时处理睡眠监测中的异常情况；(3) 单/双通道信号提供的信息有限，不能将其作为OSAS的诊断性评估工具
消费者级别的睡眠监测设备：(1) 移动应用程序；(2) 可穿戴设备；(3) 植入式平台；(4) 桌面或网站平台	均仅用于筛查	消费者易得，可提高其对睡眠的重视，并促使其就医	大多数未经充分临床验证；原始数据和算法不可访问

注：ESS为Epworth嗜睡量表；PSG为多导睡眠图；HSAT为家庭睡眠呼吸暂停监测

卒中患者出现OSAS怎样治疗？

超过71%的急性卒中患者存在OSAS，且多数AHI≥20次/小时。但如果卒中的部位牵涉延髓背侧呼吸相关的神经元群时，可能会导致CAS）（中枢性睡眠呼吸障碍）；损伤腹侧呼吸神经元群时，可引起运动神经支配呼吸机功能异常，从而导致OSA（阻塞性睡眠呼吸障碍）。因此对两者应该兼顾并采用个体化治疗策略。

目前对卒中患者OSAS干预的方法主要集中于体位管理治疗和CPAP通气治疗，这两者已成为卒中后合并OSAS患者的一线治疗方法。

(1)急性期：各方案见表4–32。

表4-32　卒中后合并OSAS患者急性期干预手段

处置措施	适应人群	检测及方法	注意事项
睡眠体位指导及干预	体位性OSAS患者	①体位性OSAS筛查与评估	
	轻中度OSAS患者	②睡眠体位教育及训练：指导患者头与身体均采用侧卧睡眠，必要时可选用一种侧卧辅助寝具，部分患者采用头升高方法	
	不耐受或不接受CPAP通气患者	③定期评估与随访	
无创CPAP通气	中重度OSAS患者	①个体化选择	在专业医师或治疗师指导下评估使用
		②开始时机及使用时间：急性卒中48小时内即可给予。为保证疗效，每晚CPAP通气时间应≥4小时，每周至少使用5晚	若不能接受CPAP时也可使用口腔矫正器
		③随访评估：30–60天随访1次，检查面罩是否漏气、依从性等问题	

处置措施	适应人群	检测及方法	注意事项
有创辅助通气	经CPAP治疗无法纠正缺氧或频繁呼吸暂停者	气管插管或气管造口术	
	意识障碍进行性加重、呼吸道感染、窒息及中枢性换气不足者		

注：体位性OSAS：仰卧位AHI为侧卧位AHI的2倍以上，侧卧位AHI越低或与仰卧位AHI相差越大诊断越明确。

(2)非急性期。

生活方式指导。积极进行神经康复训练，尤其是上气道肌群、呼吸及运动功能的康复训练。减重、戒烟戒酒、慎用镇静助眠药物和肌肉松弛药物、中午适当小睡、保持侧卧睡眠等。

长期CPAP治疗。注意气道保护，措施包括保持呼吸道通畅，尤其是神志不清的患者充分翻身拍背，鼓励患者有效咳嗽排痰。气道湿化，防治发生误吸与窒息，预防胃胀气，预防鼻堵及口鼻干燥，配合雾化吸入治疗，预防感染等。

高同型半胱氨酸血症

什么是同型半胱氨酸？什么又是高同型半胱氨酸血症？

同型半胱氨酸（Hcy）是一种人体非必需含硫氨基酸。人体内Hcy主要由食物中的甲硫氨酸经脱甲基化等一系列反应生成。其分解代谢主要有三种途径：①Hcy经甲硫氨酸合成酶，以维生素B12为辅酶，为甲基四氢叶酸提供甲基供体，重新生成甲硫氨酸；②Hcy在甜菜碱Hcy甲基转移酶作用下，重新生成甲硫氨酸；③Hcy在胱硫醚-β-合酶与辅酶维生素B6的催化下经多步转化为半胱氨酸。此外，

同型半胱氨酸水平的影响因素

较难改变
遗传因素：
年龄
性别
疾病
病物

较易调整
营养因素：
叶酸
维生素B₆
维生素B₁₂
甜菜碱

HCY
≥10μmol/L

Hcy还可以生成S-腺苷同型半胱氨酸(SAH)，当甲基化途径受阻时，该途径会导致血液SAH浓度异常升高。通俗来讲Hcy就是和尿酸等一样是人体的一种代谢产物。

高同型半胱氨酸血症(HHcy)是一种以血液同型半胱氨酸异常增高为主要表现的临床代谢综合征。患者血液中Hcy含量>10 μmol/L被诊断为HHcy，其中10~15 μmol/L为轻度，16~30 μmol/L中度，>30 μmol/L为重度。研究表明我国成人血液Hcy均值在13~14 μmol/L，其中男性高于女性。HHcy主要是由基因突变导致的代谢相关酶缺乏或活性异常引起。目前已知的基因包括MTHFR，MTR，MTRR，SHMT1，BHMT等。其中MTHFR基因突变导致的亚甲基四氢叶酸还原酶活性降低最为常见。食物中缺少例如叶酸、维生素B_6、维生素B_{12}等Hcy代谢所需物质也可导致HHcy。此外，年龄、女性月经、饮酒、吸烟、饮咖啡和使用某些药物，也会影响Hcy代谢，导致血液Hcy升高。一些其他疾病，如糖尿病、肾损伤也会导致HHcy。

HHcy与脑卒中的关系

HHcy已被证实是脑卒中的独立危险因素。以往研究认为，Hcy主要通过损害血管正常生理功能、破坏血脑屏障、损害神经细胞等多种渠道增加脑卒中发生风险，引起脑卒中不良预后。HHcy还可以通过促进脑卒中其他危险因素，包括心房颤动、颈动脉斑块、高血压等，增加脑卒中发病风险。

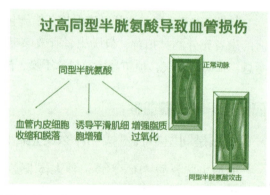

过高同型半胱氨酸导致血管损伤

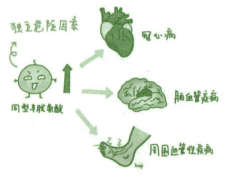

HHcy可导致脑卒中不良预后，包括死亡、残疾、复发、出血和脑高级功能损害，还会导致缺血性卒中早期出血转化与早期神经功能恶化。同时，HHcy会导致重度卒中患者认知功能下降与早期认知功能损害。HHcy还会增加卒中后抑郁的风险。

如何预防或治疗高同型半胱氨酸血症

目前已知的治疗HHcy的药物主要分为两类。一类是直接补充Hcy所需代谢辅酶，促进Hcy代谢，降低Hcy浓度，包括叶酸、维生素B_{12}、维生素B_6、胆碱与甜菜碱；另一类可以保护血管功能，阻断Hcy潜在受体，降低毒性，如阿托伐他汀。

维生素B族，包括叶酸与维生素B_{12}、维生素B_6，在Hcy代谢途径中起到重要作用。叶酸与维生素B_{12}可以将Hcy甲基化为甲硫氨酸，而维生素B_6则参与Hcy生成硫胱醚的代谢。多项研究表明，补充叶酸与维生素B_{12}、维生素B_6可以降低患者血液Hcy水平，然而其能否作为IS的预防手段仍有争议。一般认为，叶酸、维生素B_6对脑卒中有一级预防作用。2021年美国心脏与卒中学会发布的《卒中与短暂性脑缺血发作预防指南》认为，根据多项队列研究得到的阴性结论，其不能作为脑卒中二级预防的手段。

胆碱与甜菜碱可以促进Hcy生成甲硫氨酸，降低血液Hcy浓度。相较于维生素B类药物，甜菜碱，胆碱和脑卒中的直接关系并不明确。有研究报道了血浆胆碱和甜菜碱含量与心脑血管不良事件发生率和卒中复发呈负相关，并可以改善卒中后认知功能受损。有研究认为与脑卒中风险呈U形关系，也有认为二者没有关系。然而不可否认的是，甜菜碱补充可以有效降低血液Hcy浓度，并已经被用于治疗HHcy。梅奥诊所推荐1.5 g/次，2次/天甜菜碱治疗HHcy，一般采用150 mg/（kg·d）效果较好。

有实验显示，其他药物在动物体内对Hcy毒性的保护作用，包括阿托伐他汀、布托啡诺、美金刚等。这些药物仍处于试验阶段，尚未有任何临床试验证明其确切疗效。如现有研究发现，传统调脂药物阿托伐他汀，可以降低HHcy导致的氧化应激，有保护血管内皮细胞的作用。此外，其他药物如罗格列酮、红景天、染料木黄酮、橙皮素、黄芪也被实验证明可能通过降低Hcy水平导致的氧化应激的方式保护血管内皮。

高尿酸血症

尿酸是人类嘌呤化合物的终末代谢产物。嘌呤代谢紊乱导致高尿酸血症。高尿酸血症（HUA）是指在正常饮食状态下，体内尿酸生成过多和（或）排泄过少所致。非同日两次空腹血尿酸水平男性高于420 μmol/L，女性高于

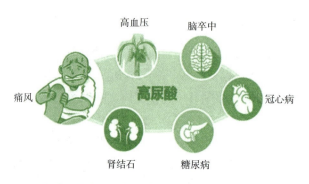

360 μmol/L，即称为高尿酸血症。患者可通过饮用随低食物和控制体重，达到缓解、治疗高尿酸血症的效果。国内外多项研究显示，高尿酸血症和缺血性脑卒中存在相关关系。

如何预防尿酸升高？

避免剧烈运动或损伤。限制高嘌呤（内脏、海鲜）、软饮料和果糖；并非所有海产品均为高嘌呤饮食：海参、海蜇皮和海藻为低嘌呤；并非所有蔬菜均属低嘌呤

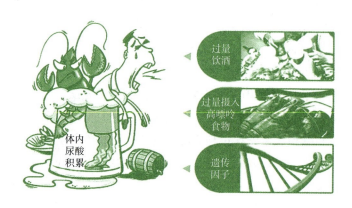

饮食：黄豆、扁豆、香菇及紫菜为高嘌呤，但不增加患痛风风险。禁酒，尤其是啤酒和白酒，可适当喝红酒。

如何降尿酸？

所有无症状高尿酸血症患者均需首先进行治疗性生活方式改变，尽可能避免用使血尿酸升高的药物。无心血管危险因素或心血管疾病的高尿酸血症，当血尿酸值>535.5 μmol/L给予药物治疗。当无症状高尿酸血症合并心血管危险因素或心血管疾病时（高血压、糖耐量异常或糖尿病、高脂血症、冠心病、脑卒中、心衰或肾功能异常），血尿酸值>476 μmol/L即给予药物治疗。

1. 生活方式指导

是治疗高尿酸血症的关键，包括食用低嘌呤食物和控制体重。①健康饮食，已有痛风、高尿酸血症、心血管代谢性危险因素及中老年人群，饮食应以

随低食物为主，严格控制肉类、海鲜和动物内脏等食物摄入，中等量减少乙类食物摄入，进食以甲类食物为主（表4-33）。②食用低嘌呤食物，戒烟禁啤酒和白酒，红酒适量。③坚持运动，控制体重，每日中等强度运动30分钟以上。肥胖者应减体重，使体重控制在正常范围。④避免用使血尿酸升高药，如利尿剂（尤其是噻嗪类）、皮质激

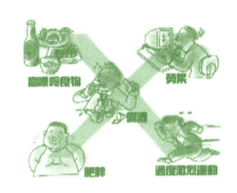

素、胰岛素、环孢素、他克莫司、吡嗪酰胺、烟酸等。对于需服用利尿剂且合并高尿酸血症患者，首选非噻嗪类利尿剂，同时碱化尿液、多饮水，保持每日尿量在2 000 mL以上。对于高血压合并高尿酸血症患者，首选噻嗪类利尿剂以外的降压药。有指征服用小剂量阿司匹林的高尿酸血症患者建议碱化尿液、多饮水。

表4-33　100 g食物中嘌呤的含量

甲类（0~15 mg）	除乙类以外的各种谷类、除乙类以外的各种蔬菜、糖类、果汁类、乳类、蛋类、乳酪、茶、咖啡、巧克力、干果、红酒
乙类（50~150 mg）	肉类、熏火腿、肉汁、鱼类、麦片、面包、粗粮、贝壳类、麦片、面包、青豆、豌豆、菜豆、黄豆类、豆腐
丙类（150~1 000 mg）	动物内脏、浓肉汁、凤尾鱼、沙丁鱼、啤酒

2. 药物治疗

①碱化尿液药物。当患者的尿pH值小于6.0时，需要碱化尿液，可服用碳酸氢钠，并在服用过程中复查尿液pH值，将尿pH值维持在6.2~6.8最为合适。但不宜剂量过大及长期应用碳酸氢钠，否则可能导致代谢性碱中毒。此外，高血压患者谨慎服用碳酸氢钠，因其可使血压升高。

②抑制尿酸生成的药物。服用时需多饮水，碱化尿液。

别嘌醇：通过抑制黄嘌呤氧化酶使尿酸生成减少。推荐成人初始剂量一次50 mg、1~2次/天，每次递增50~100 mg，一般剂量200~300 mg/d，分2~3次服，每日最大剂量600 mg。不良反应包括胃肠道症状、皮疹、药物热、转氨酶升高、骨髓抑制等。已知别嘌醇相关的严重超敏反应与HLA-B*5801密切相关，

亚裔人阳性率比白人高。因此，亚商人群用药前推荐进行 HLA–B*5801 检测。

非布司他：是一种分子结构与别嘌醇完全不同的选择性黄嘌呤氧化醇抑制剂，疗效优于别嘌醇。此外，非布司他不完全依赖肾脏排泄，可用于轻中度肾功能不全者。起始剂量为 20 mg/次，每日一次，大剂量可能导致血尿酸值急速降低反而诱发痛风发作。患者可在服用 20 mg 非布司他 4 周后在医生指导下根据血尿酸值逐渐增量，每次增量 20 mg。最大剂量为 80 mg/d。给药时，无需考虑食物和抗酸剂的影响，详情请遵医嘱。不良反应主要有肝功异常、腹泻、头痛、肌肉骨骼系统症状。

③促进尿酸排泄的药物。此类药物通过抑制肾小管重吸收，增加尿酸排泄，从而降低血尿酸。主要用于尿酸排泄减少型，以及对别嘌醇过敏或疗效不佳者；己有尿酸性结石者不宜使用。用药期间应碱化尿液并保持尿量。此类药物应用时需碱化尿液，对于已有肾功能不全者，应注意定期监测清晨第一次尿 pH 值，将尿 pH 维持在 6.2~6.9，同时保证每日饮水量 2 000 mL 以上，注意监测患者的肝、肾功能。

丙磺舒：只能用于肾功能正常者，肝损较多见。初始剂量 0.5 g/d，逐渐增加，最大剂量 2 g/d。主要不良反应有胃肠道症状、皮疹、药物热、一过性转氨酶升高及粒细胞减少。对磺胺过敏者禁用。

苯溴马隆：可用于轻中度肾功能不全的高尿酸血症患者。初始剂量 25 mg/d，逐渐增增加，最大剂量 100 mg/d。肌酐清除率 45~60 ml/min 的成人每日 50 mg；肌酐清除率 >60 ml/min 的成人每日 50~100mg。不良反应包括胃肠道症状、皮疹、肾绞痛、粒细胞减少等，罕见严重的肝毒性。

④促进尿酸分解的药物。常用的促进尿酸分解药物包括培戈洛酶、拉布立酶，用于肿瘤溶解综合征的高尿酸血症，尤其是化疗所致的高尿酸血症。不良反应有过敏反应、溶血、高铁血红蛋白血症。

⑤辅助降尿酸的药物：氯沙坦用于高血压伴高尿酸血症患者，非诺贝特用于高甘油三酯血症伴高尿酸血症患者。

3. 积极治疗与血尿酸相关的代谢性危险因素

积极控制高尿酸血症相关的心血管危险因素如高脂血症、高血压、高血糖、肥胖及吸烟。

不良生活方式

吸烟、饮酒、久坐不运动等不良生活方式也与脑卒中的发生息息相关。在我国男性吸烟率显著高于女性，且吸烟年龄逐渐减小，呈现吸烟年轻化的趋势；北方地区吸烟率最高，中部地区吸烟率持续增高，现阶段农村吸烟率高于城市。同时我国脑卒中男性发病率和死亡率始终高于女性，初次发病和平均发病年龄也呈现年轻化的趋势；脑卒中的地域分布始终是北方最高，南方最低，中部地区突出，现阶段农村的发病率和死亡率高于城市。通过对吸烟和脑卒中的人群和地域进行对比分析可见，两者的流行病学分布存在很大的吻合性。

此外，也有很多关于吸烟是不是脑卒中致病因素的研究。早在2008年Kelly T在中国成人中进行吸烟与脑卒中的关联调查，该研究显示吸烟是脑卒中的重要发病因素，吸烟量越大、吸烟时间越长，发生脑卒中的风险就越高。2018年《Stroke》发表的一篇研究认为，青年人吸烟量与缺血性脑卒中之间存在剂量–效应关系，减少吸烟量可以降低脑卒中的发病风险。国内外有多位作者研究显示，减少吸烟或减少被动吸烟有助于降低脑卒中的发病率，吸烟是导致脑卒中发病的重要危险因素。

同样的结论也适用于饮酒与卒中的关系。将我国高饮酒率及高饮酒量的人群和地区的流行状况，与脑卒中高发人群和高发地区的流行状况进行对比分析即可发现我国饮酒量最多人群集中在青、中年，且男性高于女性，饮酒年龄呈现年轻化趋势，饮酒在我国是一种遍布全国的普遍行为，现阶段我国农村地区饮酒频率及次均饮酒单位高于城市。我国男性脑卒中发病率显著高于女性，发病平均年龄逐渐降低，现阶段农村地区发病率高于城市。通过对饮酒和脑卒中的人群和地域进行对比分析，两者的流行病学分布存在很大的吻合性。

此外，《2016年全球疾病负担研究》显示，饮酒与脑卒中的发病风险呈正相关，其中男性喝酒造成的最大疾病负担就是出血性脑卒中。国内有学者研究显示，累计饮酒是导致脑卒中发生的独立危险因素，即使是轻度累计饮酒也会促进脑卒中的发生发展。我国《中国心血管病报告2018》调查显示，过量饮酒是引起脑卒中等心脑血管疾病发病率急剧上升的危险因素之一。国内外多位学者研究显示，饮酒是引起脑卒中发生的危险因素，减少饮酒量和饮酒频次有助于降低脑卒中的发生率。

我国居民的体育锻炼行为受到社会经济发展水平、生活习俗、自然地理气候以及自身保健观念等主客观因素的影响。在工作和生活压力增大的情况下，体育活动量是否充足关系到我国居民的身体素质水平。我国《中国心血管病报告2018》调查显示，缺乏运动是引起脑卒中等心脑血管疾病发病率急剧上升的危险因素之一。国内一项针对脑卒中高危人群的调查显示，合理的体育锻炼可以降低颈动脉粥样硬化发生的概率。缺乏锻炼会引起人体血脂增高，加重脂肪在血管的沉积，形成粥样斑块引起脑卒中的发生。国外一项超过28年的研究显示，中年男性肥胖者的脑卒中发病风险是体重正常者发病风险的近4倍，而体育锻炼可以减少非病理性肥胖的发生概率，也就是适量的体育锻炼可以降低脑卒中的发病风险。

一些罕见卒中相关危险因素

抗磷脂抗体综合征

抗磷脂抗体综合征又称Hoghes综合征，是一种以反复发生的血栓形成事件和流产为主要临床特征，并伴有血清中抗磷脂抗体(APL)存在的临床综合征。临床表现主要为血栓形成，

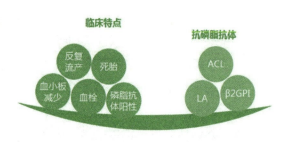

以中小血管最为好发，动静脉均可形成血栓，静脉血栓更为多见。

临床上可分为原发性APS(PAPS或1APS)，其临床表现不能满足于其他疾病的诊断标准及继发性APS(SAPS或2APS)，后者可继发于系统性红斑狼疮、类风湿关节炎、系统性硬化症和干燥综合征等结缔组织疾病。另有一种较少见的临床类型，称为恶性APS(catastrophic APS)，表现为在短期内（数天到数周内）进行性出现大量血栓形成，累及中枢神经系统、肾脏、肺脏和心脏等重要器官，造成器官功能衰竭及死亡。

抗磷脂抗体是指狼疮抗凝物质（lupus anti-coagulant，LA）、抗心磷脂抗体（anti-cardiolipid antibody，ACL）或针对其他磷脂或磷脂复合物的一组自身抗体。抗磷脂抗体综合征最基本的病理特点是血栓形成所有的临床表现均与之有关。以往认为抗磷脂抗体只针对带阴电荷的磷脂，现在发现抗磷脂抗体可能更直接作用于一种或多种与磷脂结合的血浆蛋白质或这些蛋白质与磷脂结合的

复合物，其中最重要的是β2糖蛋白Ⅰ（β2-glycoproteinⅠ，β2-GPⅠ）和凝血酶原。

血栓是抗磷脂抗体综合征最主要的临床表现。体内任何部位的血管均可出现血栓形成，常受累的有外周血管、脑血管及心、肺、肾等脏器的血管，血栓一般为单发。血栓的发生与血清抗磷脂抗体滴度的变化无明显关系，但有时大血栓的形成常伴有抗体滴度的下降。

APS的治疗主要包括抗凝治疗和抗血小板治疗，如阿司匹林、噻氯匹定、肝素和华法林等，肾上腺皮质激素仅限于治疗APS引起的血液系统疾病如血小板减少症、自身免疫性溶血性贫血，以及危重型APS和APS引发的横贯性脊髓病危及生命的时候。

抗血栓形成治疗。急性期为阻断血栓形成可用肝素治疗。对有动静脉血栓者可口服抗凝剂对已用足量华法林抗凝仍有反复血栓形成者可皮下注射足量肝素，或采用免疫抑制剂（环磷酰胺）、激素、肝素和华法林抗凝联合治疗。

蛋白S、蛋白C缺陷

蛋白C和蛋白S是血液中的2种蛋白，有助于调节血凝块的形成。这两种独立的蛋白检测往往同时进行以作为调查可能存在的过度凝血障碍的一部分。该检测是检测每一种蛋白的量和评估它们是否行使恰当的功能。

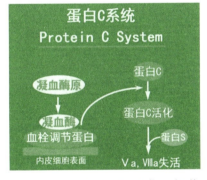

通常情况下，当机体组织或血管壁损伤时，止血过程开始发挥作用，并形成位于损伤部位的小塞子来有助于止血，血液成分中血小板开始黏附和聚集于损伤部位，进而凝血级联反应开始，同时称为凝血因子的蛋白开始连续激活，最终形成稳定的血栓来防止额外的血液流失，且维持在这一部位直到损伤愈合。然后当血栓不再需要时，血栓开始分解。必须有足够的血小板和凝血因子且每一种物质都要正常地发挥功能才能形成一个稳定的血栓。

蛋白C和蛋白S的共同发挥功能来帮助控制血栓形成。它们能够灭活特殊的凝血因子（因子Ⅴ和Ⅷ），这两种因子是产生和形成血栓所需要的。它们具有减缓血栓形成的实际效应，就像高速的行驶车辆刹车使车速减慢一样。然而，如果没有足够的蛋白C和蛋白S或它们没有发挥正常的功能，血栓的形成将不受抑制，可能会导致凝血过度。这些情况可从轻微到严重不等。

蛋白C或者蛋白S的缺乏或者功能异常可能会是潜在的（获得性的）一些疾病导致的，例如肝病、肾病、严重感染或癌症，或是遗传的，从父母传给孩子。大约每300人中就有1人是正常基因和异常基因的（杂合子）的蛋白C缺乏症，而大约每20 000人就有1人存在蛋白S或蛋白C缺乏而导致疾病症状。

遗传性蛋白C缺乏症有2种：1型是与数量相关，2型是与功能异常相关且比1型少。

蛋白S在血液中存在2种形式：游离的和结合其他蛋白的，但只有游离的蛋白S是可以和蛋白C结合的。有3种类型的遗传性蛋白S缺乏症：1型是由于数量不足，2型是由于功能异常，3型是由于游离蛋白S水平低，虽然总蛋白S水平正常。

可用于评价蛋白C和蛋白S的试验有两种：①蛋白C和蛋白S的功能性检测，是测量它们的活性和评估它们对于调节和减缓血栓形成的能力。活性降低可能是由于蛋白C或蛋白S的量的减少或更罕见，由于蛋白C或蛋白S的功能异常。②蛋白C和蛋白S抗原检测，是测量这两种蛋白质的量。蛋白S抗原检测是测量游离蛋白S或总的蛋白S的量，或两者都有。

无症状性颈动脉狭窄

如果临床上经超声检查证实颈总动脉和（或）颈内动脉直径狭窄超过50%，即管腔狭窄了1/2以上，但未发生过短暂性脑缺血或缺血性脑卒中，称为无症状性颈动脉狭窄。研究证实，65岁以上人群中7%~10%的男性和5%~7%的女性存在颈动脉狭窄超过50%。同时发现，颈

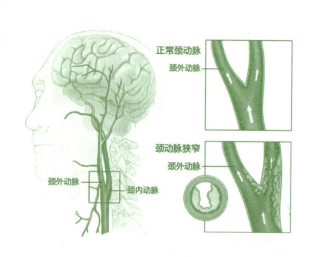

正常颈动脉
颈外动脉

颈动脉狭窄
颈外动脉

颈外动脉　颈内动脉

动脉狭窄超过75%及进展性颈动脉狭窄等，缺血性脑卒中的发生率明显增加。因此，无症状性颈动脉狭窄是缺血性脑卒中的重要危险因素。

先天性大脑血管异常

先天性血管异常会使得血管出血薄弱区域更加容易破裂出血。如先天性动静脉畸形及动脉血管瘤等先天性血管异常，是引起蛛网膜下腔出血和脑出血的常见原因，应予以重视，争取早期发现、早期治疗。

卒中拓展小知识

卒中与气象的关系

气象医学

气象医学就是研究气候和季节对人体健康、疾病影响的科学。它是气象学与医学交错的学科。在中医学中早有气候对人体疾病影响的记载，如故春气者病在头，夏气者病在脏，秋气者病在肩背，冬气者病在四肢。

在目前，气象医学研究的主要内容是：气象与生理；天气与疾病；气象因素对人的精神和心理活动的影响等等。经研究，气象因素对人体生理、病理和精神情绪均有影响。最近发现，人为的因素也可改变小环境的气候，而影响人们的心身健康。例如，空气污染影响大气环境，造成呼吸道疾病发病率显著增高。使用空调设备，由于吸收了大量的负离子，使空气中正离子相对增加，而影响人体的健康。

气候的突变，使一些适应能力差的人容易患病，这是人所共知的。我们从医院门诊病人和住院病人的统计中也发现，凡在春夏或秋冬之交，气候变化大的时候，内科门诊中的老年病人和儿科门诊的病人增加。住院病人中一些体质虚弱的危重病人，往往在这种气候突变之际死亡。

人们把疾病的发生与气候变化有密切关系的疾病，称为气象病，如变态反应性疾病、神经痛、风湿性疾病和自主神经性疾病等。而把因季节的关系造成病菌传染而发生的疾病，称为季节病，如肠炎、菌痢等。

人体对气候的变化一般都能迅速地适应，以保持体温的稳定，以及保持体内在化学上和激素上的正常水平。一个人处于40℃环境中，如果自身不能正常地降温，又无人工降温，大脑就会招致永久性损伤。人体的正常温度若降低5 ℃，会立即死亡。假如，下丘脑和机体的其他控制系统不正常，人体是很难适应气候变化的。

天气寒冷容易诱发卒中

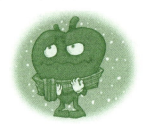
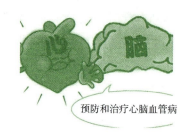

预防和治疗心脑血管病

日常生活中，我们经常会发现，在寒冷的冬季，特别是发生寒潮的极端天气，或是在气温高以及湿度大的"三伏天"，老年人诱发卒中的可能性往往较大。这是什么原因呢？秋冬时节气温变化会对血管产生刺激，寒冷刺激会导致血压升高，增加脑血管破裂风险，诱发"出血性脑卒中"。寒冷还可促进血栓形成，增加脑血管堵塞风险，导致"缺血性脑卒中"。医生建议，老年人群在天气寒冷的季节，不要在早上五六点钟就起床出门锻炼，如果有锻炼的习惯，可以在上午9—10点或者是午后再出门进行锻炼。

天气闷热容易诱发卒中

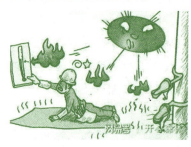
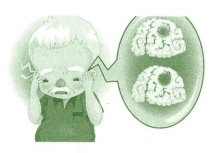

高温酷热时，人体血管扩张，血液循环加快，血压容易波动；高湿天气中，气压低，湿度大，空气含氧量低，这些都有可能会加重人体心脑血管的负担，诱发缺血性脑卒中。

在高温环境下，人体通过大量出汗来增加热量扩散，如果不注意补充水分与电解质，过度出汗可能会导致电解质的丢失，使血液黏稠度增加，脑血流量减低，诱发缺血性中风。

过多的冰镇饮料和食品可能会导致口腔血管收缩、食道痉挛和心脏负荷过大等问题，暴饮暴食容易引起腹泻、消化不良等问题，还会导致高血糖、高血脂等疾病的风险增加，这些都可能增加中风的风险。

从酷热的室外进入温度很低的空调房时，较大的温差使体表血管迅速地大面积收缩，血压波动剧烈，提升了脑卒中的发病风险。

肠道菌群与脑血管病

肠道菌群是位于肠道的各种微生物，参与维持肠道内稳态平衡，同时介导肠道与大脑之间的双向沟通。当肠道微生物的组成或功能改变时，即发生肠道菌群失调，与多种血管危险因素密切相关，并通过代谢、免疫和炎症等相关机制影响脑血管病的发生、发展和结局。近年来，越来越多的专家学者致力于肠道菌群与脑血管病的研究。

什么是菌群-肠-脑轴

肠道菌群可通过神经-内分泌-免疫系统调控大脑神经活动，影响神经系统疾病的发生、发展和结局，这一反馈途径被命名为菌群-肠-脑轴。肠道菌群与大脑之间主要由迷走神经系统、循环系统和免疫系统介导。肠道微生物变化影响肠道神经系统，激活迷走神经，在

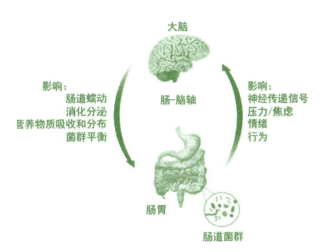

局部产生或诱导能够穿过肠道屏障的各种信号分子，进一步透过血脑屏障调控中枢，或通过微生物相关分子模式经免疫途径影响大脑。

肠道菌群与缺血性脑卒中

目前有研究表明肠道菌群与缺血性卒中密切相关，肠道菌群影响缺血性卒中的发生、发展和转归，而缺血性卒中也影响着肠道微生物的组成和功能。

脑缺血后可迅速发生肠道结构和功能的失调，动物实验研究显示，普雷沃氏菌和消化球菌的变化与脑损伤的严重程度密切相关。缺血性脑卒中患者肠道菌群组成发生显著改变，主要表现为微生物多样性降低，机会致病菌比例增高，有益菌比例降低，这种急性期的菌群失调是患者早期转归不良的独立危险因素。肠道菌群还可通过分泌特定的代谢物发挥作用，其中，色氨酸代谢可通过影响多种血管危险因素如高血压、糖尿病、肥胖和高脂血症等影响缺血性卒中的发病风险。临床及基础研究表明，肠道菌群来源的氧化三甲胺会活化血小板并增加缺血性脑卒中的发病风险。

肠道菌群与出血性脑卒中

临床研究显示，脑出血患者具有特定的肠道菌群特征，包括疣微菌门显著改变、厚壁菌门显著减少和拟杆菌门显著增加等。免疫炎症机制是肠道菌群影响脑出血最主要的机制之一。同时肠道菌群介导的慢性炎症在脑出血转归方面具有重要作用。

高血压是脑出血最主要的病因。高血压性脑出血患者的肠道菌群丰度下降且多样性降低，具体表现为厚壁菌门、变形菌门和疣微菌门的显著变化。

蛛网膜下腔出血主要的病因是颅内动脉瘤破裂，而遗传和环境因素诱发的炎症在动脉瘤形成和破裂中具有重要作用。肠道菌群可通过分泌某些代谢物在动脉瘤的发生发展过程中发挥作用，进而影响蛛网膜下腔出血的发病。在动物实验中，应用抗生素清除肠道菌群可以减少颅内动脉瘤的发生，改变非破裂颅内动脉瘤患者的肠道菌群组成也可影响颅内动脉瘤的进展。对未破裂颅内动脉瘤和动脉瘤破裂患者的肠道微生物进行的比较显示，弯曲杆菌和解脲弯曲杆菌可能在动脉瘤破裂中发挥重要作用。

脑海绵状血管畸形的病因尚不清楚，目前有研究认为此病可能与特殊肠道菌群组成有关。并且最新的动物实验显示，肠道屏障是脑海绵状血管畸形发生的最主要的决定因素。

第五章 保健康复篇

引言

　　尽管在过去的二三十年，脑血管病的健康宣教、临床诊治技术和疗效已经取得了较大的进步和提升，但卒中的发病率仍居高不下，多数卒中患者仍会留下不同程度的后遗症，影响患者的工作和日常活动能力，给社会、家庭和患者带来沉重的负担。在此我们再次强调卒中一级预防、二级预防的重要性和必要性，并对其进行详细的讲解。

何为一级预防，何为二级预防？

　　一级预防即所谓脑血管病"高危人群"管理，就是在还没有得脑卒中的时候采取针对危险因素的预防。而二级预防就是指已经罹患脑血管病的患者，防止卒中的复发。比如有的患者咨询医生"大夫，我得脑梗死1年了，用不用每年都输输液预防再犯"，这里这位病人询问的就是脑卒中二级预防策略。

脑卒中保健措施

　　所谓脑卒中的保健其实本质就是对脑卒中危险人群的一级预防管理。那么哪些人需要进行脑卒中的一级预防呢？

首次卒中风险评估

　　脑卒中首次发病风险评估是脑卒中一级预防的重要内容和手段，通过评估有助于识别脑卒中高危人群，建立基于卒中发病风险的个体化卒中预防策略，提高被评估者脑卒中风险意识，自觉采取预防措施。具体流程见图5-1。

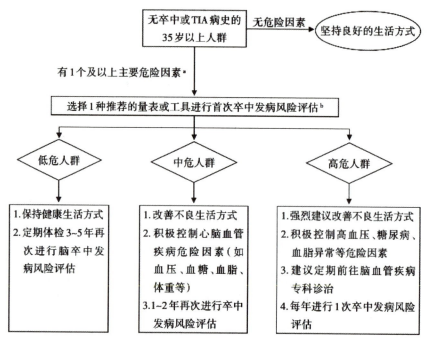

注：TIA为短暂性脑缺血发作；ᵃ主要危险因素为性别、年龄、高血压、糖尿病、高胆固醇血症、房颤、吸烟、卒中和（或）心脏病家族史、BMI超标等；ᵇ风险评估的量表或工具包括Framingham卒中风险评估量表、汇集队列方程、中风风险测评APP、Predict心脑血管风险评估模型、脑血管功能积分、China-PAR风险预测模型、国人卒中终生风险评估量表等

图5-1　首次卒中风险评估流程

看到上面的卒中风险评估流程图时我们不免会产生疑惑，我们怎么确定自己是低危人群还是中危人群，甚至是高危人群呢？

最简单的办法就是使用Essen卒中风险评分量表（Essen Stroke Risk Score，ESRS），Essen量表是目前少数基于缺血性卒中人群判断卒中复发风险的预测工具之一，是一个简便易于临床操作的9分量表。研究显示ESRS 3~6分者为高度风险，年卒中复发风险为7%~9%左右，6分以上者为极高度风险，年卒中复发风险达11%。目前普遍观点认为，Essen评分0~2分为低危人群，Essen评分3~6分为中危人群，Essen评分7~9分为高危人群，我们可以通过Essen量表进行自我测试，明确自身的卒中防治策略。Essen卒中风险评分量表见下，表5-1。

表5-1 卒中风险评分量表

危险因素	分值
<65岁	0
65~75岁	1
>75岁	2
高血压	1
糖尿病	1
既往心肌梗死	1
其他心血管疾病（除外心房颤动和心肌梗死）	1
外周动脉疾病	1
吸烟	1
既往缺血性脑卒中/TIA史	1
最高分值	9

注：0~2分为低危，3~6分为中危，7~9分为高危

关于如何使用Essen卒中风险评分量表，我们举个例子：李大爷是一位性情开朗的大爷，年龄76岁，平时也有一定的体育锻炼，也没有因为疾病入院治疗，大爷就是有高血压，平时吃降压药，血压控制比较满意，平时血压基本低于140/90 mmHg，不良嗜好就是偶尔吸吸烟，平均每天10支左右，那么李大爷属于哪一类的人群呢？我们就使用Essen量表进行评分：年龄项，李大爷年龄大于75岁，得分2分，高血压项，李大爷有高血压，此项得分1分，糖尿病项，李大爷没有糖尿病，此项得分0分，既往心肌梗死、其他心血管疾病(除外房颤和心梗)、外周动脉病项，李大爷均没有，该三项为0分，吸烟项，李大爷日常有吸烟嗜好，该项得1分，既往缺血性脑卒中/TIA史，李大爷没有类似病史，该项得0分，因此，李大爷的Essen评分为：2+1+1=4分，根据脑卒中人群危险因素分级，李大爷处于Essen评分3~6分的中危人群，要按照中危人群的预防策略进行脑卒中的筛查管理。

脑卒中首次发病风险评估工具有助于识别高风险人群和可能从干预治疗中获益的人群，但对于筛检出的高危个体，具体治疗还应根据其整体风险状况确定个体化方案。可考虑使用改良Framingham卒中风险评估量表、汇集队列方

程、中风风险测评APP、Predict 心脑血管风险评估模型、缺血性心血管病10年发病危险度评估表、中国多省市队列研究评估量表、脑血管功能积分、China-PAR 风险预测模型、国人卒中终生风险评估量表等工具进行卒中发病风险的评估。

完成卒中风险评估后就要即刻开展对脑卒中高危人群进行危险因素的干预管理，那么哪些因素是可以被干预被管理的，哪些又是不可控的呢？不可改变的危险因素包括衰老、性别、基因因素等，可改变的危险因素则包括高血压、糖尿病、高脂血症、房颤等疾病和吸烟、嗜酒、久坐肥胖等不良生活习惯。无论一个人是否存在以上提及的高血压、糖尿病等基础疾病，改善生活方式永远都是脑血管病"保健"的首要措施：合理膳食、适量运动、按时吃药、戒烟限酒、情绪稳定、定期检查。下面我们将为大家一一详解。

饮食与营养

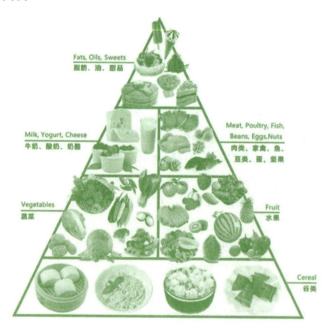

研究结果显示，饮食中的一些营养素与脑卒中的风险相关，高钠摄入与脑卒中的危险增高相关，食物中钾和鱼类摄入量增多与脑卒中的危险降低相关。超重人群中每日膳食多摄入2.3 g（100 mmoL）钠，脑卒中发病风险升高32%，

脑卒中死亡风险升高89％。但盐的摄入是否越少越好呢？目前尚无定论。

与不吃鱼的人群相比，每周进食≥5次鱼的人群脑卒中风险降低31％。水果、蔬菜摄入多与脑卒中风险之间存在显著负相关。近期的队列研究发现，与不吃新鲜水果者相比，每天食用新鲜水果的人群缺血性卒中风险降低25％，出血性卒中风险降低36％。

关于膳食胆固醇，美国2016年新版《居民膳食指南》取消了每日300 mg的膳食限制摄入量。但需要强调，取消胆固醇摄入上限并不等于可以无节制摄入，特别是对患有血脂异常的心脑血管病高危人群，还必须严格控制饱和脂肪和胆固醇的膳食摄入。

相关"指南"推荐人们平时膳食种类应多样化，且能量和营养的摄入应合理；增加食用全谷、豆类、薯类、水果、蔬菜和低脂奶制品，减少饱和脂肪和反式脂肪酸的摄入。同时应降低钠摄入量和增加钾的摄入量，有益于降低血压，从而降低脑卒中的风险；当前阶段，食盐摄入量应<6 g/d。具有心脑血管病危险因素者应控制每日膳食胆固醇摄入量。

增加身体活动

增加规律的日常身体活动可降低脑卒中风险，且不受性别或年龄的影响。研究发现，积极参加身体活动的男性和女性，无论是与工作相关的身体活动还是休闲时间的身体活动，其脑卒中和死亡风险都比身体活动较少的人降低，其中与工作相关的身体活动使脑卒中发病风险降低36％，而参加休闲时间的身体活动降低脑卒中发病风险15％。

2018年美国心脏病协会特别提出，增加身体活动对于

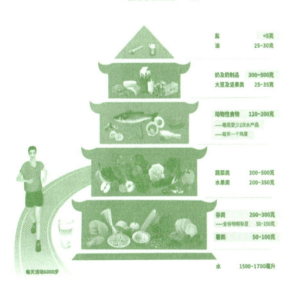

心脑血管疾病等 40 多种慢性病都有益，防治效果等同于甚至优于药物疗效。一项纳入 70 名健康志愿者的随机交叉试验中，模拟 3 种身体活动模式（研究中的总时长均相同），模式 1 为 9 h 的静坐生活方式，模式 2 为 9 h 中有 1 次规律运动（步行 30 min），剩余时间为静坐；模式 3 为每 30 分钟静坐穿插 1 min 40 s 的运动，结果发现模式 3 比模式 2 和模式 1 都更有效降低餐后血糖水平和高胰岛素血症。

推荐人们应选择适合自己的身体活动降低脑血管病风险。老年人、脑卒中高危人群应在进行最大运动负荷检测后，制订个体化运动方案进行锻炼。健康成人每周应至少有 3~4 次、每次至少持续 40 min 中等或以上强度的有氧运动（如快走、慢跑、骑自行车或其他有氧运动等）。日常工作以静坐为主的人群，建议每静坐 1 h 进行短时（2~3 min）身体活动。

控制饮酒

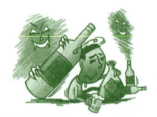

早期多数研究结果表明，饮酒和总的脑卒中发病风险呈现一种"J"字形关系，即少量饮酒可能比从不饮酒者还有些益处。而酒精摄入量与脑出血存在线性关系。大量饮酒高血压患者由于血压难以控制，因此增加脑卒中风险。然而，近期又有新的研究证据表明，即使是少量的酒精摄入也不能为心脑血管提供保护。 一项对 32 个国家 13 447 例脑卒中病例和 13 473 名对照的病例对照研究发现，饮酒与脑卒中风险存在确定的剂量反应关系。与从不饮酒或者戒酒者比较，女性每周饮酒 ≤ 14 个标准饮酒单位，男性每周饮酒 ≤ 21 个标准饮酒单位发生脑卒中、缺血性卒中和出血性卒中的危险分别为 1.14、1.07 和 1.43。

鉴于以上背景和进展，建议饮酒者应尽可能减少酒精摄入量或戒酒；男性饮酒者每日饮酒的酒精含量不应超过 25 g，女性不超过 12.5 g；目前尚无证据证明少量饮酒可以预防脑血管病；所以不饮酒者不提倡用少量饮酒的方法预防心脑血管疾病。

慢性病管理——按时吃药，定期复查

具体用药选择、控制目标等基本标准同第五章，在此我们主要为大家总结处理流程。

（一）一些对高血压的一级预防建议

建议常规进行人群血压筛查，对于高血压前期患者［收缩压120~139 mmHg（1 mmHg=0.133 kPa）或舒张压80~89 mmHg］，建议每年进行血压复查和高血压相关的健康体检。65岁以上老年人首先推荐血压控制目标<150/90 mmHg，若能耐受可降低至140/90 mmHg以下。推荐采用家庭自测血压，更有益于改善患者依从性和血压控制水平；同时推荐采用动态血压测量，这样更有利于检出隐蔽性高血压。管理流程见图5-2。

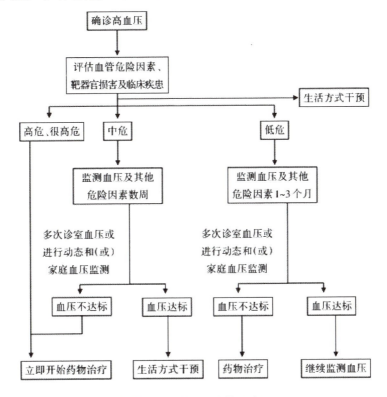

图5-2　高血压患者管理流程

（二）一些对糖尿病的一级预防建议

对糖尿病和糖尿病前期患者的脑卒中一级预防管理流程见图5-3。我们再次强调糖尿病患者首先应改进生活方式，控制饮食，增加体力活动。

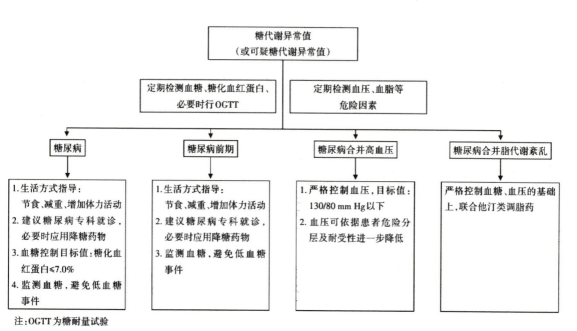

```
              糖代谢异常值
           （或可疑糖代谢异常值）
        │                         │
┌───────────────────────┐   ┌──────────────────────┐
│ 定期检测血糖、糖化血红蛋白、│   │ 定期检测血压、血脂等  │
│      必要时行OGTT      │   │      危险因素        │
└───────────────────────┘   └──────────────────────┘
```

糖尿病	糖尿病前期	糖尿病合并高血压	糖尿病合并脂代谢紊乱
1.生活方式指导：节食、减重、增加体力活动 2.建议糖尿病专科就诊，必要时应用降糖药物 3.血糖控制目标值：糖化血红蛋白≤7.0% 4.监测血糖，避免低血糖事件	1.生活方式指导：节食、减重、增加体力活动 2.建议糖尿病专科就诊，必要时应用降糖药物 3.监测血糖，避免低血糖事件	1.严格控制血压，目标值：130/80 mm Hg以下 2.血压可依据患者危险分层及耐受性进一步降低	严格控制血糖、血压的基础上，联合他汀类调脂药

注：OGTT为糖耐量试验

图5-3　糖尿病和糖尿病前期患者管理流程

（三）一些对高脂血症的一级预防建议

对血脂异常者的脑卒中一级预防管理流程见图5-4。调脂治疗需要设定目标值，推荐以低密度脂蛋白胆固醇（LDL-C）为首要干预靶点，设定目标值为极高危者LDL-C<1.8 mmol/L（70 mg/dL）；高危者LDL-C<2.6 mmol/L。LDL-C基线值较高不能达标者，LDL-C至少降低50%，极高危患者LDL-C基线在目标值以内者，LDL-C仍应降低30%左右。不推荐临床把药物基因型作为常规检测手段指导治疗。

（四）一些对无症状颈动脉狭窄的一级预防建议

对无症状颈动脉狭窄患者的脑卒中一级预防管理流程见图5-5。对无症状颈动脉狭窄患

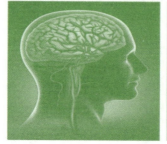
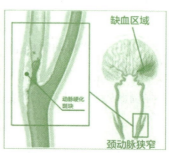

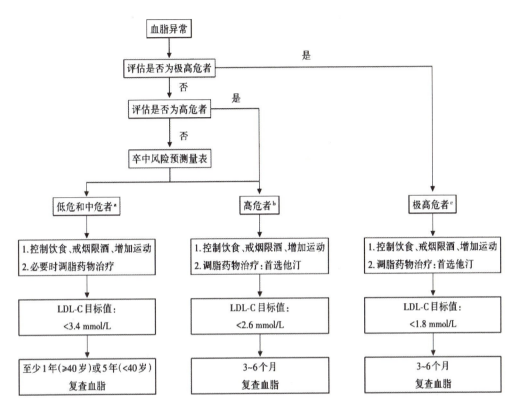

注：ᵃ低危和中危者为总胆固醇>3.1 mmo/L或低密度脂蛋白胆固醇>1.8 mmol；ᵇ高危者为①总胆固醇>7.2 mmo/L或低密度脂蛋白胆固醇>4.9 mmol/L，②≥40岁糖尿病患者低密度脂蛋白胆固醇介于1.8~49 mmol/L或总胆固醇介于3.1~7.2 mmolL；ᶜ极高危者：未发生卒中但临床诊断为急性冠状动脉综合征、稳定性冠状动脉粥样硬化性心脏病，血运重建术后，缺血性心肌病，外周动脉粥样硬化性疾病的患者

图5-4　血脂异常患者管理流程

者（狭窄≥70%），在预期寿命大于5年的情况下，有条件的医院（围手术期脑卒中和死亡发生率<3%）可考虑行颈动脉内膜剥脱术（CEA）或颈动脉支架置入术（CAS）。颈动脉内膜剥脱术或颈动脉支架置入术的患者，如无禁忌证，围手术期和手术后应给予抗血小板治疗。对无症状颈动脉狭窄程度>50%的患者，建议在有条件的医院定期进行超声筛查和随访，评估狭窄的进展和脑卒中风险。

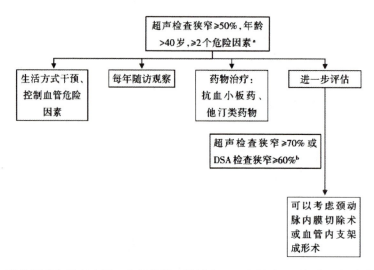

注：ᵃ危险因素包括高血压、血脂异常、糖尿病、心房颤动、吸烟史、超重或肥胖缺乏运动和卒中家族史；ᵇ如进行计算机断层血管造影（CTA）检查,窄程度可参照数字减影血管造影（DSA）检查狭窄程度的标准

图5-5 无症状颈动脉狭窄患者的管理流程

（五）一些对超重肥胖的一级预防建议

国际上多以体质量指数(BMI)对肥胖程度进行分析，BMI 25.0~29.9 kg/m² 为超重， ≥30.0 kg/m² 为肥胖。在我国，BMI界限值24.0~28.0 kg/m² 为超重， ≥28.0 kg/m² 为肥胖。此外，腰围与BMI变化趋势一致，腰臀比是指腰围和臀围的比值，也是一个能较好反映内脏脂肪含量、心血管健康的指标。超重、肥胖并不是指单纯的体重增加，而是体内脂肪组织积蓄过剩，尤其是甘油三酯积聚过多而导致的一种状态。目前多数学者认为BMI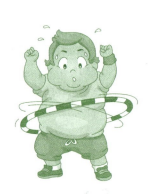与人体脂肪的百分含量相关，能较好地反映机体的肥胖程度。目前全球约有30亿人超重或患有肥胖。在我国肥胖流行情况也不容乐观，最新数据显示，我国成年居民超重和肥胖超50%，因此，肥胖已经成为重大公共卫生问题。

研究证据表明，以BMI衡量的肥胖或腹型肥胖是卒中的独立危险因素。一项纳入 4 432 475 例患者的荟萃分析显示，BMI与卒中有J型关系：即在低 BMI

范围内（<24 kg/m²），卒中风险未增加，但在高 BMI 范围内(>25 kg/m²)，卒中风险增加。已经证实，BMI>20 kg/m²，每增加1个单位，缺血性卒中的风险就增加5%。肥胖促进缺血性卒中的发生，主要有两方面机制：①肥胖本身可引起高血压、血脂异常、2 型糖尿病，而这些因素本身就是缺血性卒中的独立危险因素；②研究表明，腰臀比每增加10%，大动脉缺血性卒中的风险相应增加，小血管缺血性卒中的风险也增加，这种风险增加部分独立于患者血压，并且完全独立于患者血糖水平。因此，腹部肥胖可能触发并导致脑血管疾病的病理过程，或是与肥胖引起代谢紊乱相关。

为预防脑卒中的发生，超重和肥胖者可通过健康的生活方式、良好的饮食习惯、增加体力活动等措施减轻体重，以降低血压和卒中发病风险。

其他可能的慢性疾病类危险因素还包括：代谢综合征、偏头痛、口服避孕药、绝经后激素治疗、高凝状态、脂蛋白 Lp(a) 升高、药物滥用、炎症与感染等。但由于它们与卒中患病风险间的关系证据尚不明确，且篇幅所限，故不再赘述。

卒中"保健"经典用药——阿司匹林

众多卒中预防药物中有一个独一无二的存在——阿司匹林。阿司匹林可以说是一个"神药"，在缺血性心脑血管疾病的二级预防中占有举足轻重的地位，然而阿司匹林用于缺血性脑血管病的一级预防仍存在争议。

阿司匹林用于一级预防总体需要把握获益大于风险的原则。(1)对于ASCVD 高风险（10年风险>10%）且出血风险低的人群，可考虑使用小剂量阿司匹林（75~100 mg/d）进行脑血管病一级预防。使用阿司匹林时，应充分评估出血风险，权衡利弊，进行个体化选择。(2)对于治疗获益可能超过出血风险的女性高危患者，可以考虑使用阿司匹林（100 mg/隔日）进行脑卒中一级预防。(3)可以考虑阿司匹林用于预防慢性肾病患者（肾小球滤过率 <45 mL·min⁻¹·1.73 m⁻²）首次脑卒中的发生，但这一建议并不适用于严重肾病患者（肾脏病4或5期，肾小球滤过率<30 mL·min⁻¹·1.73 m⁻²）。(4)不推荐在 ASCVD 中低风险（10年风险<10%）人群中使用阿司匹林预防首次脑卒中的发生。(5)不推荐70岁以上老年人使用阿司匹林预防首次脑卒中的发生。（关于 ASCVD 风险评估网上和手机上有现成的app，直接根据自身具体情况填入即可输出相应

的风险百分率）。

如果说阿司匹林在众多卒中预防药物中是一个特殊的存在，那么在众多脑血管病高危人群中也有这样一群人身份特殊，他们数量众多，截至2018年年底，这部分人群人口约2.49亿；他们患病后预后更差，该部分人群卒中后致残率高达90%，死亡人数占卒中致死人数的80%，他们就是老年人。尽管老年人卒中发病率一直居高不下，但是这部分卒中高危人群管理未得到足够重视，具体表现为大部分老年人尚未养成主动的健康管理意识。因此，除提供医疗服务外，如何促进卒中高危老年人参与自我管理对于卒中的预防至关重要。

何为卒中高危老年人的自我健康管理？

自我管理最早源于心理行为理论。2003年，Lorig和Holman首次将自我管理引入慢性病管理，用于提高患者自我效能，改善健康行为和预后。自我管理定义为患者通过自身行为对疾病症状和不良行为方式进行管理和干预，从而持续保持治疗疾病的一种健康行为。研究显示，

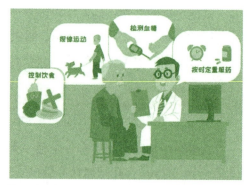

卒中高危老年人大多存在健康素养不高、卒中认知水平较低、自我管理意识不强等情况。中国65—74岁人群高血压的知晓率、治疗率及控制率分别为58.6%、52.8%和18.4%，≥75岁人群分别为57.3%、52.1%和17%。老年人普遍存在不健康的行为和生活方式，且呈明显的聚集性。

卒中高危老年人自我健康管理的内容

①健康生活方式的培养，包括戒烟、限酒、健康饮食和睡眠、运动锻炼、控制体重等。②血管危险因素的控制，包括高血压、糖尿病、血脂异常、心脏病等基础疾病。③卒中识别，强化卒中症状与快速就医关系的认知。"中风120"是目前针对卒中患者院前就医延误的主要教育材料，其具体内容为：将常见卒中症状分别描述为"1""2""0"，其中"1"即看一张脸：不对称，口角歪斜；"2"即查两只胳膊：平行举起，单侧无力；"0"即聆听语言：言语不

清，表达困难。只要出现上述任意1种症状就必须立即拨打"120"。④角色管理。部分卒中高危老年人在社会、工作、家庭和朋友中的角色缺失，无法履行既定的责任和义务，生活和经济方面需要依赖他人，导致自我价值感降低，此时应积极寻求医务人员及家庭的支持，帮助自己适应现阶段的角色，重新塑造自我价值观。社会支持鼓励患者从医疗照护的被动接受者向主动参与者和监督者转变，培养自我管理认知，即健康信念和自我效能，倡导"自己是健康第一责任人"的理念。⑤情感管理。关注卒中高危老年人的精神状态，采用相关筛查工具早期识别焦虑和抑郁，给予认知行为治疗、压力管理培训等支持，同伴和家属给予心理安慰、同理、鼓励，植入希望。对卒中防治应采取身心并重的措施。

该如何帮助卒中高危老年人自我管理实现自我管理？

团队协作，多方支持。除了专业医疗团队的帮助，同伴、家庭成员及看护者等社会支持，可提高健康教育培训和自我管理的可及性，提高自我管理效能。成立卒中高危人群自我管理小组，在活动中相互支持、鼓励和监督，发挥主观能动性。

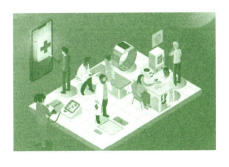

如果说"保健"是未得过卒中的人群的"健康保卫"，那已患卒中的那部分人群要如何"恢复健康"，即"康复"呢？

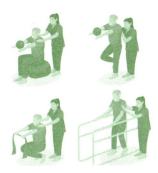
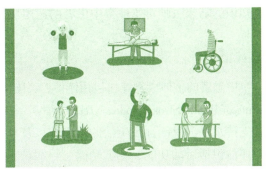

"康复"又可称为卒中的三级预防，是近年提出的一个概念，主要是指已经发生脑卒中的病人，要积极长期地进行合理的、正确的康复训练治疗，改

善患者的后遗症的临床症状，减少患者的伤残程度，促进患者的完全康复。

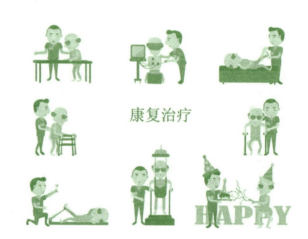

康复治疗

HAPPY

目前国内外的脑卒中康复指南均推荐脑卒中后应尽早进行康复训练，2019版美国指南认为在患者生命体征平稳的情况下，脑卒中后的康复活动越早开始，获益越多。2020版中国脑卒中康复指南把脑卒中的恢复分为3个时期，即早期（脑卒中发生1个月内）、恢复期（脑卒中发生1~6个月）、慢性期（脑卒中发生6个月以上），推荐在脑卒中发生后，在生命体征平稳的情况下，应在2周内开展康复训练，且同时应采取循序渐进的方法；脑卒中发生后24 h内不建议进行康复活动，因其可能降低患者3个月时获得良好转归的可能性；而对于轻到中度的脑卒中患者，可以在24 h内开展床边的康复活动。

这就意味着卒中患者在住院期间即需要行早期专业且组织化的卒中康复治疗，且这些康复举措的强度要与预期收益及耐受程度相匹配。出院前医护人员还会正式评估所有卒中患者的日常生活活动能力、工具性日常生活活动能力、沟通能力和功能活动性，并将这些结果纳入护理和出院计划。出院后卒中患者及家属除了执行出院前制订的护理康复计划外，一定要定期复诊，由具有康复专业知识的临床医师对急性卒中患者的遗留功能障碍进行定期功能评估。

康复评估

卒中患者的整体康复评估包括体检、美国国立卫生研究院卒中量表（National Institute of Health Stroke Scale，NIHSS）评分、并发症、病前功能程度、家庭/照顾者支持水平、返回社区生活的可能性以及参与康复计划的能力的评估。功能障碍评估包括运动功能、感觉功能、吞咽功能、言语功能、认知功能、膀胱功能和心肺适应性的评估等。吞咽功能评估应在卒中后首次进食或饮第一口水时进行。30%的老年卒中幸存者存在卒中后尿失禁或尿潴留，因此，老年卒中患者尤其需要评估膀胱功能（图5-6）。

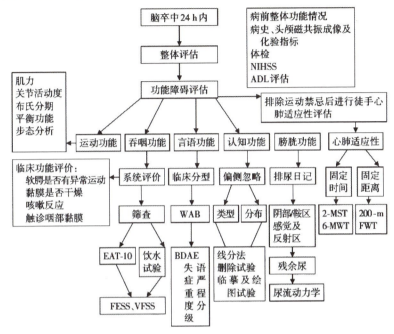

NIHSS：美国国立卫生研究院卒中量表；ADL：日常生活能力量表；EAT-10：进食评估问卷调查工具-10；FESS：内镜吞咽检查；VFSS：乔咽造影检查；WAB：西方失语成套测验；BDAE失语症严重程度分级：波士顿诊断性失语症检查严重程度分级；2-MST：2min踏步试验；6-MWT：6min步行试验；200-mFWT：200m快速步行测试

图5-6　脑卒中早期康复评估流程图

（一）运动康复

首先要明确康复的目标，这里要根据患者的运动偏好、恢复阶段、可用的社会支持、具备的环境和资源等制定个体化的运动目标，训练目标应明确、具体和具有挑战性，并定期更新；急性期患者的首要目标是减少卧床并发症，稳定期患者的目标为保持积极的生活方式，维持既定的体育活动，防止复发和心血管事件。

在运动康复开始前应由经过培训的医护人员对所有参与运动康复的患者进行个体化的评估，包括一般信息（人口社会学资料、心脏病病史、癫痫病史、糖尿病病史及血糖控制情况、用药情况及生活习惯等）、神经系统并发症情况

（运动功能、移动能力、平衡、吞咽、认知等）、运动耐量、禁忌证、运动偏好等，并进行危险分层，根据危险分层进行风险评估，了解运动康复过程中的风险，为制定个体化运动方案提供依据。根据目标训练强度、设备、人员的可用性以及患者病情、心功能等选用症状限制性运动试验或次极量运动试验进行心电图运动负荷试验以确定患者的运动能力，以识别可能影响运动方案安全性的症状（因肢体功能受限或症状严重无法进行运动测试的患者可考虑进行药物负荷试验）。为确保运动方案的适宜性，连续护理中的任一转介时机均应进行重新评估。当生命体征稳定，症状体征不再进展时鼓励患者立即开始运动康复。

运动的场所选择也有讲究：根据患者偏好、实际条件以及功能状况、运动风险的等级等综合判断运动场所（家庭/社区/医院），高危或急性脑卒中患者在能够立即获得体外除颤和紧急医疗反应的环境中进行，低风险个体在社区或家中进行。

建议将有氧运动作为主要运动方式，可根据患者功能障碍及兴趣选择一种可以最大化激活肌肉力量且能产生长久效果的有氧运动方式，如功率自行车、步行、跑步机运动、自行车运动、臂-腿运动、手臂运动等。可以使用自由负重训练或利用橡皮筋、弹力带、滑轮等装置对上肢和下肢进行抗阻训练，某些患者还需要进行柔韧性训练和神经肌肉训练。中国传统运动（太极拳、八段锦、易筋经等）在改善患者步态、平衡、心肺功能方面具有较好的效益。虚拟现实技术和交互式视频游戏有助于改善手臂功能和日常生活活动能力，让患者达到中高强度的体育活动水平。可以采取多种运动方式联合的运动模式（结合2种或2种以上训练）以最大化提高患者健康水平。简要流程见图5-7。

对于运动的强度，建议根据运动测试的反应、健康状况、运动能力、计划运动频率和持续时间等确定个体化的运动强度，从低强度训练开始循序渐进的增加训练强度，以每1~4周增加5%~10%的心率储备百分比（HRR）为宜。有氧运动目标训练强度最好达到40%~70%HRR、55%~80%最大心率百分比（HRmax）或11~14分感知疲劳程度（RPE6-20）（见表5-2）；目标抗阻训练强度达到60%~80%1次最大重复（1-RM），根据患者的耐受性随时调整。

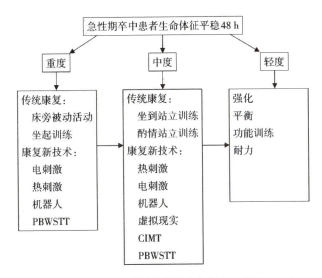

PBWSTT：减重步行训练；CIMT：限制诱导运动疗法；重度：Fugl-meyer量表评分<50分；中度：50分≤Fugl-meyer量表评分<85分；轻度：85分<Fugl-meyer量表评分<100分

图5-7　急性脑卒中患者的运动功能康复流程图

表5-2　主观疲劳感觉感

自我感觉	等　级
根本不费力	6
	7
极其轻松	8
很轻松	9
	10
	11
轻松	12
	13
稍累	14
	15
累	16
	17

续表

自我感觉	等 级
很累	18
极累	19
精疲力竭	20

注：RPE是瑞典心理学家Brog根据心理学原则制定的一种受试者在运动时自己感觉和确认负荷量大小的表格，也称为"自认劳累分级表"，共分6~20级。RPE主观报告分数不仅能表示整个机体的主观疲劳感受，而且还可以反映局部肌肉疲劳状态。

每周至少进行150 min的中等强度的运动。每周至少进行3次有氧运动，每次超过20 min（不包括5~10 min热身及放松活动），最少持续8周；抗阻训练每周2~3次，每次30 min以上，每次1~3组，每组8~10次，每次最大重复次数为10~15次，训练需间隔。在有氧或力量训练之前或之后进行柔韧性训练，包括躯干、上肢和下肢的静态拉升，每次10~30 s。对于身体状况较差或严重功能障碍的脑卒中患者，建议全天进行多次短时间（如3次/d的10~15 min的运动）的运动或每隔5 min进行放松休息，随着运动耐量的提高，逐步过渡到较长时间的连续运动和较短的休息时间。

在运动康复期间一定要保障患者的安全，高危患者在运动过程中进行连续心电、血压、心率等医学监护，中低危患者可酌情使用心率表和指脉氧监护心率和氧饱和度；居家运动患者可使用运动日记并辅以加速度计、计步器、可穿戴式运动追踪器等客观生理指标监测和记录运动情况。可以采取一对一或小组看护及监督训练形式，当然具体形式与比例要随着患者的运动风险水平的改变而变化。要充分关注药物不良反应对运动康复的影响，服用抗血小板药物或抗凝药物时要防止因运动碰撞而出现损伤出血，并对他汀类药物引起的肌痛或乏力等症状加以鉴别。

要定期评估运动训练的临床效果，包括心脏耐受力、功能能力、心血管健康以及锻炼目标实现率、认知水平等其他相关指标，具体评估内容应以患者为导向，与其预期目标和效果保持一致。同时还要评估运动康复实施的障碍和促进因素，在运动前采用多种策略解决障碍以增加患者运动康复的参与度，提高患者的康复依从性和自我管理度。

脑卒中偏瘫患者良肢位摆放

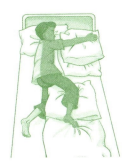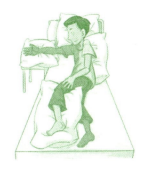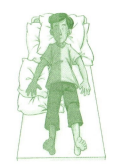

良肢位摆放是防止或对抗痉挛姿势而采取的一种临时性体位。当患者生命体征平稳、症状不再进展48 h后就需要进行良肢位摆放。当然摆放前要进行充分的评估，内容包括：患者的生命体征、肢体功能、学习意愿和参与康复治疗的能力及神经功能缺损情况。良肢位摆放时间应根据患者具体情况而定，一般≥4周。

若患者卧床，鼓励患者患侧卧位，适当健侧卧位，减少仰卧位，避免半卧位，保持正确坐姿，避免上肢屈曲、下肢过度伸展，每1~2 h变换一次。①患侧卧位：患侧在下，背部由枕头支撑。患侧上肢向前伸展，上臂向后旋转，上肢与肘关节呈90°，肘部和手腕同时伸展，掌心向上；患侧下肢轻微弯曲，健侧下肢在高枕上屈髋屈膝；健侧上肢放松，放在胸前的枕上或者躯干上。②健侧卧位：患侧在上，身前用枕头支撑。患侧上肢自然伸展，使患侧肩胛骨向前向外伸90°~100°，患侧前臂旋前；手指伸展，掌心向下；患侧下肢取轻度屈曲位，放于长枕上，患侧踝关节悬在枕头边缘，防止足内翻下垂。③仰卧位：患侧肩部和臀部用薄枕支撑，头部稍微转向患侧，患侧上臂旋后外展20°~40°，肘关节、腕关节伸直，手指伸展，掌心向上；膝下稍垫起；足尖向上。④床上坐位：将患者背部、肩膀、胳膊、下肢用软枕支好，或摇起床头成90°，保持躯干挺直，不能前倾，肘关节处于90°屈位，双膝屈曲50°~60°，双膝下垫软枕，患足底放一枕头，患侧上肢前伸，膝关节伸直，将双侧上肢伸直放于床餐板或调节板上。⑤轮椅坐位：患者背靠椅背，躯干挺直，上身略微前倾；患侧上肢放于胸前软枕，手指自然伸展；为了纠正患足外旋，髋关节、膝关节和踝关节屈曲90°，双足垂直于膝盖平放，足尖向前，双脚与肩膀同宽。

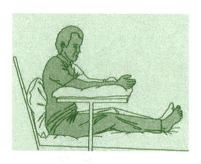
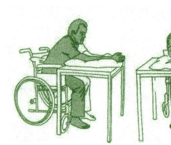

良肢位摆放的同时要行被动关节活动度练习，以帮助患者保持关节活动，预防并发症的发生。要知道，患者的体位摆放或活动不当还可能诱发或加重肩痛、肩手综合征、肢体肿胀、废用综合征、压疮等并发症的发生。患者每天在床上或椅子上，患肩最大外旋30 min，可以防止关节痉挛。若已经发生肩关节半脱位、髋关节外旋及肌痉挛，干预时间为3个月以上治疗效果最佳；已存在肩痛、足内翻或足下垂及关节活动受限的，干预时间为4~6周治疗效果最佳。至少每周进行一次复盘，讨论患者康复问题、目标制定、监测进展情况。

已发生脑卒中后痉挛的患者应如何康复？

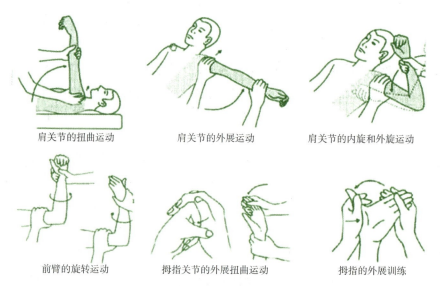

肩关节的扭曲运动　　　　肩关节的外展运动　　　　肩关节的内旋和外旋运动

前臂的旋转运动　　　　拇指关节的外展扭曲运动　　　　拇指的外展训练

脑卒中后痉挛是脑卒中后常见的上运动神经元病损，其由于脊髓和脑干的反射而导致肌张力异常升高，约90%的脑卒中患者在患病3个星期左右会出现肌张力增高情况。脑卒中后痉挛是造成肢体功能障碍的重要因素，其可导致患者生存质量、自身护理能力下降。改变脑卒中患者动作姿势可抑制和缓解患者肌肉痉挛症状，提高患者运动功能，这也是康复治疗的关键。

治疗痉挛应以改善患者机能为首要目标，重点放在功能障碍的全面康复上，为回归家庭和社会做好准备。

首先使用6级肌力评定法对肌力进行评定，采用改良Ashworth痉挛评定量表、改良Tardieu痉挛评定量表评价患者相关障碍和功能情况。从脑卒中后痉挛发病初期开始，呈阶梯式治疗，首先采用保守疗法，逐渐过渡到侵入式疗法。疗程可在5周内进行5次，共60~75 min，即热身/放松20 min，被动运动15 min，步态锻炼40min，主动练习15 min，最大50%，重复5次，最多10次抗阻练习。痉挛期将肢体置于抗痉挛体位，即采用良肢位摆放，并应加强肌力训练，并根据相关部位进行交互性屈伸肌力强化训练，改善偏瘫肢体功能。至少在8周内每周进行3次有氧锻炼，并达到20 min及以上(除热身和降温)。在30~31 ℃及齐腰深的水中步行锻炼30 min，可改善肌力、痉挛和各项生理指标。可以应用节律听觉刺激提高步态参数，包括步态速度、节奏、步幅和步态对称；利用踏板自行车进行步态训练(有或无重量支持)以增加步行速度。对站立困难的脑卒中患者，应该开展具有挑战性的平衡运动；对行动不便的脑卒中患者进行量身定做的反复步行锻炼；对于步行功能低下的患者，可采用带重量支撑的机械辅助步行(跑步机、电动步态训练器、机器人设备)；对于坐姿困难的患者，应在有监督/协助的情况下练习伸展手臂；对于部分主动手腕和手指伸展的脑卒中患者，应提供强化约束诱导运动疗法(2个星期内每天至少2 h的积极治疗，加上每天至少6 h的约束)来提高手臂的使用；对于肌肉紧张或手无力的患者，腕部/手夹板应予考虑，但不建议长期使用。感觉刺激(如经皮神经电刺激、生物反馈)可改善上肢痉挛状态；针灸治疗脑卒中喉痉挛的疗效与针灸方法、患者病程和针灸部位的选择有关，需根据临床情况进行选择。基于计算机游戏的疗法或非沉浸式康复是行之有效和可接受的，如虚拟现实，包括身临其境技术和非身临其境技术(如游戏设备)，可以作为痉挛康复治疗的辅助工具，虚拟现实训练每次约30 min，最好1周5天。当局部肢体痉挛影响功能时，可以肌肉注射A型肉毒素；当痉挛影响肢体功能时，可口服抗痉挛药，如替扎尼定、单曲林、巴氯芬。值得注意的是，心理训练应被视为所有四肢运动再训练的辅助手段。

在脑卒中后痉挛的康复护理中应加强患者及其照料者的健康教育和指导，以调动患者、家属及其护理工作者的自觉性和自信心，从而提高患者整体康复水平。安排定期随访，监测痉挛的发展情况，脑卒中6周后复查，脑卒中后的前6个月内进行定期随访。

（二）吞咽功能康复

吞咽是一种复杂的反射性动作，是口咽部随意肌群收缩、食管括约肌松弛以及食管肌节律性蠕动等一系列有顺序而协调的动作。这一过程受大脑皮质、皮质下区域和脑干结构网络支配。脑卒中后吞咽网络中断导致患者吞咽障碍，同时吞咽困难会增加患者误吸、肺炎、营养不良、脱水等的发生风险。研究表明急性卒中患者中有29%~81%存在吞咽困难。由于其高发病率、高并发症风险，吞咽功能的康复管理日益受到重视。

对所有存在吞咽困难或存在吞咽困难风险的，尤其是严重面瘫、严重构音障碍、严重失语或严重神经功能缺损的卒中患者应尽快进行吞咽困难评估，一般入院后即采用饮水试验或多重黏度试验进行吞咽困难筛查，以预防卒中后肺炎并降低早期死亡风险。对急性卒中患者进行的吞咽困难评估，除了对液体、不同黏度食物及其容积进行常规评估外，片剂也应作为吞咽困难评估的一部分进行常规评估，在未进行吞咽困难筛查且未判定吞咽功能正常之前，不要服用任何食物或液体，包括口服药物。

对于存在卒中后吞咽困难患者，应行口腔保健干预，并可使用质地改良的食物和/或增稠的液体来降低肺炎的发生风险，进行吞咽训练以恢复吞咽功能。要根据患者吞咽困难详细评估的情况，对个别患者的特定吞咽障碍进行针对性治疗，而不是局限于一种特定的操作或训练，可以使用针灸来恢复吞咽功能。

对于可口服并存在营养不良或明显营养不良风险的卒中患者，建议考虑使用口服营养补充剂；对于卒中后吞咽困难和口服摄入营养不足的患者，建议通过鼻胃管进行早期肠内营养。

对于卒中后吞咽困难的患者，药物治疗最好在临床试验中使用。可以考虑辣椒素受体1激动剂和多巴胺能药物以改善吞咽安全性。通过鼻胃管进食的卒中患者，建议使用甲氧氯普胺促进胃排空，并降低食管咽反流风险。建议不要使用预防性抗菌治疗。必要时可在临床试验中进行神经刺激技术治疗，如使用重复经颅磁刺激、经颅电刺激、经颅直流电刺激和咽部电刺激作为常规吞咽困难治疗的辅助治疗，以改善吞咽功能。对于严重吞咽困难气管切开的卒中患者，或可使用咽部电刺激来加速拔管。

（三）失语症的康复

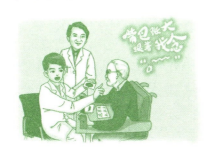

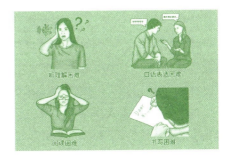

　　失语症是指脑部器质性病变造成的大脑语言及相关区域受损的一种言语障碍综合征，卒中后约有1/3的患者会出现失语的表现。卒中后失语不利于患者的肢体康复、影响其工作生活，同时也是导致卒中后抑郁等不良情绪发生的主要原因之一。现有的研究表明脑卒中失语早期（6个月内）接受言语康复训练可以加快其自然康复的进程，而对于存在慢性失语（失语＞6个月）的患者出院后的继续语言康复训练也十分有必要。

　　所有卒中患者在病情平稳、意识清醒后应尽早行失语评估；一般是在脑卒中发生后72 h内，通过面谈、标准化测试或非标准化测试的方式，评估患者语言使用的能力、识别沟通的优势和劣势，确定失语的性质和类型以及确定有用的补偿策略。评估应考虑患者的个体独特性，从听、说、读、写、复述几个方面进行评价，并考虑患者的第一语言，根据患者情况选择合适的语种康复顺序；评估的内容包括访谈、交谈、观察、标准化测试或非标准化项目。

　　评估后应根据患者的需要、目标和失语的严重程度，尽早进行言语康复并适当增加训练强度（患者的康复需求应基于患者残留神经功能；以往的言语功能；活动、认知、吞咽以及参与康复治疗的能力；患者的心理状态；医学共患病及家庭/照顾者的支持水平）。但不推荐在卒中发病48 h内开始超早期大量康复。

　　根据患者实际情况，兼顾病人的特殊性，选择个性化的言语康复方式，实施有针对性的康复措施，如针灸治疗、辨证施护、多维度语言使用训练、沟通技能训练等，并为患者制订合理的康复目标及计划。沟通技能训练包括生成和理解单词、句子和篇章，如写作、阅读。言语康复方式包括以下几种。①一对一言语康复：根据患者的耐受情况，每周至少2 h。②强化言语康复：建议将强制性诱导失语疗法作为强化言语康复的形式，每周至少5 d，每天至少45 min。③新型医疗手段：药剂、计算机辅助医疗、脑刺激等可作为康复的补充手段，与传统言语功能锻炼相结合，提高康复效率。但新型医疗手段仍存在诸多局限性，如计算机辅助医疗训练前需要评估患者是否有能力使用计算机或智能手机等交流辅助工具。④小组言语康复：建议在一对一训练的基础上辅以小组训练，包括以社区为基础的失语团体训练，组织可增加病人人际交往的活动。⑤音乐治疗可能能够提升病人幸福感，减少负面情绪。对失语症的病人进行交流训练时，还可使用替代性的交流手段和方式来补充言语，帮助病人与他人社交。

注意：患者沟通环境的障碍应最小化，例如保持标识清晰，背景噪声最小化。提供给患者的书面信息（如健康教育材料）的格式应适合于失语症患者。

对患有慢性和持续性失语症的患者，应该监测他们的情绪，定期随访，评估他们的生活质量及失语对患者人际关系、工作及休闲活动的影响。

患者及其家属作为康复团队的一部分，应该参与从筛查到干预的全过程，并且接受沟通技巧的培训，如：使用交流道具、手势、画图等。在康复的各个阶段，言语治疗师需与医护人员、患者及其照顾者保持密切联系，提供患者失语相关信息，鼓励患者参与以社区为基础的康复团体；帮助患者沟通日常需求，支持其参与日常和重大的生活决策；提高患者照顾者及家庭成员对失语症的认识和教育，以减少患者的消极态度及其所面临的环境障碍。病人心理的评估要贯穿治疗全程。

（四）卒中后认知障碍的康复

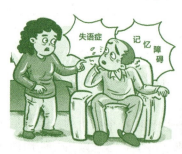
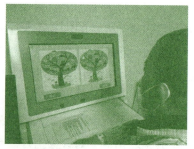

研究表明，卒中后认知障碍的总体发病率高达80.97%，6%~32%的病人在脑卒中后3个月发生痴呆。在我国，每年新发脑卒中病人约200万例，其中继发不同程度的认知障碍的病人占50%~75%。美国心脏协会（AHA）联合卒中协会（ASA）于2016年发布成人卒中康复指南，其中强调了PSCI管理的重要性，认为出院前医疗机构应对所有脑卒中病人进行认知功能障碍的筛查。

临床医护人员在采集病史及体检时，就应该开始关注脑卒中病人认知相关的主诉，及时识别出罹患卒中后认知障碍的高危人群，并对这些高风险病人（如合并有隐性脑卒中或脑白质病、高血压、糖尿病、心房颤动、其他心脏病和/或睡眠呼吸暂停）进行定期筛查。出院前再次筛查脑卒中病人的认知状态，同时进行阶段性的认知评定，每3个月进行1次认知评估随访，以明确卒中后认知障碍的发生及演变。一般运用记忆障碍自评量表（AD8）、简易认知评估量表（Mini - cog）或4项谵妄快速诊断方案（4AT）等量表（可采用同一量表的不同版本防止测试疲劳）。在整个筛查过程中任意阶段发现的所有认知障碍病人均应进行全面的临床神经心理学评估，临床上常使用简易精神状态检查（MMSE）、蒙特利尔认知评估量表（MoCA）、长谷川痴呆量表（HDS）和韦氏成人智力量表（WAIS）进行认知功能评定。脑卒中后认知问题常与其他神经心理问题并存，故在评定脑卒中认知障碍的同时还应使用有效的工具对脑卒中病人存在的语言障碍、情绪障碍、疲劳、谵妄、冷漠等方面进行评估，如使用握力、步速和简易体能状况量表对脑卒中后病人进行体能评估。

与其他卒中后遗症的康复治疗方案有所不同，认知功能康复在脑卒中的急性期即开始进行，以循序渐进的方式，贯穿脑卒中恢复期。并且脑卒中后认知障碍首选药物治疗，应用胆碱酯酶抑制剂多奈哌齐、加兰他敏和N–甲基–D–天冬氨酸受体拮抗剂美金刚（使用美金刚治疗脑卒中后认知障碍时，认知能力及总体改善虽然不明显，但其安全性和耐受性好）、银杏制剂、健脑益智颗粒、尼麦角林、丁苯酞、钙拮抗剂尼莫地平等。当脑卒中后认知障碍病人出现精神行为症状时首选非药物治疗，包括心理疏导、音乐疗法及行为治疗等；药物控制则首选胆碱酯酶抑制剂与N–甲基–D–天冬氨酸受体拮抗剂，症状加重可短期使用非典型抗精神病药物；抑郁情绪可用选择性五羟色胺再摄取抑制剂进行治疗。

脑卒中后认知康复干预措施应根据现有的最佳证据进行个体化计划，并制订长期目标，实施延续护理，如电话随访、家庭随访，进行康复训练、健康指导、教育培训等，以提高病人的脑力功能及精神状态，尽可能恢复病人日常生活能力（例如自理、家庭和财务管理、休闲、开车、重返工作岗位），提高其生活质量。可以使用计算机、虚拟系统和便携式语音提示设备等外部电子存储设备帮助病人改善认知功能；也可以考虑采用补偿训练策略和直接修复认知训练来改善脑卒中后病人的认知功能。研究显示，卒中后认知功能评分与肢体远端运动、平衡功能的恢复显著相关，故脑卒中病人可采取运动方式来辅助改善认知和记忆功能的恢复，某些条件允许的患者甚至可通过家务劳动提高认知能力（包括记忆力）。音乐疗法对脑卒中病人有语言记忆功能的改善。针灸也是治疗脑卒中后认知障碍病人的一种非药物干预措施；另外，有条件的情况下，临床可以使用非入侵式脑刺激术（包括经颅重复磁刺激术和经颅直流电刺激术），来改善认知受损。推荐干预的实施频率为每周5次或6次，每次1 h，强调以病人为主体，时间和强度遵循个体化原则。但如果病人的认知损伤程度达到中度痴呆阶段，护理干预重点是提供教育和支持，而不是进行认知康复。

在脑卒中后认知障碍管理中，要以病人为中心，对病人、家属和护理人员的价值观和期望加以考虑。且一定要向脑卒中病人及其家人提供健康教育，帮助他们了解脑卒中后认知障碍的程度和影响，并认识到这些可能随着时间和不同环境而变化，加强康复护理的健康宣教和护理指导，调动三方参与意识和康复信心。

（五）神经源性膀胱的康复

神经源性膀胱指的是控制排尿的中枢神经系统或周围神经受到损害所致的膀胱和尿道功能的障碍。研究显示，脑卒中后37%~58%的患者会并发神经源性膀胱功能障碍，45.59%的神经源性膀胱患者合并有尿路感染，并且后续还可能伴

随肾积水、结石等一系列并发症，严重者可出现肾衰竭。神经源性膀胱是卒中患者死亡和预后不良的重要预测指标。早期对卒中后神经源性膀胱患者的整体状况进行评估并根据患者的具体情况采取积极有效的管理措施，可缩短病程、降低并发症和提高患者的生活质量。

住院后就对脑卒中患者的膀胱功能进行结构化评估，包括尿潴留、尿频、

尿量、排尿控制能力等，推荐陪护人员记录排尿日记，连续7天，内容包括饮水时间、饮水量、排尿时间、排尿量、残余尿量、排尿方式和伴随症状。同时采用尿常规、尿细菌培养、泌尿系超声、膀胱尿道造影、肾功能检查等作为辅助检查。当确定患者出现神经源性膀胱时，行尿动力学检查作为神经源性膀胱的分类基础（其中影像尿动力学检查是诊断评估神经源性膀胱尿路功能的金标准），以廖氏分类方法作为神经源性膀胱的常用分类方法。另外卒中后膀胱功能障碍的临床表现以尿失禁为主，严重影响患者的身心健康，需要对患者进行结构化的抑郁筛查。当患者的病情发生变化时，应重新评估卒中患者的神经功能受损状态、排尿功能、膀胱管理能力和心理状态。

目前尚无针对卒中后膀胱功能障碍的特效药物，间歇性导尿作为神经源性膀胱患者排空膀胱最安全的首选措施，是协助膀胱排空的金标准，尽量避免使用长期留置导尿管，若需使用，建议尽快移除，以免引起尿路感染。若已留置导尿，建议必要时可以行膀胱冲洗；如果已经出现泌尿系统感染反复发作，则应根据药敏试验选择抗生素积极控制。必要时采用膀胱扫描仪或导尿管插入术评估患者尿潴留情况。间歇性导尿应配合饮水计划和排尿日记进行，建议制订合理的饮水计划，每日饮水量1 500~2 000 mL。

神经源性膀胱患者需对膀胱功能进行训练，包括行为技巧训练、排尿意识训练、反射性/代偿性排尿训练；同时盆底肌肉锻炼可抑制逼尿肌过度活动、改善盆底功能或尿失禁状态；盆底生物反馈可以加强盆底肌张力和控制能力，巩固盆底肌训练效果。

加强对患者及陪护者膀胱功能训练、间歇性导尿的宣教，使其掌握并长期坚持，最好能指导患者学会自我膀胱管理，内容包括以上自我清洁间歇导尿、饮水计划和导尿计划的调整、排尿日记的记录、泌尿系症状的监测、正确用药和使用尿管和相关器具等。定期随访：出院后3个月，每月1次；3个月后每季度1次；6个月后每半年1次；其后每年至少随访1次。随访内容包括：尿常规检查1次/2月、泌尿系超声及残余尿量测定1次/6月、肾功能及尿流动力学检查1次/年。随访期发现危险因素或处于危险进展期的患者必须接受影像尿流动力学检查。

（六）呼吸肌训练

呼吸功能障碍在卒中患者中较为普遍，其呼吸肌肌力不足健康成年人的1/2，其中89.0%出现吸气肌受损，82.6%出现呼气肌受损，长期卧床和机械通气的卒中患者更易发生呼吸肌失用性萎缩。卒中患者呼吸肌训练常使用呼吸训练器进行重复加压的呼吸练习，通过呼吸肌训练可以有效改善卒中患者的呼吸功能，预防肺部并发症，提高躯干稳定性和心肺耐力。

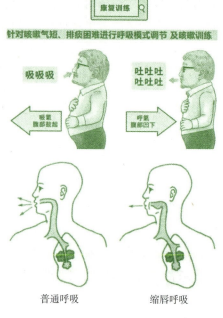

普通呼吸　　　　缩唇呼吸

开始康复计划之前，要充分评估患者呼吸肌肌力，这有助于识别呼吸肌力量不足的患者。临床通过测量最大吸气压（MIP）、最大嗅鼻吸气压（SNIP）和最大呼气压（MEP）进行无创评估，同时评估患者心肺功能康复的意愿、自信心，进行体力活动的障碍及能对心肺康复产生积极作用的社会支持。

所有患者在住院期间都应开始心肺训练。处于早期阶段卒中患者病情稳定后即可开始呼吸肌训练，卒中后3个月内开展呼吸肌训练效果最佳。康复训练应该包括个性化的运动干预，以改善心肺健康、降低卒中复发风险。例如考虑进行有氧运动（健身单车、跑步机或任务导向的循环训练）。有氧运动训练时指脉血氧饱和度（SpO_2）应始终≥88%，如果患者运动中SpO_2<88%或下降超过4%，应停止训练，并补充氧疗。也可进行步行训练，提高心肺耐力，减少步行时对他人的依赖。呼吸肌运动频率为每周至少4~5次，训练起始强度为30%，每周递增5%，运动时间为每天30 min的间歇训练，持续5周，可辅助使用阈值型呼吸训练器或者抗阻型呼吸训练器。呼吸肌训练强度不低于个体最大吸气压的30%，呼吸肌训练强度越高效果越好，卒中患者采用吸气肌和呼气肌联合训练比单纯吸气肌训练效果更佳。8~10周的呼吸训练（吸气肌训练、个体化呼吸方案、腹式呼吸、辅助呼吸、缩唇呼吸、膈肌阻力训练、胸廓训练、

腹肌训练、腹斜肌训练）可能提高卒中患者日常生活活动能力（ADL），8周和12周至3个月的呼吸训练可能提高运动功能。

呼吸肌训练应注意避免出现呼吸肌疲劳，卒中合并心血管疾病的患者应考虑在训练过程中胸压升高和胸痛的风险。故在呼吸肌训练过程中脑卒中患者应使用实时血氧饱和度（SaO_2）检测仪或者可穿戴设备，监测SaO_2和心率，以确保呼吸康复过程的安全性。采用呼吸肌肌力、肺功能参数、行走能力和呼吸并发症的发生率作为评价卒中患者呼吸肌肌力训练效果的指标；使用血氧分压、氧饱和度、肺活量和1S用力呼吸量作为卒中患者肺功能的监测指标。呼吸功能下降、肺内感染的患者，更应加强的是床边的呼吸道管理和肺功能康复。

当然我们最鼓励患者自己能够掌握呼吸肌训练相应的自我管理知识与技能，采用个体化的方法持续监测效果。

在以上建议中我们反复提到一点——"自我管理和康复依从性"，说到这有些家属不禁要"焦虑"了，毕竟临床上不少卒中患者患病后对于康复训练要不就是不屑一顾，要不就是畏难退缩，使康复进度一拖再拖，甚至有卒中后性情改变的患者根本听不得康复二字，更不要说自觉配合训练了。那要如何真正实现患者自觉有效参与康复训练呢？

如何提高患者自我管理能力和康复依从性？

首先就是提供个体化的健康教育，在康复早期就向患者及其照护者传播运动康复的益处与安全性，如发病诱因、疾病知识及治疗方案等。让患者及其照顾者也共同参与讨论康复训练计划的制订及康复目标的设定，康复目标应包括短期和长期目标，由专业医务人员为他们提供参与决策和制定目标所需的支持。对患者进行动机性访谈，为其提供同伴支持，促进经验分享，社会比较，替代学习和增加动力。或者患者及其照顾者共建一个支持系统，每月开展面对面或在线小组讨论，必要时考虑进行心理干预，包括增加社会互动、音乐疗法或其他社会心理干预，如社会心理教育团体等。鼓励患者通过各种方式（如康复日记、自我管理手册、康复训练计划合约表等）监测自身健康状况，并定期进行回访。

除了服药和锻炼，其实还有一项最朴素、最易实现但也最易被忽略的脑卒中保健影响因素——膳食营养。合理膳食是脑卒中二级预防的重要组成部分，可以有效预防脑卒中复发，改善预后。

不同膳食模式与脑卒中的关系

以红肉及其制品、快餐、甜食、油、盐等为特征的膳食模式与心血管疾病及其危险因素呈正相关，此类膳食模式大多呈现高能量、高碳水、高脂肪、高钠、低钾、低钙的特征。以蔬菜、水果、坚果、全谷物、豆类等为特征的膳食模式对心血管疾病及其危险因素呈保护作用，此类膳食模式呈低热量、低脂肪、低碳水化合物和低钠的特点，包含较多的膳食纤维、维生素和矿物质（钙、镁、钾、硒等）。有研究认为富含蛋白质的膳食模式可以降低血压，进而减少脑卒中的发生，可能是由于来源于食物蛋白质的降压肽对血压的调节作用，也可能通过增加某些氨基酸如牛磺酸来抑制血管紧张素 II 对钙离子转运的作用，从而降低血压。

与代谢性疾病的发病有关的膳食模式大多以红肉及加工肉类、油炸食品、快餐、甜品、精制谷物、酒精等为特征，膳食模式整体上呈现高能量、高碳水、高脂肪的特点。而对代谢性疾病发病呈保护作用的膳食模式大多以蔬菜、水果、乳类及乳制品、全谷物、坚果、鱼虾、禽肉等为特征。除共性外，与各疾病相关的膳食模式还呈现一些其他特点。与糖尿病发病有关的膳食模式大多包含高糖、高油脂食物和红肉及加工肉类等；与肥胖发病有关的膳食模式大多包含油炸食品、快餐、肉类等脂肪含量高的食物；与血脂异常发病有关的膳食模式大多包含红肉及加工肉、米饭、甜食等高碳水、高脂肪食物；与高尿酸发病有关的膳食模式大多包含海鲜、内脏、肉类、菌藻等高嘌呤食物。

虽然不同膳食模式对于不同疾病存在不同的影响，但是总体存在一些共性，即以红肉及精加工肉类、快餐食品、含糖饮料等为特征的膳食模式是疾病的危险因素，整体上呈高热量、高脂肪、高碳水的特点；而以蔬菜、水果、全谷物、鱼、豆类、坚果等为特征的膳食模式是疾病的保护因素。

我国缺血性脑卒中患者膳食状况

总结来说，我国缺血性脑卒中患者仍存在营养摄入不合理的问题：谷类摄入量略高，豆类、蔬菜、水果、肉类、乳类摄入量过低，水产品消费频率，以及菌菇类食物、坚果的摄入频率过低。

脑卒中患者膳食原则

（1）平衡膳食。平衡膳食要求脑卒中患者选择食物时要满足多样化要求，以达到营养摄入均衡、充足的目标，从而保持适宜的体重，满足疾病代谢所需。推荐低盐、低脂、高膳食纤维的饮食。

（2）个体化膳食。个体化膳食是针对脑卒中患者的病情特点满足其特定时期的营养需求，同时尽可能减轻其可能并存的高血压、高血糖、高血脂等症状。

（3）烹调方法。针对脑卒中患者这一特定人群的特点，在烹调时要尽量采取少油少盐的烹调方式，使食物容易咀嚼，易于脑卒中患者的消化和吸收，尽可能减少发生误吸的风险，降低发生吸入性肺炎的可能。

（4）食物质量与性状的改变。这一条主要是针对吞咽障碍的治疗。吞咽障碍治疗方法主要包括食物质量与性状的改进、改变体位与姿势的代偿性方法以及吞咽障碍的康复治疗技术等。

脑卒中患者能量及营养素推荐摄入量

由于脑卒中患者的基础能量消耗约高于正常人的30%，根据Schofield公式计算正常人群的基础代谢能量消耗，中国成年男性约为25 kcal·$(kg·d)^{-1}$，女性约为22 kcal·$(kg·d)^{-1}$，还需要结合患者的性别、年龄、身高、体重、活动程度和应激状况等。所以，推荐卒中患者的能量摄入为83.68~146.44 kJ$[35 kcal·(kg·d)^{-1}]$。

脑卒中患者大多伴有肥胖、高血压、糖尿病等，故建议脑卒中患者脂肪摄入量低于正常人水平。

欧洲公共健康委员会制定的《住院患者营养管理指南》推荐：住院患者蛋白质摄入量至少为1 g·$(kg·d)^{-1}$，存在分解代谢过度的情况时(如有压疮时)则应将蛋白质摄入量增至1.2~1.5 g·$(kg·d)^{-1}$。中国成年人蛋白质推荐摄入量也为1 g·$(kg·d)^{-1}$，在脑卒中患者存在分解代谢过度的情况时，推荐脑卒中患者将蛋白质摄入量增至1.2~1.5 g·$(kg·d)^{-1}$，这与欧洲的指南推荐摄入量相一致，蛋白质供能占全天能量的15%~20%，适当减少动物蛋白质的摄入，增加植物蛋白质的摄入，使两者比例为1：1。当蛋白质摄入量满足代谢需要时，碳水化合物和脂肪的供能比例应当占到总能量的50%~65%和20%~30%。

膳食纤维尽可能达到25~30 g/d，并适当补充维生素、矿物质和微量元素。

脑卒中患者并发感染时，应根据个体化需求适当增加能量摄入。当脑卒中患者存在心、肺肾功能不全时，需要控制液体入量，在给出营养处方时可采用高能量密度的营养配方。

国内外研究资料显示，脑卒中患者应该适当补充多种维生素和矿物质，有利于脑卒中患者控制血糖、血脂以及防治并发症，并降低患者的发病风险。因缺乏老年人的相关研究资料，老年人推荐值暂与成年人一样，待将来有关老年人研究数据完善时，再根据老年人的代谢特点，尤其是脑卒中老年患者的代谢特点，针对性给出具体的营养指导原则和实施规范。推荐脑卒中患者在日常生活中可适当补充含有多种维生素、矿物质和微量元素的特殊医学用途配方食品，以满足日常代谢需求，从而达到减轻症状、防治并发症和协助恢复的目的。

脑卒中患者的食谱举例

1. 花生瘦肉泥鳅汤

材料：花生200克，瘦肉300克，泥鳅350克，姜片少许，盐3克，胡椒粉2克

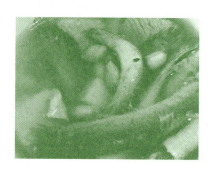

做法：①泥鳅处理干净，备用；瘦肉切块后焯水，备用。②在锅中倒入5碗水，用大火烧开后加入花生、瘦肉、姜片，再次烧开后换小火煮60分钟。③掀开锅盖加入泥鳅、胡椒粉、盐，煮5分钟即可出锅。

功效：补气健脾，益肾利尿等功效，适合肾气虚弱者食用。

2. 柠檬姜茶

材料：柠檬70克，生姜30克，红糖适量。

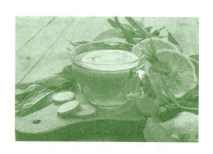

做法：①先烧一锅水，根据自己的量定水的多少。烧水的同时把姜切片，柠檬切下两三片，红糖切成碎末，备用。②水烧开后放入姜片，可以煮个5~6分钟。③将红糖放入锅中，搅拌使其完全融化，再煮上一两分

钟。④放入切好的柠檬片，再煮一两分钟。

功效：增强免疫力，降血压，保护血管。

3. 排骨核桃花生双豆汤

材料：排骨160克，核桃仁70克，花生米55克，眉豆70克，赤小豆45克，盐2克

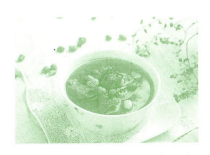

做法：①45克赤小豆、70克眉豆提前用清水浸泡半日。②160克排骨放入冷水锅中，大火煮开继续煮2分钟，撇去浮沫。③焯水后捞出排骨，然后用清水将排骨冲洗干净待用。④将泡发好的赤小豆、眉豆，焯好的排骨，70克核桃仁、55克花生米一起放入锅中。⑤接着锅中倒入大约3 500毫升左右的冷水，水最好是一次性加足。⑥大火烧开后转小火煲汤3个小时，煮好后加入少许盐调味即可。

功效：补气健脾，益肾利尿等功效。适合肾气虚弱的卒中患者食用。

4. 菊花普洱山楂饮

材料：山楂20克，普洱茶8克，菊花6克

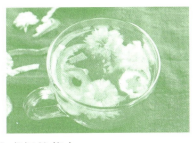

做法：①将洗净的山楂去除头尾，对半切开，去除果核，再把果肉切小块，备用。②砂锅中注入适量清水烧开。③倒入切好的山楂，放入洗净的普洱茶叶、菊花，搅拌匀。④盖上盖，煮沸后用小火煮约5分钟，至茶水散出香味。⑤揭盖，搅拌匀，关火后盛出煮好的茶水。

功效：有活血化瘀、消肿止痛的功效，适合卒中肢体麻木的患者。

5. 土豆南瓜疙瘩汤

材料：土豆40克，南瓜45克，水发粉丝55克，面粉80克，蛋黄、葱花各少许，盐2克，食用油适量。

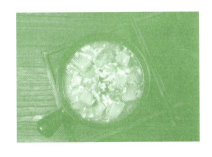

做法：①将去皮洗净的土豆切片，再切成细丝；去皮洗好的南瓜切薄片，再切成细

丝。洗好的粉丝切成小段。②把切好的粉丝装入碗中，倒入蛋黄，搅拌匀；再加入少许盐，搅散，拌匀；撒上适量面粉，搅至起劲；制成面团，待用。③煎锅中注入少许食用油烧热，放入切好的土豆、南瓜，翻炒几下，至食材断生。关火后盛出炒制好的食材，装在盘中，待用。④锅中注入适量清水烧开；再把备好的面团用小汤勺分成数个剂子，下入锅中；轻轻搅动，用大火煮约2分钟至剂子浮起。⑤再放入炒制好的蔬菜。调入少许盐，用中火续煮片刻至入味。⑥关火后盛出煮好的疙瘩汤，放在小碗中，撒上葱花即成。

功效：常吃土豆既可以补充身体所需的钙，还能开胃健脾，增强抗病能力。

6. 红花桃仁南瓜粥

材料：大米100克，南瓜150克，红花、桃仁各10克，蒲黄5克

做法：①将红花、桃仁、大米、蒲黄洗净，南瓜去皮，切丁块。②把红花、桃仁、蒲黄放入锅中，加水煮熟30分钟，捞出药渣。③锅中再加入大米和南瓜煮成粥即可。

功效：本品具有活血化瘀、通脉止痛的功效，适合心血瘀阻型的卒中患者食用。

7. 圣女果芦笋鸡柳

材料：鸡胸肉220克，芦笋100克，圣女果40克，葱段、鸡粉各少许，盐3克，料酒6毫升，水淀粉、食用油适量

做法：①将洗净的芦笋切段；圣女果切开；鸡胸肉切条，加盐、料酒腌渍10分钟。②热锅注油，烧至四五成热，放入鸡肉条、芦笋略炸至断生后捞出。③用油起锅，放入

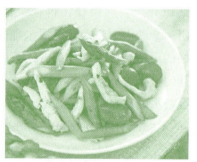

葱段爆香，倒入炸好的材料，用大火快炒，放入圣女果炒匀，加盐、料酒，炒匀调味即可。

功效：有清热利尿、降血压、增进食欲等功效。

8. 肉丸冬瓜汤

材料：冬瓜500克，五花肉250克，葱花10克，盐3克，鸡粉2克，水淀粉10毫升

做法：①把五花肉清洗干净，去皮把五花肉切成和黄豆一样大小的颗粒放入大碗中。②把生姜一部分切成末一部分切成片，香葱葱白和葱叶分开切成末，冬瓜去皮清洗干净，多部分切一小块，留一小块切成和五花肉大小的颗粒，然后把它们分别装盘备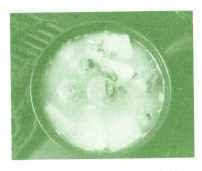用。③把切好的姜末和葱白末放入肉中，放入一勺盐、2勺料酒、2~3勺水，然后用手朝一个方向搅拌到发黏为止。④肉馅发黏上筋后放入一个鸡蛋，然后继续朝一个方向搅拌，让肉馅把鸡蛋都吃进去，再把冬瓜粒放里边，同时加入2勺淀粉，继续搅拌均匀，同时用手使劲摔打，搅拌至把肉馅抓手中倒过来5秒钟都不往下掉就可以了。⑤把搅打上筋的肉馅，用手做成和鸡蛋大小的丸子先放入盘中备用，这里要注意的是，把肉馅抓入手中，要在两个手掌中来回地团。⑥取一个砂锅放入适量的清水，放入姜片、葱节、1勺料酒、1勺胡椒粉，烧开后开小火，把做好的丸子顺着锅边逐一下入锅中。⑦等丸子煮定型，然后开中火把丸子煮浮起来，把里边的泡沫打掉，然后放入白菜叶子把丸子盖上，最后盖盖子开小火焖煮1个小时。⑧丸子炖煮1个小时后，把白菜捞出来不要，把冬瓜下入锅中，盖盖子烧开后转小火煮8分钟左右把冬瓜煮熟。⑨冬瓜煮后，放入十几粒枸杞、1勺鸡精和一勺盐，煮2分钟关火，放半勺香油，撒上香葱末点缀成菜。

功效：具有清热利尿、活血化瘀、益气补虚的功效，适合卒中面瘫患者食用。

9. 葱白炖姜汤

材料：姜片10克，葱白20克，红糖少许

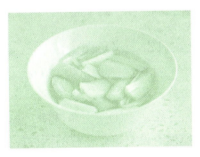

做法：①砂锅中注入适量清水烧热，倒入备好的姜片、葱白拌匀。②盖上盖子，烧开后用小火煮约20分钟至熟。③揭开盖子，放入红糖，搅拌匀，关火后盛出煮好的姜汤即可。

功效：具有散寒祛湿、活血化瘀、益气补虚、温中止呕的功效，适合脾胃虚寒以及血瘀型患者食用。

10. 鸡蓉玉米羹

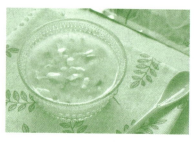

材料：鸡胸肉100克，熟玉米粒80克，青豆30克，胡萝卜少许，葱花少许，盐、鸡精、白胡椒粉、香油、料酒、淀粉少许。

做法：①青豆泡好，胡萝卜切丁。青豆、胡萝卜用热水焯一下断生。鸡胸肉切碎末斩成肉泥，加料酒、盐、胡椒粉腌一下去腥入味。熟玉米粒备用。葱花切好。②锅中加油，温油滑炒鸡蓉。不要把鸡蓉全部放里炒，一点点划散，不要炒成块。加玉米粒、青豆、胡萝卜翻炒。③加适量水煮一会。水量没过食材。④加盐、鸡精、胡椒粉、香油调味。用水淀粉勾芡。⑤撒上葱花，装碗里即可。

功效：有补中益气、健脾养胃的功效。

11. 生姜枸杞粥

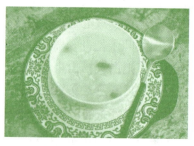

材料：水发大米50克，枸杞12克，姜末10克

做法：①砂锅中注入适量清水烧开，倒入洗净的大米。②拌匀，用大火煮至沸，撒上姜末。③盖上盖子，烧开后用小火煮约30分钟，至大米熟透。④揭盖子，倒入洗净的枸杞，搅拌匀，转中火煮至断生。⑤关火后盛出煮好的粥，装入碗中即成。

功效：生姜含有姜辣素、膳食纤维、胡萝卜素、维生素A、B族维生素、钾、钙、镁、磷等成分，具有促进消化、杀菌解毒、降低胆固醇等功效。

12. 三文鱼泥

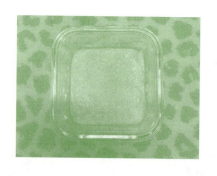

材料：三文鱼肉120克，柠檬1个，盐少许

做法：①三文鱼洗净，去皮和脂肪层，摸摸有没有鱼刺，有的话拔掉，切成小块放到盘子里，用柠檬腌制15分钟去腥。②腌制好的鱼肉上锅蒸十分钟，煮熟。③将煮熟的

三文鱼放入料理机，加入少量温水，搅打成泥。④盛入碗中，加入盐拌匀至其入味即可。

功效：有补中益气、健脾养胃的功效，适合吞咽困难的卒中患者食用。

13. 枸杞海参汤

材料：海参300克，香菇15克，枸杞10克，姜片、葱花少许，盐、鸡粉各2克，料酒5毫升

做法：①砂锅中注入适量的清水大火烧热。②放入海参、香菇、枸杞、姜片，淋入少许的料酒，搅拌片刻，盖上锅盖，煮开后转小火煮1小时至熟透。③掀开锅盖，加入少许盐、鸡粉，搅拌匀煮开，使食材入味。④关火，将煮好的汤盛出装入碗中，撒上葱花。

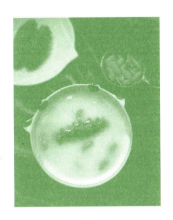

功效：有健脑益智、抗衰老的功效，适合卒中引发认知障碍的患者。

14. 双菇蛤蜊汤

材料：蛤蜊150克，金针菇、香菇各100克，蛋黄1个，鸡粉、盐、胡椒粉各2克

做法：①用淡盐水养蛤蜊，使其吐净泥沙，多换几次水。②金针菇、香菇洗净，剪去硬根。③锅里烧开水，下蛤蜊、金针菇、香菇，待蛤蜊开口后，下搅好的蛋黄液，加盐、鸡粉、胡椒粉调味，最后撒上葱末即可。

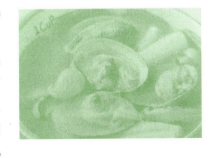

功效：本品补气益血、解郁调中、祛风散寒、消积解毒，可用于卒中导致的认知障碍患者。

15. 菠萝炒鱼片

材料：菠萝肉80 g，草鱼肉150 g，姜片、蒜末、葱段少许，豆瓣酱、盐、鸡粉水、淀粉、食用油、料酒适量

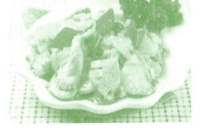

做法：①把菠萝肉洗净切片。②把草鱼肉切片，加盐、鸡粉，水淀粉，食用油，腌制入味。③热锅注油烧热，放入鱼片，滑油至断生，捞出待用。④油起锅，放姜片，蒜末、葱段爆香；倒入菠萝肉、炒匀。⑤倒入鱼片，加入盐，鸡粉，放入豆瓣酱，淋入料酒，倒入水淀粉翻炒入味即可。

功效：有解暑止渴、消食止泻的作用，能分解蛋白质，帮助消化。

16. 安神莲子汤

材料：陈皮，冰糖，干百合，莲子，红豆

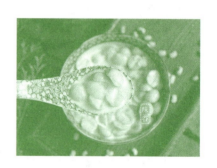

做法：①把莲子、红豆、干百合、陈皮清洗干净，用清水浸泡最少2个小时。②锅里加入适量的清水，将泡好的食材放入锅中，用大火煮开。③烧开之后改小火熬2个小时，之后再用大火煮半个钟头。④待红豆起沙，加入冰糖，再熬5分钟，就可以出锅了。

功效：有健脾养胃、养心安神的功效，有利于卒中抑郁患者病情恢复。

17. 枇杷银耳汤

材料：枇杷3个，银耳1朵，冰糖适量

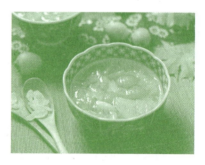

做法：①新鲜枇杷去皮、去籽，去白膜，切成小块，银耳用水泡发，去蒂洗净，掰成小朵。②锅内放水，加入银耳大火煮开后转小火炖30分钟至软糯。③加入枇杷块和冰糖，继续炖20分钟左右即可。晾凉后喝味道更好。

功效：银耳含有蛋白质、维生素D、膳食纤维、铁、锰、硒等营养成分，具有补脾开胃、益气清肠、滋阴润肺的功效。

18. 香蕉粥

材料：大米80克、香蕉1根、水适量

做法：①大米淘洗干净，备用；香蕉去皮，切薄片。②倒入适量清水入锅烧开，将大米放入锅里，多搅拌几次，以免粘锅。③米粒煮至8分熟放入香蕉片，搅拌几次，这样香蕉粥会比较浓稠；香蕉粥煮至软烂时，即可盛出，趁热食用。

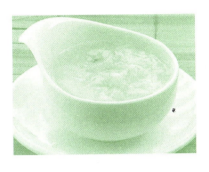

　　功效：香蕉富含钾和镁，钾能防止血压上升及肌肉痉挛，镁则具有消除疲劳的效果。因此，香蕉是卒中伴高血压患者的首选水果。香蕉含有的泛酸等成分是人体的"开心激素"，能减轻心理压力，解除忧郁，适用于卒中后抑郁的患者。

第六章 "万里挑一"：罕见的卒中类型

认识脑袋里的"不定时炸弹"——脑动静脉畸形（AVM）

关于AVM，多知道一点

大部分患有AVM的人可能终生不出现症状。如果一个人在50岁时还没有出现症状，那么这些症状可能永远不会出现。由于怀孕对血流造成影响，女性AVM患者有时会更容易出现症状。近12%的AVM患者会出现相应症状。没有人知道为什么会形成AVM。AVM可以在身体的任何部位形成。那些在大脑中或靠近脊髓形成的，称为脑/脊髓AVM，最有可能产生长期影响。

AVM可导致出血，虽然不到4%的AVM会出血，但那些易出血的AVM会产生严重甚至致命的影响。大约1%的AVM患者会死亡。

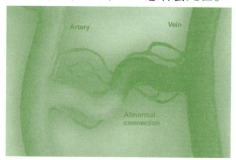

注：Artery 动脉；Vein 静脉；Abnormal connection 异常连接

AVM可减少进入大脑和脊髓的氧含量（被称为"盗血"效应，就好像血液从它应该流动的地方被"偷走"一样）。AVM还可对周围组织产生压迫。盗血现象也可能发生在身体的其他部位，例如手或脚，症状可能不明显。

当身体某个区域的动脉和静脉存在异常连接时，便可发生AVM。通常动脉将血液从心脏输送到组织。含有新鲜氧气和营养物质的血液通过动脉输送至称为毛细血管的微血管。通过这些微血管，血液进入身体的组织。然后血液通过毛细血管离开组织并汇入静脉，静脉将血液带回心脏。毛细血管是帮助血液减速的微血管，帮助血液将氧气和营养物质输送到组织中。在AVM中，没有毛细血管，因此血液不会减慢速度，也不会向身体组织输送氧气和营养物质。相反，流动非常快（高流量）的血液直接从动脉流向静脉。极少数情况下如果有大量血流通过AVM，将导致心脏过度负荷，从而导致心力衰竭。

由于其大小和位置不同，AVM可能会在出生后不久或更晚的时候被发现。AVM也可在事故发生后或随着儿童成长为成年人（青春期）变得明显。随着患者身体的增长，AVM也会增长。

什么是脑动静脉畸形（AVM）?

脑动静脉畸形（AVM）是指连接脑动脉和静脉的血管出现了异常连接，导致血液循环和氧循环紊乱，是较常见的脑血管畸形之一，多发生于脑实质中，是胚胎发育过程中毛细血管网发育不良引起的先天性动静脉异常沟通，动脉与静脉之间没有正常的毛细血管网，只有异常的畸形血管团，就好比通达的高速公路上忽然出现一段扭曲缠绕成团的曲折弯路一样，杂乱无章，致使无法行使正常的功能，而且存在极大隐患。动脉负责将富氧血液从心脏输送到大脑和其他器官，而静脉则将含氧低的血液运送回心肺。AVM形成将会阻碍这一关键过程，周围组织可能无法获得足够供氧。除此之外，由于AVM中的异常血管团可能会出现管壁脆甚至破裂出血的情况，如果AVM在颅内发生并破裂，将导致大脑出血、卒中或脑损伤。AVM的病因尚不清楚。极少数情况下，它们体现出遗传性，即在家族中遗传。确诊后，脑AVM通常可以通过现代神经外科或者神经介入手段成功治愈，防止或减少并发症发生风险。该病症在30岁左右的青壮年人群的发生率较高，主要因动脉血进入到静脉中，造成静脉的压力不断上升而导致其快速扩张，从而使动脉慢慢变粗，形成侧支扩大以及循环，最终形成粗细、缠结各异的一个畸形血管团。

国内数据显示，脑动静脉畸形发病年龄多为10—40岁，平均27.9岁，主要临床表现有出血（38%~68%）、癫痫（12%~35%）和头痛（5%~14%），多见于儿童、青少年和青年。脑出血是脑动静脉畸形最常见的临床表现，年出血率约为2.10%~4.12%，出血可表现为脑实质出血（IPH）、蛛网膜下腔出血（SAH）、脑室内出血（IVH）和混合型出血等，轻者可出现反复的头痛、肢体抽搐等，严重的甚至会导致偏瘫、意识丧失甚至死亡等后果。此病属于先天性疾病，如果出现上述类似表现，应及时到医院进行正规检查明确诊断。

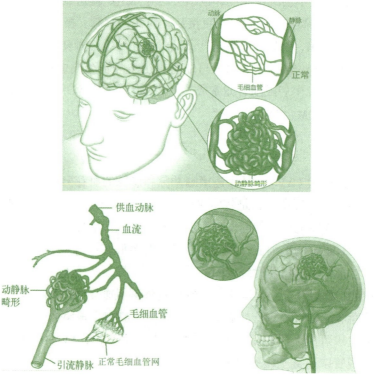

动静脉畸形（AVM）血流：在动静脉畸形（AVM）中，正常的血液流动模式被破坏，血液直接从动脉进入静脉，并夺走周围组织的氧供应。

AVM有哪些临床表现？

AVM的症状因病变位置而异。AVM有很高的出血风险。随着人的成长，AVM会变大。它们通常在青春期、怀孕期间或外伤或受伤后变大。患有AVM的人有疼痛、溃疡、出血的风险，如果AVM足够大，还有心力衰竭的风险。AVM可能被误认为毛细血管畸形（通常称为"葡萄酒色斑"）或婴儿血管瘤。脑出血是最严重的症状。大约50%的患者初次发病就是脑出血。常见于年龄较小者，出血主要位于脑实质内，脑出血时会突然出现剧烈头痛、呕吐、意识丧失等症状。通常，初期症状在出血后出现。除了出血之外，还可能包括以下症状。

- 耳朵里有嗡嗡声或急促的声音
- 神经功能逐渐丧失
- 头痛
- 恶心和呕吐
- 癫痫发作
- 意识丧失

其他可能的症状包括：

- 肌肉无力
- 肢体瘫痪
- 步态不稳
- 难以执行需要计划的任务
- 下肢无力
- 背痛
- 头晕
- 视力障碍，包括部分视野丧失、眼球运动障碍或视神经肿胀
- 说话或理解语言障碍
- 感觉异常，包括麻木感、刺痛或突然疼痛
- 记忆丧失或痴呆
- 幻觉
- 意识模糊

尽管大多数神经AVM几乎没有明显症状，但一种特别严重的AVM会在出生时或出生后不久出现症状，称为Galen动静脉畸形，该病变位于大脑深处，是一种先天性血管畸形，占儿童血管畸形的30%，占儿童先天性畸形的1%。症状可能包括：

- 脑积水，导致头围变大
- 头皮静脉肿胀
- 癫痫发作

- 发育停滞
- 充血性心力衰竭

如果出现AVM的任何症状，例如头痛、头晕、视力问题、癫痫发作以及神经功能改变，请就医。很多AVM都是在检查其他疾病期间意外发现的，通常是在与AVM没有直接关系的病因检查过程中进行CT扫描或MRI检查后被发现。

AVM的病因、风险因素及并发症

病因

AVM由动脉和静脉之间的直接沟通引起，目前研究尚不清楚其中的原因。某些基因改变可能起到一定作用，但大多数类型通常不会遗传（即在家族中传给下一代）。

风险因素

极少数情况下，有动静脉畸形家族史可能会增加患病风险。但大多数类型的动静脉畸形不会遗传。某些遗传状态可能会增加患动静脉畸形的风险，其中包括遗传性出血性毛细血管扩张症（Osler-Weber-Rendu综合征）。

并发症

AVM最常见的并发症是出血和癫痫发作。如果不予治疗，出血会引发严重的神经功能损伤，甚至可能危及生命。

- 中风
- 身体局部麻木
- 言语或动作问题
- 在儿童中，发育迟缓
- 脑积水（由于正常脊髓液通路受压导致脑脊液积聚）
- 较低的生活质量
- 出血死亡风险小

以下这些情况预示出血的可能性更大。

a. 较小的AVM比较大的AVM出血的可能性更大。

b. 异常狭窄或位置较深的静脉导致的引流障碍增加了出血的机会。

c. 怀孕似乎会增加临床显著出血的可能性，这主要是因为血压和血容量增加。

d. 出血过一次的AVM在初次出血后的第一年内再次出血的可能性是从未出血过的病变的9倍。

位于大脑内部组织深处的AVM出血通常会导致比在脑脊膜表面形成的病变出血更严重的神经损伤（深部出血通常称为脑内或脑实质出血；膜内或脑表面出血称为硬膜下或蛛网膜下腔出血）。

如何诊断AVM？

为了诊断AVM，医务人员将查看您的症状并对您进行体检。医务人员可能听诊是否存在杂音。杂音是由于血流在AVM的动脉和静脉之间快速流过而产生，听起来像水迅速流过狭窄管道的"嗖嗖"声。杂音会干扰患者的听力或睡眠，甚至导致情绪低落。常用于辅助诊断AVM的检查包括以下方面。

· 脑血管造影：也称作动脉造影，这种检查将名为造影剂的特殊染料注入动脉。该染料可突出显示血管结构，将其更清晰地展示在X线图像上。它们可用于诊断和"映射"AVM中的血管，也可用于AVM的治疗。

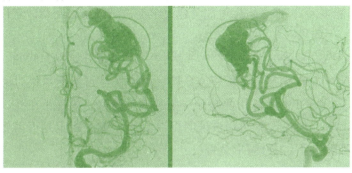

· CT扫描：这些扫描应用X线生成头部、脑部或脊髓的图像，有助于显示出血情况。CT扫描将显示AVM是否影响骨骼。

· CT血管造影（CTA）：CTA将CT扫描与特殊造影剂注射相结合，帮助定位正在出血的AVM。

· MRI：MRI使用强磁体和无线电波显示组织的详细图像。MRI能够捕捉这些组织的细微变化，提供更详细的AVM在体内的大小和位置的图片。MRI还能显示AVM附近还有哪些其他重要的东西，例如神经，可能会受到治疗的影响。

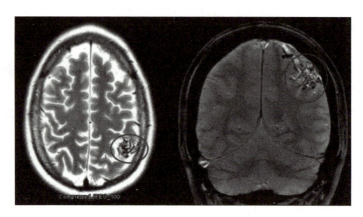

· 磁共振血管造影术（MRA）：MRA可记录流经异常血管的血流模式、速度与距离等信息。

AVM如何治疗呢？

AVM是良性的，这意味着它们不是癌症。AVM的治疗重点是控制症状和改善患者的生活。目前还没有药物被证明可以治愈AVM。动静脉畸形的治疗取决于其病变发生的位置、症状以及治疗风险。如果AVM没有给患者带来问题（疼痛或功能丧失），那么医生可能会建议定期进行随访，密切注意任何变化或问题。

由于AVM会随着时间的推移而扩大，一旦AVM开始引起问题，医生通常会开始治疗。如果AVM位于敏感或危险区域，医生可能会尽快讨论治疗而不是等待。许多AVM患者在儿童或青少年时接受治疗。尽管正在测试一些药物用于治疗AVM，但还没有药物被证明可以治疗AVM。决定是否需要治疗动静脉畸形的因素包括动静脉畸形是否：

· 出血
· 引起出血以外的其他症状
· 是否位于大脑中相对治疗风险低的部位

服用药物可以帮助控制癫痫发作、头痛和背痛等症状。

动静脉畸形（AVM）的主要治疗方法是神经外科手术。如果出血风险较高，医生可能会建议进行手术。手术可能完全切除AVM。如果 AVM 所在区域能够让外科医生切除AVM而不大可能对脑组织造成严重损伤，通常使用这种治疗方法。

　　血管内栓塞术是一种神经介入手术，神经外科医生将导管经动脉引导至AVM。医用胶水、金属线圈甚至塞子等材料通过导管放入AVM的中心，导管插入血管。这些材料有助于阻止血液流动。对于AVM，通常通过连接到AVM的动脉或静脉进行栓塞。当AVM被阻塞时，血液将停止流入其中，这有助于缩小AVM。此操作也可在开颅手术或者立体定向放射外科手术之前完成，有助于降低手术出现并发症的风险。

　　在硬化疗法中，一种称为硬化剂的液体药物被注入AVM以破坏血管并导致疤痕形成。此过程还会导致较少或没有血液流过AVM。硬化疗法通常用于治疗其他血管畸形，例如静脉畸形和淋巴管畸形。在硬化疗法期间，医生将使用超声波和X射线成像来瞄准AVM。

　　栓塞和硬化疗法不能治愈AVM，而是用于管理AVM。它们有助于缓解症状并缩小AVM。随着时间的推移，AVM可能会重新扩展。大多数患者在其一生中都会多次接受这种治疗。目标是尽可能限制症状。有时，同时进行栓塞和硬化疗法来治疗AVM以获得最佳效果。（注意：溃疡，即皮肤上的开放性伤口，是栓塞/硬化疗法最常见的并发症。如果发生溃疡，您的医生会对其进行治疗。）栓塞/硬化疗法的另一个不太常见的并发症是附近神经的损伤。这可能会导致麻木或缺乏力量，并且通常是暂时的。

　　立体定向放射外科手术也是治疗AVM的一种方式。这种治疗使用高强度、高度聚焦的辐射束破坏血管并阻断AVM的血液供应，是一种侵入性更小的治疗方法，通常用于治疗未破裂的小型AVM。在接下来的几个月里，受照射的血管逐渐退化并最终闭合，导致AVM消退。

AVM患者如何随访及复诊？

　　AVM治疗后，您可能需要定期前往医务人员处复诊。您可能需要进行更多影像学检查，以确保AVM得到有效治疗且畸形没有复发。如果您的AVM处于监测期，您还需要定期进行影像学检查并前往医务人员处复诊。

"脑袋里的爆米花"——脑海绵状血管瘤

什么是脑海绵状血管瘤？为何把它比喻成"脑袋里的爆米花"？

脑海绵状血管瘤，也称颅内海绵状血管畸形（CMs），是一种低血流的中枢神经系统血管畸形疾病，并非真正意义上的肿瘤，是由许多薄壁血管组成的海绵状异常血管团。可能发生在大脑、小脑、脑干和脊髓等中枢神经系统部位，或很少可能发生在硬脑膜。在微观层面上，内皮细胞缺乏正常的紧密连接，导致"渗漏"。从宏观上看，病变被比喻为"脑袋里的爆米花"，或者桑葚或覆盆子。在显微镜下观察，海绵状血管瘤由扩张的薄壁毛细血管构成，血管壁中没有弹力纤维和平滑肌。

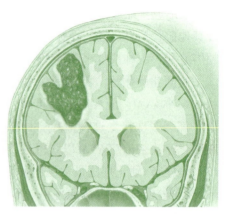

脑海绵状血管瘤示意图

通常，爆米花可成蘑菇形状和球形、不规则形态，基本形状是球形。这个形态与脑海绵状血管瘤非常相似。脑内可能会生长爆米花，爆米花是一个形象的比喻，"爆米花"其实是脑海绵状血管瘤的一个典型影像特征。

脑海绵状血管瘤这种疾病是怎么引发的？它的发病率高吗？

脑海绵状血管瘤是一种先天性脑血管发育畸形，可分为散发型和遗传型，后者居多，为常染色体显形遗传，85%为多发，有明确的家族遗传历史，发病原因主要为涉及遗传因素或散发性基因突变（如CCM1-3基因），可能伴有发育性静脉异常，或脑部辐射史。在胚胎发育大约4 mm大小时，胚胎的血管发育出现了偏差，造成了海绵状血管瘤。此血管瘤由大小不等的血管窦所组成，管壁与毛细血管壁相似，多发生在大脑各叶、脑室壁、鞍区、桥小脑脚、小脑及硬脑膜上。血管瘤大小不等，小为数毫米，大者直径可达3~4 cm，呈鲜红色或草莓状，易自发出血或血栓形成。大体病理上观察表现为含铁血黄素沉积和钙化点，多有反复出血、钙化和病灶增大；显微镜下表现为，大量不规则的网状空间，单层的血管壁，缺少肌层和弹力层，内有血栓，其间无脑实质组织。脑海绵状血管瘤可以单发，也可以多发。这种不健康的畸形血管团容易自发破裂出血，容易致残甚至导致生命危险。

脑海绵状血管瘤是一种少见但重要的脑血管疾病，在一般人群中发病率约为0.4%~0.8%。据了解，全球约有1 800万~2 200万人患有脑海绵状血管瘤。在中枢神经系统的血管畸形中占第二位，仅次于颅内动静脉畸形，占所有脑血管畸形的5%~16%。脑内海绵状血管瘤多发生在20—50岁，女性多见。

"脑袋里的爆米花"会爆炸吗？通常有什么临床表现？

脑海绵状血管瘤是一种良性的血管病变，多数情况下是无症状的，被称为"沉默瘤"，但它的危害却不容小视，其中最大的危害来自破裂出血，脑海绵状血管瘤有出血和再出血的倾向。"爆米花"有可能自行增长，它是由于红细胞不断渗出而逐渐增大，形成类似于慢性硬膜下血肿的膜。此外，这些出血腔或血栓腔中发生机化和内皮化，又为进一步增大创造了条件。病灶内反复少量出血和自发血栓形成也会使得病灶慢慢增大。出血一次可能会导致病变增大一次，但因其呈自限性，并表现为球形，与爆米花在高温高压下长成多个瓣环有类似之处。脑海绵状血管瘤的首发症状为出血，病变位于脑干时，出血风险较大。脑干海绵状血管瘤每年的出血率为10.6%，其中32%的脑干病变表现为脑出血。与其他部位的病变相比，脑干脑海绵状血管瘤的患者在诊断后的5年内出血的风险更高，为27.7%，而其他部位的病变仅有8.2%的出血风险。此外，先前出血史也是一个重要的危险因素。相比于偶然发现的脑海绵状血管瘤，曾经出现过一次出血的患者发生重复出血的风险更高。据研究显示，有出血史的脑海绵状血管瘤在随访时有75%的患者出现了出血症状，而偶然诊断为脑海绵状血管瘤的患者中，仅有8.3%出现了出血症状。为避免出血，应保持血压稳定，减少吸烟，保持维生素D在正常水平。

临床表现上，脑海绵状血管瘤一般不引起症状，但位于鞍区者可出现视力与视野的改变；位于桥小脑角者与听神经瘤症状相似；有血肿形成则各种局灶压迫症状。脑海绵状血管瘤的主要危害是反复出血，但是这种出血往往是小量、缓慢出血。所以如果出血发生在脑干、脊髓、丘脑底节等部位，就可能造成严重的后果，甚至危及生命，所以对于这些部位的海绵状血管瘤，就倾向于积极的治疗。海绵状血管瘤比发生于相同部位的其他病灶更容易导致癫痫的发作，原因可能是海绵状血管瘤对邻近脑组织的机械作用（缺血、压迫）及继发于血液漏出等营养障碍，病灶周边脑组织常因含铁血黄素沉着，胶质增生或钙化成为致痫灶，动物实验证实，皮质或皮质下注射含铁离子可制成癫痫动物模型，其中约40%为难治性癫痫。

做什么检查可以诊断脑海绵状血管瘤？

（1）MRI通常能确定海绵状血管瘤的诊断。T1和T2加权图像上的特征发现是，一种随血液成分的演变而改变强度的爆米花图像：病灶边缘是黑的含铁血黄素环，在T2像或MRI梯度回声序列上最明显，提示陈旧出血。一旦发现海绵状血管瘤，就应该获得增强图像，以便描述任何潜在的、相关联的发育性静脉异常。SWI序列也能显示发育性静脉异常，因为它们与正常血液流动有关。发育性静脉异常的切除，可能会损害正常的皮质静脉引流方式，并导致静脉性梗死。

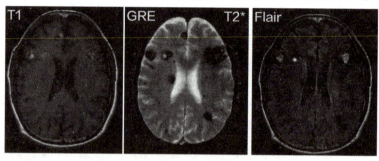

多发脑内海绵状血管瘤

（2）CT通常显示非特异性、不规则、不同程度钙化的高密度病变。对比增强后，病变周围微弱的染色是一个可变的且非特异性的表现。

（3）通过海绵状血管瘤的血流量极少，因此，在血管造影时可能并不会显现，往往被称为血管造影隐匿的血管瘤。

青年头痛，警惕颅内静脉窦血栓形成（CVST）

病例分享——剧烈头痛的元凶"颅内静脉窦血栓形成"

患者王某某，男，38岁，剧烈头痛、恶心呕吐4天。患者发病当日即在当地医院急诊科就诊，行头部CT平扫未见明显异常，予以药物对症治疗未见好转。发病4天后来再次急诊科就诊，急诊以"头痛待查"收入院神经内科住院治疗。

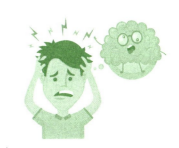

入院后，完善腰椎穿刺及脑脊液送检、头颅影像学等相关检查，最终诊断"颅内静脉窦血栓形成"，予以脱水降颅压、抗凝等治疗，次日患者头痛明显减轻，未再恶心呕吐，约2周后好转出院，出院时患者未再诉头痛及恶心呕吐。

看似简单的头痛却不简单，临床上遇到的头痛患者，尤其青年患者，需警惕颅内静脉窦血栓形成。

颅内静脉窦血栓形成是一种什么样的疾病？其发病率如何？

静脉窦血栓形成是指由于多种病因引起的以脑静脉回流受阻、常伴有脑脊液吸收障碍导致颅内高压为特征的特殊类型脑血管病。其临床表现变异性大而且病程具有高度不可预测性，即使经过治疗，15%的患者仍然可能死亡或残疾。颅内静脉窦血栓形成约占所有卒中的0.5%~1%，多见于孕妇、服用口服避孕药的女性以及<45岁的年轻人群。在正常人群中，颅内静脉窦血栓形成的年发病率在新生儿和儿童为7/100万，成人约为2~5/100万人。其中54%的患者正在服用口服避孕药，34%处于遗传性或获得性血栓形成前状态，2%为孕妇或产褥期女性，其他诱因包括感染（12%）、癌症（7%）及血液系统疾病（12%）。

颅内静脉窦血栓形成有哪些临床表现？

颅内静脉窦血栓形成多以急性或亚急性起病，主要临床表现如下。

（1）颅内压增高表现。头痛是最常见的症状，约90%的病人可表现为头痛，如头痛剧烈可合并恶心、呕吐以及视力下降。颅内压升高造成的视盘水肿，可使视力进行性下降。

（2）局灶性脑损害。约40%~60%的患者可表现为局灶性脑损害，包括肢体无力、麻木，言语不清、视物不清等表现。

（3）痫性发作。40%的患者可表现为癫痫发作，表现突发意识不清、四肢抽搐，围产期患者甚至高达76%。

（4）硬脑膜动静脉瘘的临床表现。其发生率可达39%，可出现头痛、搏动性耳鸣、颅内出血等表现。

颅内静脉窦血栓形成的常见病因？

颅内静脉窦血栓形成绝大部分归结于各种原因所致的血凝异常，极少数与硬脑膜穿刺和外伤有关，有约20%的患者原因不明。其中血凝异常主要包括以下几个方面。

（1）血液高凝状态。如妊娠和产褥期。

（2）遗传性凝血机制异常。蛋白S缺乏、血小板增多症、红细胞增多症、抗凝血酶Ⅲ缺乏，凝血因子基因突变等。

（3）血流动力学异常。脱水、休克、恶病质等。

（4）全身疾病。白塞病、肿瘤、肾病综合征、血管炎、抗磷脂抗体综合征等。

（5）药物引起。口服避孕药、皮质醇激素和雄激素等。

（6）感染或肿瘤浸润。继发于眼眶、面部、乳突、中耳炎、鼻窦炎、扁桃体炎、慢性脑膜炎、硬膜下积脓和癌性脑膜炎等。

临床上常采取哪些检查手段判断颅内静脉窦血栓形成呢？

（1）腰椎穿刺术脑脊液检查：压力常增高，若压力>300 cmH$_2$O，患者的临床症状常较重。细胞数、生化指标可在正常范围内。

（2）影像学检查，临床上经常采用的影像学手段有CT，MRI，MRV，CTV以及DSA等技术。下面就详细来介绍以下这几类技术的应用。

①CT检查：通过CT可以检测出绳索征、三角征（δ征）、静脉窦高密度征等；直接征象表现如下。a.空三角征：增强时可显示脑静脉窦壁强化呈高密度，与腔内低密度形成对比。b.密度三角征：在非增强的冠状层面显示出上矢状窦的后部为高密度的三角形影像，提示新鲜血栓；间接征象可表现为静脉性梗死、出血性梗死、大脑镰致密及小脑幕增强。

②核磁共振成像（MRI）。颅内静脉窦血栓形成在MRI检查中可以显示出以下征象。急性期（1周内）显示脑静脉窦内流空信号消失，且T1、T2上呈等信号；亚急性期：T1、T2均呈高信号；慢性期（2周以上）由于血管发生部分再

通，流空效应重新出现，典型表现为在T1WI上出现等信号，T2WI上出现高信号或等信号；增强（急性期和慢性期）则显示为三角征或条样充盈缺损。而且，不同部位的静脉窦血栓影响着脑部不同的区域，在MRI检查下也可以观察得出。其中上矢状窦血栓主要影响的是额叶、顶叶和枕部；横窦、乙状窦血栓主要支配的是颞叶；最值得注意的是Galen静脉（大脑大静脉）或直窦血栓在MRI观察下可见深部脑实质异常，包括丘脑出血、水肿或脑室出血。

③MRV。利用MRV检测CVST时，可以观察到的直接征象有：受累脑静脉窦完全闭塞、不规则狭窄；而间接征象通常为：梗阻发生处有静脉侧支循环形成以及引流静脉异常扩张等。

④CTV。血栓形成的静脉窦的密度呈多样性，CTV尤其对亚急性期或慢性期的CVST诊断更有帮助。在CTV检查中，阳性指标主要包括静脉系统充盈缺损、静脉窦壁的强化、侧支静脉开放和引流增加等。

⑤DSA。DSA检查中，直接征象可包括：静脉窦不显影，充盈缺损，显影不均（雪花征）；间接征象主要包括：侧支循环扩张，闭塞部位血液逆流，动静脉循环时间延长。

专业医生建议

（1）反复头痛，特别是原因不明的急性剧烈头痛患者要及时就诊神经内科，尽早明确病因才能更好地对症下药。

（2）针对女性朋友的温馨提示。对于女性而言，尽量减少吃口服避孕药次数，经常服用很容易形成颅内静脉窦血栓。对不明原因的头痛和抽搐患者，尤其是产前和产褥早期患者，应尽早行影像学检查确诊。孕产妇应高度警惕颅内静脉窦血栓的发生，产前和产后2周内是颅内静脉窦血栓预防的重点时期，孕前要加强保健，积极治疗原发病（高血压、糖尿病等）。孕中要做到早发现、早治疗，避免子痫、失血性休克等发生，及时输液、输血和积极补充血容量。妊娠期及产褥期避免高脂饮食或者长期卧床，注意产褥期卫生，避免产后盆腔感染。

揭开"烟雾病"的神秘面纱

从临床病例开始——口才老师突发说话不清，还乱翻白眼……带你了解"烟雾病"

李老师平时在一家教育培训机构工作，教小朋友口才和主持。2个月前，同事们突然发现周老师说话不清楚，常一句话说得断断续续，时不时还会突然露出翻白眼的表情。李老师起初没当回事儿，只以为是自己没休息好。可一周后，他突然在家晕倒，意识不清，吓坏了的家人紧急把他送到当地医院神经内科急诊就诊。医生为他进行了头颅CT、脑血管造影（DSA）等检查。从血管造影来看，李老师的脑血管有大血管闭塞并且周围

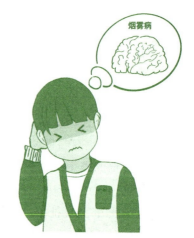

新生了很多小血管，从形态来看，就像烟雾一样特别细，经询问病史，李老师被确诊为"烟雾病"，且为失代偿期（V期），需手术治疗。

什么是烟雾病?

烟雾病又称自发性基底动脉环闭塞症或脑底异常血管网症，是一种病因不明的慢性脑血管病，以颈内动脉（ICA）末端及大脑前动脉（ACA）、大脑中动脉（MCA）起始部动脉内膜缓慢增厚，动脉管腔逐渐狭窄以致闭塞，脑底穿支动脉代偿性扩张为特征。在脑血管造影片上，正常人的脑血管主动脉及支脉就像一棵茂密的大树，不断伸展开枝丫，每一根枝条都脉络清晰。

但烟雾病患者大脑里的大血管主干道比较狭窄或闭塞，为保证大脑血流供应，出现众多纷杂的"支路"小血管来替补

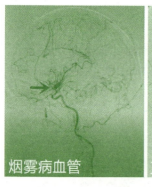

烟雾病血管

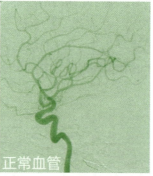

正常血管

代偿，这时给血管打上造影剂显影，就会发现血管形似吸烟时吐出的一团弥散开的烟雾。这些微小的烟雾状血管比正常血管更脆弱，极易破裂出血并流入大脑，从而出现脑梗死或脑出血，因而被命名为"烟雾病"。部分烟雾病患者为体检或做其他检查时偶然发现，无症状；部分有症状的烟雾病患者典型症状包括短暂性脑缺血发作（TIA）、脑梗死、脑出血中一个或合并多个的类型。伴随症状一般为头痛、癫痫和意识障碍。典型症状短暂性脑缺血发作（TIA）包括头疼、癫痫、肢体无力、感觉异常及视力、视野改变等。脑梗死CT或者MRI发现梗死灶，病人有不同程度的肢体运动或感觉障碍、视野缺损、失语等症状。脑出血主要原因是烟雾状血管或合并的微动脉瘤破裂出血，以脑室内出血或脑实质出血破入脑室最为常见，也可见基底节区或脑叶血肿，单纯的蛛网膜下腔出血比较少见。伴随症状癫痫、头痛、意识障碍等。

烟雾病有哪些早期症状？

烟雾病主要表现为大脑缺血和出血两个方面，最常出现的症状为头痛、抽搐、偏瘫、偏身感觉障碍、偏盲、失语等。儿童患者常见的症状为缺血症状，约为81%，常因患儿哭闹或吹奏乐器（用力或过度换气）时诱发，出现头痛、智能减退、癫痫发作等。成年患者中更常见症状为出血症状，约为60%，常为脆弱的烟雾血管或微小动脉瘤破裂引起脑室出血、蛛网膜下腔出血、脑出血等，往往给患者带来严重的神经功能损害。

烟雾病的早期症状可能有以下几种特点：

（1）病人一开始感到肢体麻木、四肢无力、语言不清、嘴歪眼斜、呕吐、视物模糊、一侧偏瘫、癫痫，可部分发作或全身性大发作。

（2）部分患者常出现头痛、头晕、注意力不集中，通常持续几分钟到几个小时就可以缓解，且发作过后会恢复正常。

（3）烟雾病患者由于脑缺血而不同程度地存在智商下降问题，脑缺血程度越严重，对智商的影响越大。而梗死型脑出血引起的急性脑卒，常导致永久型瘫痪、失语、视觉障碍和智力障碍。

无论是儿童还是成人，只要在生活中出现了长时间头晕、头痛、记忆力减退、智力下降、乏力等症状，一定要引起重视，及时到医院进行检查，因为这有可能是"烟雾病"在作祟。

哪些人容易得烟雾病？

烟雾病发病的诱因分为先天因素和后天发生，在遗传因素下，患病率约在10%左右；而后天发生可能与变态反应性脑血管炎有关。从地域分布上来看，据不完全统计，烟雾病患病率最高的地区是日本，其次是韩国和中国等，而容易发病的人群也有性别和年龄的差异，其中男女发病率比例为1∶1.8，且主要集中在两个年龄段：4岁左右的儿童期和30—40岁的中年期。

近年来，烟雾病在我国的发病率呈逐渐上升的趋势，主要集中在河南省东部、安徽省和山东省等，且有家族聚集发病的特点，具有一定的遗传倾向。

烟雾病有两个高发的年龄段：40岁左右和10岁以下。

· 儿童患者以脑缺血为首发症状，约占38.4%；

· 成人患者也以脑缺血为主要症状，而颅内出血更多见。

烟雾病并不是一种怪病，也并非罕见。随着社会的进步和医学的发展，烟雾病不再是不治之症，目前应用外科手术治疗烟雾病有较好疗效。预后的关键主要还是要及时就诊，确认是否适宜手术，并选择合适的手术方式。

确诊烟雾病需要做哪些相关检查

（1）经颅多普勒超声（TCD）。TCD是检测各种颅内血管异常的良好初步筛查方法，已有研究表明TCD参数改变能够反映烟雾病的严重程度，而且与磁共振血管成像(MRA)结果具有良好的一致性。

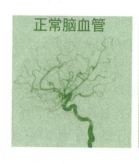
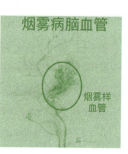

正常脑血管　烟雾病脑血管　烟雾样血管

（2）计算机断层成像（CT）扫描。常规脑部CT无法准确显示血管情况，不能诊断早期烟雾病，但可表现出烟雾病的继发性脑损伤，脑出血、脑缺血及脑萎缩等脑实质病变的诊断，因此CT扫描有助于识别血管问题。

（3）磁共振成像（MRI/MRA）。这种影像学检查可以测量通过血管的血液量，从而显示大脑血液供应减少的程度。MRI/MRA 可以更好地显示脑内继发改变，如梗死、软化、血肿等。MRI常规平扫可以提示烟雾病的可能性。MRA成像可以显示侧支循环的形成及其与代偿血管间的吻合情况。烟雾病磁共振成像（MRI）和磁共振血管成像（MRA）诊断依据：①ICA末端和（或）ACA和（或）MCA起始段狭窄或闭塞；②基底节区出现异常血管网（在1个扫描层面上发现基底节区有2个以上明显的血管流空影时，提示存在异常血管网）；③上述表现为双侧性，但双侧的病变分期可能不同 。

（4）脑血管造影术（DSA）：DSA检查是确诊烟雾病的金标准，不仅可以清晰观察到脑部血管的形态结构，为血管病变、血管狭窄的定位测量等提供了真实的立体图像。还可从呈现的影像上看到烟雾病患者大脑动脉环双侧主要分支血管的狭窄或者闭塞，和颅底异常的像烟雾状的细小血管网，可以清楚地显示侧支循环的建立及其他血管的代偿情况，为临床诊断提供准确性。烟雾病DSA诊断依据：①颈内动脉（ICA）末端和（或）大脑前动脉（ACA）和（或）脑中动脉（MCA）起始段狭窄或闭塞；②动脉相出现颅底异常血管网；③上述表现为双侧性，但双侧病变分期可能不同。

诊断了烟雾病如何治疗呢？

烟雾病目前尚无确切有效的药物，但对处于慢性期的患者或烟雾综合征患者，针对卒中危险因素或合并疾病的某些药物治疗可能是有益的，如血管扩张剂、抗血小板聚集药物及抗凝药等，但需要警惕药物的不良作用。目前颅内外血管重建术是烟雾病的主要治疗方法。

（1）急性期治疗。对于脑梗死或颅内出血急性期的患者，应根据实际情况选择保守治疗或手术治疗。烟雾病患者在治疗过程中，一定要控制好情绪，避免生气、发怒、激动、过度兴奋等。同时要正确看待疾病，不要丧失治疗信心，更不要悲观失望，有过重的思想负担。此外，还需要保持健康规律的作息，避免过累、过劳。最后，要避免过度换气，平稳呼吸，保护好手术部位，避免手术区域的血管受压。

（2）药物治疗。由于个体差异大，用药不存在绝对的最好、最快、最有效，除常用非处方药外，应在医生指导下充分结合个人情况选择最合适的药物。烟雾病目前尚无确切有效的药物。处在慢性期的患者、烟雾综合征患者，可以针对卒中危险因素或合并疾病，给予一些药物治疗，但需要警惕此类药物的不良作用。患者需要与医生充分沟通自己的病情，医生将结合患者的个体情况，有针对性地选择最适合该患者的药物，取得最佳的治疗效果。

（3）手术治疗。颅内外血管重建手术是烟雾病和烟雾综合征的主要治疗方法，可有效防治缺血性卒中。①直接血管重建术、颞浅动脉–MCA（大脑中动脉）分支吻合术，最常用；颞浅动脉–ACA（大脑前动脉）或颞浅动脉PCA（大脑后动脉）吻合术可作为补充或替代，当MCA动脉分支过于纤细或者缺血区位于ACA或PCA分布区时选择应用。②枕动脉或耳后动脉–MCA分支吻合术，在颞浅动脉细小时可以选用。③枕动脉–PCA吻合术，主要改善PCA分布区的血流灌注，目前应用较少。间接血管重建术主要包括以下方法：脑–硬脑膜–动脉血管融合术（EDAS）、脑–肌肉–血管融合术（EMS）、脑–肌肉–动脉血管融合术（EMAS）、脑–硬脑膜–动脉–肌肉血管融合术（EDAMS）、脑–硬膜–肌肉–血管融合术（EDMS）、多点钻孔术（MBH）以及大网膜移植术（OT）等。术前进行影像学评估、血流动力学评估；重点监控血压、血容量以及二氧化碳分压等血气指标；酌情使用抗凝、抗血小板聚集药物；加强对癫痫的防治，管控疼痛及情绪，尤其是对儿童患者。联合手术是直接和间接血管重建术的组合。接受联合手术治疗的烟雾病患者，医生在术前会对手术指征进行评估，包括影像学、血流动力学方面。患者的生命体征需要符合手术要求，力求将围术期管理的风险降到最低。

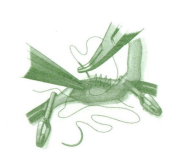

头痛？脑鸣？原来是硬脑膜动静脉瘘在作祟

从病例开始，警惕颅内动静脉的"短路"——硬脑膜动静脉瘘

杨阿姨，61岁，刚退休一年，最近被"脑鸣"困扰，尤其是在安静的状态下更明显，晚上睡眠受到严重影响，整个人每天都处在焦虑中，在家人的陪同下就诊于当地医院神经内科门诊，医生告知她应住院检查，住院后行脑血管造影检查，诊断为硬脑膜动静脉瘘，通俗讲就是颅内动静脉发生了"短路"。经

过相应的治疗，杨阿姨的脑鸣消失了，整个人的状态也好起来了。

什么是硬脑膜动静脉瘘 (DAVF)？

硬脑膜动静脉瘘也被称为硬脑膜动静脉畸形，是指硬脑膜局部血管数量和结构异常，动脉直接与静脉窦交通，并对正常脑血流产生影响，它属于脑血管畸形的一种类型。约占所有颅内血管畸形的10%~15%，是位于硬脑膜内的动脉和静脉系统之间的异常分流，简单点讲，就是动脉和静脉"短路"了。不同于脑动静脉畸形，硬脑膜动静脉瘘仅累及硬脑膜及硬膜窦，也会出现动静脉畸形与硬脑膜动静脉瘘伴发的情况，这样学术的解释听起来好像很复杂，给大家打个简单的比方，人的大脑有许多血管动脉或者静脉又或者是毛细血管以及神经元，就好比电路图里面的阻路开关等，当电路中一部分线路或者多条线路出现短路时，当然就会出现问题。所以当我们大脑中动脉和静脉发生短路时，相应的问题也会随之出现。本病以成人多见，尤其是40—60岁年龄组多发。

硬脑膜动静脉瘘发病原因是什么？

发病原因不清楚，DAVF的发生与下列因素有关：静脉窦炎或栓塞；体内雌激素水平失衡；颅脑外伤、感染、手术等可诱发本病。

①静脉窦狭窄及静脉高压。一般认为硬脑膜动静脉瘘常常与脑静脉窦的血栓形成并存，并与手术、创伤、感染、炎症等因素有关。血栓性静脉炎、创伤、颅内手术或硬脑膜静脉血栓形成等慢性刺激可引起硬脑膜静脉窦的炎症反应，炎性细胞能分泌很强的促进血管生成的刺激因子，在这些因子作用下新生血管形成并在小动脉水平出现病理性分流。②硬膜窦的炎症或血栓形成导致硬脑膜静脉窦中大量的动脉化血流刺激，可造成血管内膜损伤或血管狭窄甚至闭塞，造成引流静脉梗阻和阻力增加。常见诱因有头外伤、颅脑手术和临床可致高凝状态的生理状态或疾病如怀孕、感染等。静脉窦血栓形成和伴随的静脉高压与DAVF的发生有密切关系。正常情况下，在临近静脉窦的硬脑膜内存在细小的动静脉交通枝，它们平时处于关闭状态。当上述各种因素引起静脉窦内压力增高时，这些胚胎性的动静脉交通开放，动静脉间的短路形成。③体内激素水平改变。好发于女性。当体内雌激素水平改变时，血管壁弹性降低，脆性增加，并扩张迂曲，加上血流的冲击，易形成瘘。④血管肌纤维发育不良：属于

先天性疾病，血管弹性较差，可与静脉形成瘘。

4. 硬脑膜动静脉瘘有什么临床表现？

常见的有颅内血管杂音、头痛、颅内出血等，少见的还有进展性认知功能下降、耳鸣、失语和癫痫等症状。

（1）颅内血管杂音是最常见的临床表现。呈轰鸣音，持续性，成为患者最不堪忍受的症状。颅内血管杂音的程度与硬脑膜的血流量及部位有关，若椎动脉未参与供血，压迫患侧颈动脉杂音可减弱或消失。

（2）头痛，其原因如下。

①硬脑膜动静脉畸形"盗血"严重，致使硬脑膜局部缺血。

②颅内压增高。

③颅内出血。

④扩张的畸形血管对硬脑膜的刺激。

⑤持续性颅内血管杂音造成患者精神紧张及休息不好，出现头痛。

（3）颅内压增高。硬脑膜动静脉畸形引起颅内压增高的因素如下。

①脑血流量和硬脑膜窦压力增高，伴随脑脊液吸收减少和脑脊液压力增高。

②颅内外动脉直接与静脉窦沟通，大量动脉血直接入窦，使静脉窦压力增高，由于静脉窦压力增高，使皮质静脉回流障碍、脑淤血。

③硬脑膜动静脉畸形直接回流入皮质静脉引起脑淤血。

④继发性静脉窦血栓形成。

⑤继发引起阻塞性脑积水。

（4）颅内出血。硬脑膜动静脉畸形的另一常见表现。患者以蛛网膜下腔出血为首发症状，主要为皮质引流静脉破裂，这是由于硬脑膜动静脉畸形缺乏毛细血管，动脉压力直接传入硬脑膜的引流静脉，当压力超过静脉壁所承受的负荷时，即破裂出血。不同部位引起颅内出血的发生率也不同。

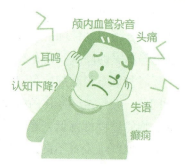

（5）其他表现。少数可发生癫痫、耳

鸣、轻偏瘫、失语等。海绵窦硬脑膜动静脉畸形可出现额眶或球后疼痛、突眼、视力下降、复视、眼球运动神经障碍等。

5. 诊断硬脑膜动静脉瘘需进一步做哪些检查？

DAVF的诊断主要依据影像学结果，一侧大脑半球或单个脑叶水肿是DAVF常见的影像学特点，该表现与颅内肿瘤相似。

1）CT成像（CT/CTA）

CT扫描检查有助于发现病变和颅内出血，CT血管重建（CTA）能显示畸形血管的供血动脉、引流静脉等空间结构。CT扫描有助于发现病变和颅内出血。三维计算机体层扫描血管重建（3D-CTA）能清楚显示畸形血管的三维空间结构，对治疗方案和手术入路的选择有重要参考价值。

2）磁共振血管造影（MRA/MRV）

磁共振血管造影同样能显示硬脑膜动静脉瘘的血管空间结构。MRI能清楚地显示其供血动脉及引流静脉。可显示病变处硬膜厚度以及静脉窦内的血栓，但不能显示DAVM中血流的动态变化。磁共振动脉造影/静脉造影属无创检查，能显示硬脑膜动静脉的解剖结构。但分辨率较差，仅作为筛选和随访手段之一。

3）脑血管造影（DSA）

DSA检查是诊断本病的金标准，可以清楚地显示畸形血管供血动脉、瘘口位置、引流静脉、静脉窦闭塞以及脑血流循环异常，有助于病变的分型以及手术方案的制定。是诊断和分型的最重要手段，可以清楚地显示畸形血管自动脉期至静脉期各阶段表现，有利于病变的分型和了解血管造影改变与临床表现和预后间的关系，特别是观察累及的静脉窦有无栓塞和静脉回流的方向，对治疗方案的设计具有决定作用。

需与其他哪些疾病做鉴别诊断？

应与脑动静脉畸形相鉴别。年龄在40岁以下的突发蛛网膜下腔出血，出血前有癫痫史或轻偏瘫、失语、头痛史，而无明显颅内压增高者，应高度怀疑脑动静脉畸形，脑血管造影可资鉴别。

硬脑膜动静脉瘘危害多大？

若不及时处理，本病可引起局部脑血流异常，从而导致颅内出血，甚至引起神经功能障碍，严重昏迷或死亡；若及时处理，部分病人可自愈，不会对生命质量和寿命造成影响。

硬脑膜动静脉瘘如何治疗？

硬脑膜动静脉瘘虽然是一种良性病变，但若不及时处理，可引起局部脑血流异常，从而导致颅内出血、神经功能障碍，严重者甚至死亡；若处理及时，部分病人可痊愈，不会对生命质量和寿命造成影响。治疗关键是恢复硬脑膜和静脉正常血流。治疗难点是本病可能复发，或因为延误治疗而引起颅内大出血使得治疗预后较差。

1）内科治疗

病情轻微可予对症处理，如服用非类固醇抗炎药物、卡马西平或短期激素治疗，对缓解疼痛和搏动性杂音有一定疗效，但无法治愈。

2）外科治疗

包括血管介入微创治疗、显微镜下手术和立体定向放射外科等。应根据患者的临床表现、目前状况和脑血管造影表现，分别选择和制订个体化治疗方案。治疗的关键是恢复颅内正常血流，血管内介入栓塞治疗是大多数DAVF的首选治疗方法，另外，还有显微镜下手术能和立体定向放射治疗，应根据患者的临床表现和脑血管造影表

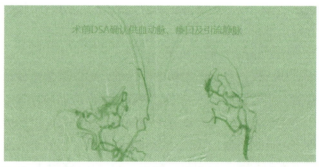

术前DSA确认供血动脉、瘘口及引流静脉

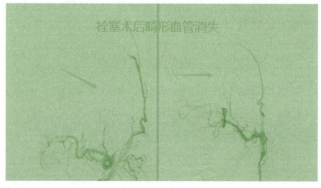

栓塞术后畸形血管消失

现，选择和制定个体化的治疗方案。

健康指导

（1）注意观察病情变化。及时观察患者的意识和状态，如果出现不适症状，需要及时向医护人员反映。

（2）积极配合医生用药治疗。术后为了帮助病情恢复得更快，一般需要积极配合医生使用抗感染的药物，以免继发感染而影响身体恢复。

（3）合理饮食及保护伤口。术后需要避免吃辛辣刺激性的食物，如辣椒等，也不能抽烟和饮酒，以免刺激伤口，影响愈合。还要做好伤口部位的卫生护理，保持伤口的清洁、干燥，以免引起继发性感染。

（4）养成良好的生活习惯。术后需要注意休息，保持良好的生活习惯，避免熬夜，可进行适当的活动，有助于硬脑膜动静脉瘘手术后的身体恢复。

突发剧烈头痛——警惕颅内动脉瘤破裂导致的蛛网膜下腔出血

大多数人都有过头痛的体验和经历，但如果出现不明原因的突发剧烈头痛，请一定要小心，可能发生了蛛网膜下腔出血！

病例介绍

一个十分平常的早晨，70岁的王大爷像往常一样早起床后活动，但当他从卧室走向客厅时突然感到剧烈头痛，并恶心呕吐，意识逐渐的模糊，家属立即拨打了120，紧急送至当地医院急诊科后，测血压为220/165 mmHg（正常血压为：90~139/60~89 mmHg），急诊CT提示：蛛网膜下腔出血。经神经科总住院医师会诊后，收入该科重症监护病房，完善头颅CT动脉血管成像检查后，确诊为动脉瘤。排除手术禁忌后，为其在全麻下行全脑血管造影术＋颅内动脉瘤栓塞术，经术后积极治疗，病情趋于平稳。

我们一起来认识蛛网膜下腔出血？

蛛网膜下腔出血（subarachnoid hemorrhage，SAH）是一种严重的脑血管疾病，是指脑底部或脑表面的病变血管破裂，血液直接流入蛛网膜下腔引起的一种临床综合征，又称为原发性蛛网膜下腔出血，约占急性脑卒中的10%。蛛网膜下腔出血的好发年龄为40—60岁，男女比例为1∶1.6。脑的表面有三层膜，由外到内依次为硬脑膜、蛛网膜、软脑膜，蛛网与软脑膜之间的空隙称为蛛网下腔。各种原因引起的脑部出血，血液流入蛛网膜下腔，都称为蛛网膜下腔出血，蛛网膜下腔出血的典型症状为剧烈头痛、恶心、呕吐、不安、头痛、意识不清，患有本病后不仅头痛难忍，无法集中注意力，严重影响工作和生活，病情加重还可出现意识不清，引起脑部再出血、脑积水、脑血管痉挛、癫痫发作等并发症，甚至导致其死亡，蛛网膜下腔出血需要根据病情适宜的药物或手术治疗。蛛网膜下腔出血的总体预后不佳，总死亡率为25%，幸存者的致残率接近50%，可出现偏瘫、瘫痪、记忆力下降、痴呆、精神障碍等后遗症。引起蛛网膜下腔出血的原因有很多，目前最多的原因是先天性颅内动脉瘤和脑血管畸形，其次是高血压、动脉粥样硬化、颅内肿瘤等。

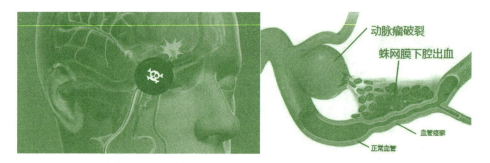

此外，吸烟、大量饮酒、过度劳累、情绪激动等因素也可能会诱发蛛网膜下腔出血。研究表明，吸烟者的动脉瘤与不吸烟者的动脉瘤相比体积更大，且更易发生多发性动脉瘤。

什么是颅内动脉瘤？

颅内动脉瘤是发生在颅内动脉管壁上的异常膨出，由于血流长期冲击血管的薄弱部位而形成的凸起或鼓包，是造成蛛网膜下腔出血的首位病因，在脑血管意外中仅次于脑血栓和高血压脑出血，位居第三，多发于40—60岁中老年。颅内动脉瘤并不是肿瘤，不会扩散，更不需要放化疗，它是一种脑血管疾病，因形态像气球，似"瘤"而得名。简单来说，就是血管壁上出现了气球状的隆起，可以想象为一根用久了的水管上，鼓了一个包，一旦水管内的压力过高，水管就会破裂，因此动脉瘤破裂会导致蛛网膜下腔出血，此类疾病死亡率极高。形象地说，就像老旧车胎局部鼓包一样。大家肯定也关心"颅内动脉瘤好发于什么部位？"和"颅内动脉瘤是如何形成的？"这两个问题，颅内动脉瘤多发于脑底大动脉环（Willis环）的动脉分叉和主干的分支处。由于此处脑动脉壁肌层先天发育缺陷，同时又是脑血管中受到血液冲击最大的部位，长期受血流压力和冲击力的作用，易使此处脑动脉壁薄弱点向外凸出，逐渐扩张，从而形成颅内动脉瘤。造成颅内动脉瘤的原因尚不完全清楚，一些相关因素，如高血压、吸烟、饮酒、头部外伤、家族遗传等可能与其发生有关。

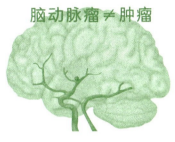

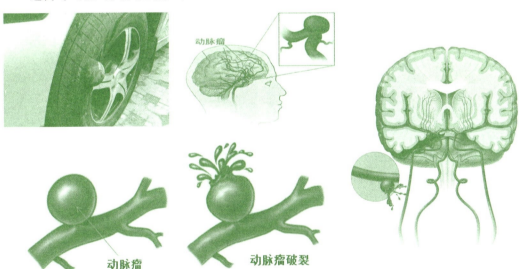

颅内动脉瘤常见为囊性呈球形或浆果状，瘤壁薄，瘤顶最薄弱处多为出血点。

颅内动脉瘤的诊断标准是什么？颅内动脉瘤如何分类？

（1）脑动脉造影（DSA）是诊断颅内动脉瘤的金标准。核磁共振动脉血管成像（MRA）和CT动脉血管成像（CTA）可作为筛查是否存在颅内动脉瘤的检查手段。

（2）根据大小不同分类，小型动脉瘤：直径＜5 mm；中型动脉瘤：直径5~10 mm；大型动脉瘤：直径11~25 mm；巨大型动脉瘤：直径＞25 mm，蛇形动脉瘤属于颅内巨大动脉瘤的特殊表现。

（3）按病因分类。分为先天性动脉瘤、感染性动脉瘤、外伤性动脉瘤、动脉硬化性动脉瘤。

（4）按形态分类。分为囊性动脉瘤、梭形动脉瘤、夹层动脉瘤、不规则型动脉瘤。

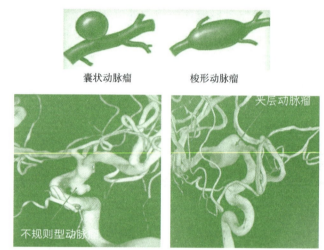

囊状动脉瘤　　　　梭形动脉瘤

夹层动脉瘤

不规则型动脉瘤

（5）按位置分类。分为颈内动脉系统动脉瘤（约占颅内动脉瘤的90%）、椎-基底动脉系统动脉瘤（约占颅内动脉瘤的10%）。

动脉瘤可以导致什么症状？

中小型的动脉瘤未破裂时无明显症状，或者症状比较轻微。当动脉瘤逐渐发展，可能会出现头痛、头晕的症状。如果动脉瘤破裂，极大可能会引发蛛网膜下腔出血，常表现为典型的头痛、呕吐等症状，部分患者可出现意识障碍、昏迷。临床还发现，有部分局灶性症状出现在蛛网膜下腔出血之前，常被视为动脉瘤破裂出血的前兆症状，如轻微头痛、眼眶周围疼痛，甚至出现动眼神经麻痹的症状。如果出现上述相关症状，建议尽早就医进行正规治疗。

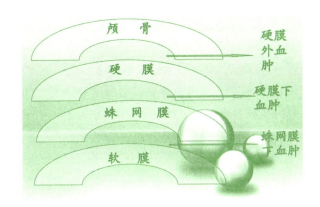

蛛网膜下腔出血会出现哪些症状?

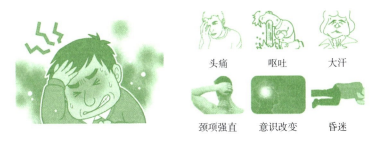

头痛　　呕吐　　大汗

颈项强直　意识改变　昏迷

突发剧烈头痛是蛛网膜下腔出血的典型症状,患者常自我感觉为"霹雳样"或"撕裂样"头痛,常伴有恶心、呕吐,颈部僵硬疼痛,严重时会出现抽搐、意识丧失,甚至会导致死亡。

哪些检查可以诊断蛛网膜下腔出血?

1)头颅CT

头颅CT是诊断蛛网膜下腔出血的首选方法,在出血早期敏感性较高,检出率达90%以上。根据CT结果可以初步判断或提示颅内动脉瘤的位置,动态CT检查有助于了解出血的吸收情况,有无再出血、继发脑梗死、脑积水及其程度。

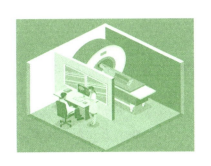

2)核磁共振(MRI)

当蛛网膜下腔出血发病4~7天后MRI敏感性增加,可发挥较大作用,对于亚急性到远期（10~20天以上）出血，MRI检查效果极佳。

3）脑血管造影（DSA）

条件具备、病情许可时应争取尽早行全脑DSA检查，确定有无动脉瘤及出血的原因，从而决定治疗方法和判断预后。但由于DSA可加重神经功能损害，如脑缺血、动脉瘤再次破裂出血等，因此造影时机应避开脑血管痉挛和再出血的高峰期，一般在出血3天内或3周后进行。

4）经颅超声多普勒（TCD）

可检测动脉瘤内血流速度，作为非侵入性技术监测蛛网膜下腔出血后脑血管痉挛情况。

5）CT血管成像（CTA）

主要用于有动脉瘤家族史或破裂先兆者的筛查，动脉瘤患者的随访，及DSA不能进行及时检查时的替代方法。CTA检查比DSA更为快捷、创伤较小，尤其适用于危重患者。

发生蛛网膜下腔出血了应该怎么办？

1）突发剧烈头痛伴呕吐，怀疑蛛网膜下腔出血可能，应及时去医院就诊。

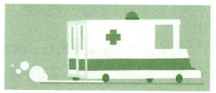

2）防治再出血，降低颅内压，防治继发性脑血管痉挛，减少并发症，应积极寻找出血的原因、治疗原发病和预防复发。

3）根据患者情况选择保守治疗或手术清除血肿。

4）患者应绝对卧床4~6周，密切监测生命体征和神经系统的变化，保持呼吸道通畅。

5）患者应避免用力和情绪波动，保持大便通畅，给予高纤维、高蛋白饮食，注意预防尿路感染和肺部感染等。

9. 颅内动脉瘤如何治疗？

（1）非手术治疗。防止出血或再出血，包括绝对卧床休息、镇痛、镇静、抗癫痫、导泻，使患者保持安静，避免情绪激动，使用止血药物，控制血压，降低颅内压，防止脑血管痉挛等处理。

（2）手术治疗。①开放性手术治疗。分为两种，一种是直接动脉瘤夹闭，优点是治疗效果彻底，远期复发概率低，通常普通脑动脉瘤多采用这一方法；然而对于复杂动脉瘤（位置深、形状不规则、体积大），又称为难治性动脉瘤，介入治疗和动脉瘤夹闭均无法实现，或者无法取得满意的疗效，可采用颅内外搭桥和动脉瘤孤立，颅内动脉瘤夹闭术的目的是阻断动脉瘤的血液供应，避免发生出血。②血管内介入治疗。颅内动脉瘤栓塞术（弹簧圈、支架等）通过微导管将弹簧圈放入动脉瘤囊内，使动脉瘤囊内血流消失，消除动脉瘤破裂出血的风险。其优点在于创伤较小，恢复快，对于无法手术治疗或者手术治疗难度大的患者是一种很好的选择，但治疗费用较高，远期有一定的复发概率，但随着介入栓塞材料的不断改进和国产化，费用高和技术缺陷的问题逐步得到改善。

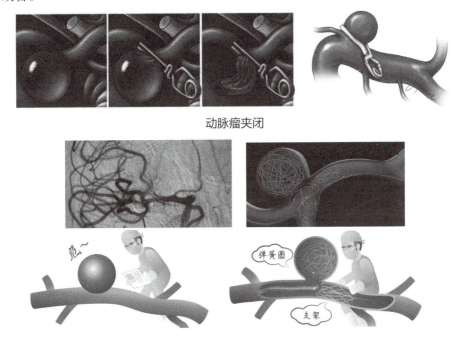

动脉瘤夹闭

发生蛛网膜下腔后如何紧急处理？

1）当突发剧烈头痛、呕吐，怀疑有蛛网膜下腔出血的可能，应及时送医院就诊。

2）尽量让病人保持头高侧卧位，避免舌根后坠阻碍通气，及时清除口鼻腔的呕吐物，以免误吸入气道。

3）尽量避免长途转送，选择就近有条件的医疗单位进行治疗。

4）转送病人时随时观察病情变化，转运途中避免剧烈震动，随时采取必要措施。

蛛网膜下腔出血的预后如何？

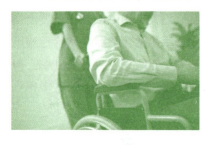

患者的预后与病因、出血部位、出血量、有无并发症及是否得到适当治疗有关，总体预后较差，其病死率高达45%。

动脉瘤性蛛网膜下腔出血死亡率高，约12%的患者到达医院前死亡，20%死于入院后，约半数的患者会遗留永久性的残疾，主要为认知功能及肢体功能障碍。

蛛网膜下腔出血如此可怕，应该怎样预防？

（1）控制危险因素。包括控制血压、戒烟、戒酒、避免过度劳累，养成良好的生活习惯。

（2）对于颅内动/静脉畸形者，确诊后应积极进行手术治疗。

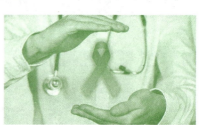

（3）动脉瘤破裂出血的患者经治疗后每年新发动脉瘤的概率为1%~2%，应遵医嘱进行远期的影像学随访并注意再出血的发生。

（4）头晕、头痛时，可进行头颅CT检查，判断有无动脉瘤及动脉瘤的形态、大小，直径超过1cm的动脉瘤破裂风险较高，可早期进行介入栓塞，降低破裂风险，但目前预防性处理未破裂的动脉瘤仍存在争议，需在医生的建议下充分权衡其获益和风险。

蛛网膜下腔出血后的健康指导

（1）绝对卧床休息4~6周，2周内避免搬动，头部不要频繁活动，防止再出血。

（2）告知患者稳定情绪对疾病恢复的意义，指导家属关心患者，减轻患者的恐惧、焦虑等心理不良反应。

（3）合理饮食，营养均衡，戒烟戒酒，保持大小便通畅，防止过度用力导致再出血。

（4）不宜从事剧烈的体育运动和过重的体力劳动，女性患者1~2年内避免妊娠和分娩。

（5）向患者和家属介绍疾病，一般在3~4周后进行脑血管造影术检查，告知脑血管造影术相关知识。

关于颅内动脉瘤，专家提示您以下事项：

（1）颅内动脉瘤的高危人群要做好筛查，定期体检。

（2）避免诱因，要控制血压在稳定状态，避免血压大幅度波动。

（3）避免剧烈运动或情绪激动。

（4）生活作息规律，不吸烟，不过量饮酒，不熬夜，合理运动。

（5）饮食方面做到低盐低脂均衡饮食，多食蔬菜瓜果及优质蛋白。